普通高等医学院校五年制临床医学专业第二轮教材

医学文献检索

（第2版）

（供临床医学、基础医学、预防医学、口腔医学专业用）

主　　编　孙思琴

副 主 编　楚存坤　张素萍　孙金花　张雪艳

编　　者　（以姓氏笔画为序）

刘珊珊（山东中医药大学）

孙金花（潍坊医学院）

孙思琴（山东第一医科大学）

张　宁（山东第一医科大学）

张素萍（山西医科大学汾阳学院）

张雪艳（滨州医学院）

周小红（江西省中医院）

郭　乐（湖南中医药大学）

楚存坤（山东第一医科大学）

编写秘书　张　宁

中国健康传媒集团
中国医药科技出版社·北京

内 容 提 要

本教材是"普通高等医学院校五年制临床医学专业第二轮教材"之一。根据本套教材编写总体原则、要求和本课程教学大纲的基本要求及课程特点编写而成，其内容主要包括文献检索基本概念、基础知识、图书检索与利用、网络信息资源检索、中文数据库检索、外文数据库检索、特种文献检索、引文信息检索、循证医学信息检索、文献管理与利用等。并在各章设有"学习目标""知识链接""本章小结"及"目标检测"等模块，重要的章节还附有"检索示例"和"案例引导"。同时纸质教材融合数字化资源，配套"医药大学堂"在线学习平台，从而使教材内容立体化、生动化和多元化，易教易学。本教材结构合理、系统性强、取材新颖、注重实用性，旨在提高医学生信息素养，为医学生全方位学习、获取、管理和利用信息提供了相关的知识和必备的技能。

本教材可供全国普通高等医学院校临床医学、基础医学、预防医学、口腔医学专业师生教学使用。

图书在版编目（CIP）数据

医学文献检索/孙思琴主编 . —2 版 . —北京：中国医药科技出版社，2022.12（2025.8 重印）.

普通高等医学院校五年制临床医学专业第二轮教材

ISBN 978 - 7 - 5214 - 3666 - 2

Ⅰ.①医… Ⅱ.①孙… Ⅲ.①医学文献 - 信息检索 - 医学院校 - 教材 Ⅳ.①R - 058

中国版本图书馆 CIP 数据核字（2022）第 230187 号

美术编辑　陈君杞

版式设计　友全图文

出版　**中国健康传媒集团** | 中国医药科技出版社

地址　北京市海淀区文慧园北路甲 22 号

邮编　100082

电话　发行：010 - 62227427　邮购：010 - 62236938

网址　www. cmstp. com

规格　889 × 1194mm $\frac{1}{16}$

印张　14 $\frac{1}{2}$

字数　421 千字

初版　2018 年 8 月第 1 版

版次　2022 年 12 月第 2 版

印次　2025 年 8 月第 4 次印刷

印刷　三河市万龙印装有限公司

经销　全国各地新华书店

书号　ISBN 978 - 7 - 5214 - 3666 - 2

定价　**48.00 元**

获取新书信息、投稿、为图书纠错，请扫码联系我们。

出版说明

为了贯彻《中共中央、国务院中国教育现代化2035》"加强创新型、应用型、技能型人才培养规模"的战略任务要求，落实《国务院办公厅关于加快医学教育创新发展的指导意见》，紧密对接新医科建设对医学教育改革的新要求，满足新时代医疗卫生事业对人才培养的新需求，中国医药科技出版社在教育部、国家药品监督管理局的领导下，通过走访主要院校对2016年出版的"全国普通高等医学院校五年制临床医学专业'十三五'规划教材"进行了广泛征求意见，有针对性的制定了第二版教材的出版方案，旨在赋予再版教材以下特点。

1.立德树人，融入课程思政

把立德树人贯穿、落实到教材建设全过程的各方面、各环节。课程思政建设应体现在知识技能传授中厚植爱国主义情怀，加强品德修养、增长知识见识、培养奋斗精神灌输，不断提高学生思想水平、政治觉悟、道德品质、文化素养等。医学教材着重体现加强救死扶伤的道术、心中有爱的仁术、知识扎实的学术、本领过硬的技术、方法科学的艺术的教育，培养医德高尚、医术精湛的人民健康守护者。

2.精准定位，培养应用人才

坚持体现《中共中央、国务院中国教育现代化2035》"加强创新型、应用型、技能型人才培养规模"的战略任务，落实《国务院办公厅关于加快医学教育创新发展的指导意见》中"立足基本国情，以服务需求为导向，以新医科建设为抓手，着力创新体制机制，分类培养研究型、复合型和应用型人才"的医学教育目标，结合医学教育发展"大国计、大民生、大学科、大专业"的新定位，注重人才培养应从疾病诊疗提升拓展为预防预防、诊疗和康养，以健康促进为中心，服务生命全周期、健康全过程的转变，精准定位教材内容和体系。教材编写应体现以医疗卫生事业需求为导向，以岗位胜任力为核心，以培养医工、医理、医文学科交叉融合的高素质、强能力、精专业、重实践的本科医学人才培养目标。

3.适应发展，优化教材内容

必须符合行业发展要求。构建教材内容结构，要体现医疗机构对医学人才在临床实践能力、沟通交流能力、服务意识和敬业精神等方面的要求；体现临床程序贯穿于教学的全过程，培养学生的整体临床意识；体现国家相关执业资格考试的有关新精神、新动向和新要求；注重吸收行业发展的新知识、新技术、新方法，体现学科发展前沿，并适当拓展知识面，为学生后续发展奠定必要的基础；满足以学生为中心而开展的各种教学方法的需要，充分发挥学生的主观能动性。

4.遵循规律，注重"三基""五性"

遵循教材规律。针对普通高等医学院校本科医学类专业教学需要，教材内容应注重"三基"（基本知识、基础理论、基本技能）、"五性"（思想性、科学性、先进性、启发性、适用性）；内容成熟、术语规范、文字精炼、逻辑清晰、图文并茂、易教易学；注意"适用性"，即以普通高等学校医学教育实际和学生接受能力为基准编写教材，满足多数院校的教学需要。

5.创新模式，提升学生能力

加强"三基"训练，着力提高学生分析问题和解决问题的能力。在不影响教材主体内容的基础上要保留"案例引导""学习目标""知识链接""目标检测"模块，去掉知识拓展模块。进一步优化各模块的内容，培养学生理论联系实践的实际操作能力、创新思维能力和综合分析能力；增强教材的可读性和实用性，培养学生学习的自觉性和主动性。

6.丰富资源，优化增值服务内容

搭建与教材配套的中国医药科技出版社在线学习平台"医药大学堂"（数字教材、教学课件、图片、视频、动画及练习题等），实现教学信息发布、师生答疑交流、学生在线测试、教学资源拓展等功能，促进学生自主学习。

本套教材凝聚了省属院校高等教育工作者的集体智慧，体现了凝心聚力、精益求精的工作作风，谨此向有关单位和个人致以衷心的感谢！

尽管所有参与者尽心竭力、字斟句酌，教材仍然有进一步提升的空间，敬请广大师生提出宝贵意见，以便不断修订完善！

普通高等医学院校五年制临床医学专业第二轮教材

建设指导委员会名单

主 任 委 员　樊代明

副主任委员　（以姓氏笔画为序）

于景科（济宁医学院）	王金胜（长治医学院）
吕雄文（安徽医科大学）	朱卫丰（江西中医药大学）
杨　柱（贵州中医药大学）	吴开春（第四军医大学）
何　涛（西南医科大学）	何清湖（湖南医药学院）
宋晓亮（长治医学院）	郑金平（长治医学院）
唐世英（承德医学院）	曾　芳（成都中医药大学）

委　　　员　（以姓氏笔画为序）

于俊岩（长治医学院附属和平医院）	于振坤（南京医科大学附属南京明基医院）
马　伟（山东大学）	丰慧根（新乡医学院）
王　玖（滨州医学院）	王伊龙（首都医科大学附属北京天坛医院）
王旭霞（山东大学）	王育生（山西医科大学）
王桂琴（山西医科大学）	王雪梅（内蒙古医科大学附属医院）
王勤英（山西医科大学）	艾自胜（同济大学）
叶本兰（厦门大学医学院）	付升旗（新乡医学院）
朱金富（新乡医学院）	任明姬（内蒙古医科大学）
刘春杨（福建医科大学）	闫国立（河南中医药大学）
江兴林（湖南医药学院）	孙国刚（西南医科大学）
孙思琴（山东第一医科大学）	李永芳（山东第一医科大学）

李建华（青海大学医学院）　李春辉（中南大学湘雅医学院）

杨　征（四川大学华西口腔医学院）　杨少华（桂林医学院）

杨军平（江西中医学大学）

邱丽颖（江南大学无锡医学院）　何志巍（广东医科大学）

邹义洲（中南大学湘雅医学院）　张　闻（昆明医科大学）

张　敏（河北医科大学）　张　燕（广西医科大学）

张秀花（江南大学无锡医学院）　张晓霞（长治医学院）

张喜红（长治医学院）　陈万金（福建医科大学附属第一医院）

陈云霞（长治医学院）　陈礼刚（西南医科大学）

武俊芳（新乡医学院）　林友文（福建医科大学）

林贤浩（福建医科大学）　明海霞（甘肃中医药大学）

罗　兰（昆明医科大学）　周新文（华中科技大学基础医学院）

郑　多（深圳大学医学院）　单伟超（承德医学院）

赵幸福（南京医科大学附属无锡精神卫生中心）　郝少峰（长治医学院）

郝岗平（山东第一医科大学）

胡　东（安徽理工大学医学院）　姚应水（皖南医学院）

夏　寅（首都医科大学附属北京天坛医院）　夏超明（苏州大学苏州医学院）

高凤敏（牡丹江医学院）

郭子健（江南大学无锡医学院）　郭崇政（长治医学院）

郭嘉泰（长治医学院）　黄利华（江南大学附属无锡五院）

曹玉萍（中南大学湘雅二医院）　曹颖平（福建医科大学）

彭鸿娟（南方医科大学）　韩光亮（新乡医学院）

韩晶岩（北京大学医学部）　游言文（河南中医药大学）

数字化教材编委会

主　　编　楚存坤　孙思琴
副 主 编　张素萍　孙金花　张雪艳　张　宁　明　红
编　　者　（以姓氏笔画为序）
　　　　　王　宁（山西医科大学汾阳学院）
　　　　　刘珊珊（山东中医药大学）
　　　　　孙金花（潍坊医学院）
　　　　　孙思琴（山东第一医科大学）
　　　　　张　宁（山东第一医科大学）
　　　　　张素萍（山西医科大学汾阳学院）
　　　　　张雪艳（滨州医学院）
　　　　　明　红（山东第一医科大学）
　　　　　周小红（江西省中医院）
　　　　　郭　乐（湖南中医药大学）
　　　　　楚存坤（山东第一医科大学）
编写秘书　张　宁

PREFACE 前 言

为了更好地满足当前医学教育发展的教学要求，我们修订编写了《医学文献检索》第2版，在本版教材的编写中，编者们把立德树人贯穿、落实到教材编写过程中。将课程思政建设体现在知识技能传授中，通过厚植爱国主义情怀，加强品德修养，增长知识见识，培养奋斗精神，不断提高学生思想水平、政治觉悟、道德品质和信息素养等。以提高医学生信息素养教育为核心，注重理论与检索案例相结合，满足培养研究型、复合型和应用型临床医学人才的要求。本教材具有以下特点。

1. 创新模式，提升学生能力。针对普通高等医学院校五年制临床医学专业教学需要，教材内容注重"三基""五性"和"三特定"训练，着力提高学生分析问题和解决问题的能力。在不影响教材主体内容的基础上，保留了"案例引导""学习目标""知识链接""目标检测"模块，去掉知识拓展模块。并进一步优化各模块的内容，培养学生理论联系实践的实际操作能力、创新思维能力和综合分析能力；增强教材的可读性和实用性，培养学生学习的自觉性和主动性，为终身学习奠定基础。

2. 丰富"纸数"资源，优化增值服务内容。教材紧紧围绕临床医学专业培养目标，体现临床医学专业特色，努力满足培养应用型医学人才的需要。顺应当前教育信息化的发展，推进"互联网＋医药教育"，在出版纸质教材的同时，搭建与教材配套的"医药大学堂"在线学习平台（数字教材、教学课件、图片、视频、动画及在线习题等），提供了教学信息及时发布、师生同步答疑交流、学生在线测试、教学资源拓展等功能，实现了教材的网络增值服务多元化，便于学生自主学习，也为终身学习搭建了平台。

本教材既可作为普通高校临床医学及其相关专业的本科生或研究生教育的教材，又可作为医学教学、科研和医务人员信息检索的必备参考书。同时，本教材可为国家执业医师资格考试、住院医师规范化培训提供辅助作用。

本教材的编写团队是由多年从事教学工作的优秀高校教师组成，具有丰富的教学、科研和写作经验，编写大纲由主编孙思琴起草，副主编楚存坤、孙金花、张素萍、张雪艳，编写秘书张宁，以及刘珊珊、王宁、郭乐和周小红等编者讨论制定。在此，对各位编者的辛勤付出、团结合作表示衷心的感谢，同时也感谢在教材编写、出版过程中给予帮助和支持的所有人员。

编写过程中，限于数据库和网络资源的现状更新较快，教材中个别内容无法详述，敬请谅解。教材中若有不妥之处，敬请读者提出宝贵意见！

编　者
2022年10月

目　录 CONTENTS

第一章　绪　论

PPT

📖 **学习目标**

　　1. 掌握　信息素养的内涵；信息、文献和知识的概念；信息的特征；数据的特征；文献的四个要素；文献的级别。
　　2. 熟悉　国际经合组织关于知识的分类；文献的类型。
　　3. 了解　情报的属性；信息检索的意义。

　　在当今信息社会，信息作为社会的三大资源（物质、能量和信息）之一，其价值性和重要性日显突出。因此，人们获取和利用信息的能力成为人类生存活动和社会发展必不可少的组成部分。本章主要探讨了信息环境下大学生提高信息素养的必要性，明确了信息检索对提高信息素养的重要作用，介绍了信息及其相关概念。

第一节　信息素养

　　随着国内外信息素养教育的迅速发展，信息素养已成为现代教育中的热门话题。2018 年教育部印发了关于《教育信息化 2.0 行动计划》（教技〔2018〕6 号）的通知，该计划中提出了信息素养全面提升行动，要充分认识提升信息素养对于落实立德树人目标、培养创新人才的重要作用，制定学生信息素养评价指标体系，开展规模化测评，实施有针对性的培养和培训。加强学生课内外一体化的信息技术知识、技能、应用能力以及信息意识、信息伦理等方面的培育，将学生信息素养纳入学生综合素质评价，全面提升学生信息素养。

一、信息素养的概念

　　信息素养（information literacy），又称信息素质。信息素养概念的首次使用是在 1974 年，美国信息产业协会（ⅡA）主席保罗·泽考斯基（Paul Zurkowski）在向美国全国图书馆和信息科学委员会（NCLIS）提交的一份提案中，提出了信息素养的概念。

　　以美国为代表的信息技术发达的国家专门制定了相应的信息素养能力标准，其中以美国大学与研究图书馆协会（American College and Research Library，ACRL）在 2000 年颁布的"美国高等教育信息素养能力标准"最为著名，也称 ACRL 标准，提出关于信息素养最有代表性也较权威的定义是："能认识到何时需要信息，和有效地搜索、评估和使用所需信息的能力"。

　　ACRL 于 2015 年颁布的"高等教育信息素养框架"，使信息素养教育内容从基于技能转向基于阈概念和元素养，该框架（framework）按六个框架要素（frame）编排，每一个要素都包括一个信息素养的核心概念、一组知识技能，以及一组行为方式。代表这些要素的六个概念按其英文字母顺序排列如下：①权威的构建性与情境性（Authority is Constructed and Contextual）、信息创建的过程性（Information Creation as a Process）、信息的价值属性（Information has Value）、探究式研究（Research as Inquiry）、对话式学术研究（Scholarship as Conversation）、战略探索式检索（Searching as Strategic Exploration）。

此外，《框架》主要采纳了"元素养"（metaliteracy）的概念。元素养是指学生作为信息消费者和创造者成功参与合作性领域所需的一组全面的综合能力，它为我们开启了信息素养的全新远景。元素养要求从行为上、情感上、认知上以及元认知上参与到信息生态系统中。《框架》基于元素养这一核心理念，特别强调元认知，或叫作批判式反省（critical self – reflection），因为这对于在快速变化的生态系统中变得更加自主至关重要。

我国学者对信息素养的研究开始于 20 世纪 90 年代，有人认为信息素养有狭义和广义之分。狭义上的定义认为其是指具有应付和适应信息技术的能力；广义的信息素养是指关于检索和利用各种信息源以解决信息需求的能力，要求具有发现、评价的能力。

二、信息素养的内涵

在当今社会，医学已成为科技领域发展进步最迅速的学科，医学信息呈几何级数增长，医学知识"老化"进程和更新周期不断加快，信息技术在医学领域日趋广泛应用，临床医疗和医学相关科研工作信息化程度越来越高，未来医生及医学领域的研究人员面临着不断发展的工作领域，以及智能化程度越来越高的临床诊疗和科研等工作。以医学信息获取、评价和利用等处理能力为核心的信息素养提升，作为现在和未来的医学人才综合素养的核心，也将成为今后临床医疗及医学相关科研工作的重要条件和必备素养。信息素养的内涵较丰富，主要包括以下几方面。

（一）信息意识

信息意识指信息在人脑中的反映，即人对各种信息的自觉心理反应，反映了人在信息活动过程中对信息的认识、态度、价值趋向和一定需求。信息意识决定了人们对信息反应的程度，并影响人们对信息的需求，信息意识的强弱决定了人们利用信息能力的自觉程度。

医学生应具备良好的信息意识，积极认识和重视信息与信息技术在临床医疗、科研和管理中的重要作用，形成良好的信息习惯，善于捕捉、分析、判断和吸收医学领域信息知识，具备对医学信息的敏感性和洞察性能力。

（二）信息知识

信息知识是指与信息有关的理论、知识和方法。医学生应掌握的信息知识一般包括：①医学信息基础知识，包括信息的概念、内涵、特征，医学信息源知识（不同信息源如医学文献数据库、教材、参考文献、专家诊断系统、网络医学资源等的特点和适用性）、医学信息检索工具知识、医院数据库知识（如医疗病例记录）等；②现代信息技术知识，包括信息技术的原理、作用、发展及其在医学领域的应用，以及医疗、科研中涉及的信息技术知识（如医院信息系统、电子病历、现代医疗技术知识）和智能化设备等；③外语知识，特别是医学专业外语的阅读和听说能力知识。

（三）信息能力

信息能力是指有效利用信息技术和信息资源获取信息、加工处理信息以及创造和交流新信息的能力。医学生应掌握以下信息能力。

1. 常用信息工具的使用能力及信息技术应用能力 包括会使用文献管理软件、文字处理工具、浏览器和搜索引擎、电子邮件等，以及能够运用信息和通信技术解决医疗、科研的问题。

2. 信息获取和识别能力 医学生能够根据自己的需要选取合适的信息源，并掌握检索方法和技巧，采用多种方式，从信息源中提取自己所需要的有用信息。

3. 信息加工和处理能力 医学生能够从特定的目的和需求角度，结合医学专业知识对所获得的信息进行整理、鉴别、筛选、重组，并以适当方式分类存储。

4. 创造、传递新信息的能力 医学生能够根据所获得的信息，形成新的医学信息知识体系，以便应用于医疗和科研之中，并有效地与同学、同行、教师、患者等进行沟通和交流。

5. 信息素养终身学习能力 随着计算机技术和网络技术的不断发展，医学数据库的检索功能也随之发生变化。医学生要注重培养终身学习的能力，并关注专业领域的最新进展。

（四）信息道德

信息道德是指在信息获取、使用、创造和传播过程中应该遵守一定的伦理规范。主要包括以下内容。

1. 遵守在获取、存储、交流和利用信息过程中的法律和道德规范 包括遵守医学信息行为规范，尊重患者隐私，对患者病历文件进行保密管理，保护知识产权权益等伦理约束。

2. 杜绝学术不端，加强科研诚信建设 2016 年 7 月教育部颁布《高等学校预防与处理学术不端行为办法》（教育部令第 40 号，以下简称《办法》）。《办法》是教育部第一次以部门规章的形式对高等学校预防与处理学术不端行为做出规定。《办法》明确了六类学术不端情形，包括剽窃、抄袭、侵占他人学术成果，篡改他人研究成果，伪造数据或捏造事实，不当署名，提供虚假学术信息，买卖或代写论文等。同时授权高等学校可以结合学校实际，自行规定六类之外的学术不端情形。《办法》的颁布实施，使高等学校处理学术不端行为有章可依、有规可循。依据《办法》健全完善高校学术不端行为预防与处理机制，依法规范处理学术不端行为、优化高等学校学术环境。

3. 遵守学术规范，坚守学术诚信 高等学校是学术不端行为预防与处理的主体，应当健全融合教育、预防、监督、惩治为一体的学术诚信体系，建立学术诚信档案，实行科研诚信跨部门跨区域的信息共享和共用，对严重违背科研诚信的责任人采取联合惩戒措施。坚持学术不端"零容忍"，在职称评审、项目申报和成果奖励等方面对学术不端行为从严设限，加大惩治力度。

第二节 信息及其相关概念

一、信息

（一）信息的定义

"信息"一词由来已久。国内最早见于公元 3 世纪的《三国志》，国外最早见于经济学家凡勃论（Veblen）1919 出版的《资本的性质》。1948 年信息论的奠基人申农（Shannon）在《通信的数学理论》中首次提出信息的定义——"信息是用来消除不确定性的东西"。

英文"information"一词是指资讯、信息、报告、消息、报道、情报、数据。

当今学术界有两种观点能为大多数人所接受。

第一种观点认为：信息，是事物存在方式、运动状态及其特征的反映，是事物发出的信号和消息。即信息不是事物本身，但反映了事物的特征与特性；不同事物有不同的特色，并在不同的条件下发生变化，这种特征与变化就是信息。

第二种观点认为：信息就是一组具有意义的事实或数据。

（二）信息的特征

信息主要具有以下六大基本特征。

1. 普遍性 信息普遍存在于自然界、人类社会以及人的思维活动中。信息是"无时不有、无处不在"的。例如，昼夜的变化是一种信息，它反映了地球绕太阳自转的运动特性和状态；树的年轮是一种信息，它反映了树木生长的时间特性；在医学上，患者各种症状、体征的出现和变化，各种检验的数据结果，X 线图像显示都是疾病反映的信息。

2. 依附性　又称寄载性。信息能够体现物质和能量的形态、结构、状态和特性，但本身却不能独立存在。信息只有被各种符号系统组织为不同形式的符号序列，并最终依附于一定的载体上才可能被识别、存贮、传递、显示与利用。空气、声音、符号、文字、图像、生物、电磁波以及纸张、胶片、磁带、磁盘、光盘等，甚至人的大脑，都是信息的载体。

3. 传递性　信息的传递性是指信息能借助一定的传输工具和载体进行传递，形成信息联系，被人们感受和接受。正是由于信息的存储性和传递性，使人类能够掌握更多的经验和知识，推动了人类文明的进程。

4. 共享性　人人都可以享用信息，而且可以跨越时空共享，共享的信息量不会因共享用户的多少而受影响，原有的信息量也不会因之而损耗或消失。随着信息技术以及信息网络的飞速发展，人类共享信息已越来越方便了。当某个组织或个人拥有某个信息时，可以无限次转送他人，因此可以无限次与他人共享。

5. 价值性　信息是一种资源，但并非所有的信息都能成为资源，只有那些经过人类开发与重新组织后的信息才能成为信息资源，特别是经过人的分析、综合和提炼后，才可以增加它的使用价值。

信息需要经过一定方式的传递，才能被人们接收和利用，信息只有被利用才会产生价值，否则就成为"信息垃圾"。信息的价值就在于被人们发现并且利用。

6. 时效性　信息在人们的使用过程中表现出强烈的时效性。"稍纵即逝""瞬息万变"便是信息时效性的真实写照。没有得到应用的信息没有价值，过时的信息也会失去意义。因此，这就要求人们在获取、交流信息的过程中必须尽量加快速度，以便及时加以利用。

二、知识

（一）知识的定义

《汉语词典》：知识，人们在改造世界的实践中所获得的认识和经验的总和。

人类在认识和改造客观世界过程中，不断地发现和接受事物发出的信息，大量的信息经过人大脑思维，进行分析、综合，获得了对事物本质和规律的认识，总结出了经验，也就产生了知识（knowledge）。例如某一症状、体征诊断为某一疾病，这种症状和体征是该疾病信息的反映，而该疾病则是症状和体征的信息升华，这种信息升华就是疾病的诊断知识。因此，可以说，信息是知识的源泉和基础，知识是信息的升华和结果，系统化、理论化的信息就称为知识。知识虽来源于信息，但信息不等于知识。人们由信息获得知识，同时又产生信息，这种更高形式的循环，使得信息愈来愈丰富，知识越来越全面、越来越深化，进一步提高了人们认识世界和改造世界的能力，从而不断推动社会向前发展。

21 世纪已经进入以知识经济为主导的知识型信息化社会，与以往经济形态最大的不同点在于：它不是直接取决于有形资源、资本、硬件技术的数量、规模和增量，而是直接依赖于知识或有效信息的积累和利用，所取得的成果都是信息、知识改变资源的结果。知识在人类社会的发展中起着巨大的作用，是衡量一个民族、一个国家文明程度的标志。

（二）知识的分类

根据不同的划分标准，可以将知识划分成不同的类型，国际经合组织（OECD）将人类现有的知识分为四大类。

1. Know What（对象性知识，知道是什么），关于事实方面的知识。
2. Know Why（价值性知识，知道为什么），关于自然原理和规律方面的知识。

3. Know How（技术性知识，知道怎样做），关于技能或能力方面的知识。

4. Know Who（主体性知识，知道谁有知识），关于到哪里寻求知识的知识。

三、情报

（一）情报的定义

情报（intelligence）最初产生于军事领域，主要是探察敌情的报告。这种情报具有保密性、时效性、传递性的特点。随着历史、社会以及科学技术的不断发展，情报的作用也不断地变化，由军事转移到科技、经济、社会服务等各领域。现已转化为人们获取知识、信息的一种重要手段。

目前，国内外对情报定义仍然是众说纷纭。据学者统计，国内外对情报的定义数以百计，不同的情报观对情报有不同的定义，主要的三种情报观对情报的解释如下。

军事情报观对情报的解释：如"军中集种种报告，并预见之机兆，定敌情如何，而报于上官者"（1915 年版《辞源》）；"战时关于敌情之报告，曰情报"（1939 年版《辞海》）；"获得的他方有关情况以及对其分析研究的成果"（1989 年版《辞海》）。

信息情报观对情报的解释：如情报是"被人们所利用的信息""被人们感受并可交流的信息""情报是指含有最新知识的信息""某一特定对象所需要的信息，叫作这一特定对象的情报"等。

知识情报观对情报的解释：如《牛津英语词典》把情报定义为"有教益的知识的传达"。英国的情报学家 B. C. 布鲁克斯认为："情报是使人原有的知识结构发生变化的那一小部分知识"；苏联情报学家 A. H. 米哈依洛夫所采用的情报定义："情报是作为存贮、传递和转换的对象的知识"；日本《情报组织概论》一书的定义为："情报是人与人之间传播着的一切符号系列化的知识"。

我国情报学界具有代表性的观点是："情报是运动着的知识，这种知识是使用者在得到知识之前所不知道的""情报是传播中的知识""情报就是作为人们传递交流对象的知识"等。

当今能被多数学者认同接受的情报定义是：情报是运用一定的媒体（载体），越过空间和时间传递给特定用户，解决科研、生产中的具体问题所需要的特定知识和信息。

（二）情报的属性

1. 知识性 人们通过读书、看报、听广播、看电视、参加会议、参观访问等活动，都可以吸收到有用知识。这些经过传递的有用知识，按广义的说法，就是人们所需要的情报。因此，情报的本质是知识。没有一定的知识内容，就不能成为情报。知识性是情报最主要的属性。

2. 传递性 情报还必须经过传递，知识若不进行传递交流，不供人们利用，就不能构成情报。

3. 效用性 人们创造情报，交流传递情报的目的在于充分利用、不断提高效用性。情报的效用性表现为启迪思想、开阔眼界、增进知识、改变人们的知识结构、提高人们的认识能力、帮助人们去认识和改造世界。情报为用户服务，用户需要情报，效用性是衡量情报服务工作好坏的重要标志。

情报的种类有多种。按服务对象划分，可分为军事情报、科技情报、战略情报、战术情报、医学情报等；按传递媒介划分，可分为文字情报、实物情报、声像情报；按传递范围划分，可分为大众情报和专门情报等。

四、数据

数据（data）是指对客观事件进行记录并可以鉴别的符号，是对客观事物的性质、状态以及相互关系等进行记载的物理符号或这些物理符号的组合。它是可识别的、抽象的符号，是用于表示客观事物的未经加工的原始素材。数据可以是连续的值，比如声音、图像，称为模拟数据。也可以是离散的，如符号、文字，称为数字数据。在计算机系统中，数据以二进制信息单元 0，1 的形式表示。信息与数据既有联系，又有区别。数据是信息的表现形式，信息是数据有意义的表示。大数据是一种规模大到在获取、存储、管理、分析方面大大超出了传统数据库软件工具能力范围的数据集合，具有海量的数据规模（volume）、数据类型繁多（variety）、数据流转速度极快（velocity）以及价值密度较低（value）四大特征。对含有意义的数据进行专业化"加工"处理，获得有价值的信息，实现数据的"增值"。

五、文献

（一）文献的定义

中华人民共和国国家标准（GB3792.1－83）给出的定义：文献，记录有知识的一切载体。具体地说，用一定的方式（文字、图像、符号、声频、视频等）记录在一定载体（纸张、磁盘、光盘、计算机存贮介质等）上的知识都称之为文献。文献（literature，document）是知识的外在表现形式。

（二）文献的四要素

1. 信息内容　文献中所表达的思想意识和知识观念。它是文献的内涵、灵魂之所在，直接体现了文献精神产品的性能，具有知识和情报价值。

2. 信息符号　符号系统是揭示文献信息内容的标识，表达知识情报的手段，记录和传播文献信息内容的媒介。文献信息符号主要是从语言不断衍化而来的，并逐步发展为文字、图画、表格、公式、编码、声频和视频等类型。

3. 记录方式　是指将文献符号系统所代表的信息内容通过特定的人工记录手段和方法使其附着于一定的文献载体材料上。文献记录方式具体包括书写、印刷、拍摄、录制、复印和计算机录入等。

4. 载体材料　是可供记录信息符号的物质材料，是全部信息载体中一个重要的子系统。文献载体反映了文献物质产品的性能，具有记录、保存和流通价值。文献载体大体经历了泥板、纸草、羊皮、蜡板、甲骨、金文、石头、简牍、缣帛等早期载体，到纸的出现，再到现代各种新兴文献载体材料的发展过程。

文献是物化的精神产品，或者说，文献是知识信息的物化形态。其中，信息内容是文献的知识内核，载体材料是文献的存在形式和外壳，而符号系统和记录方式则是二者联系的桥梁和纽带。这四个要素相互联系就构成了文献的四维框架结构。

（三）文献的类型

文献资源类型多种多样，按不同分类标准可分为不同的类型，不同的文献资源具有不同的特点与作用。

1. 按载体类型划分

（1）书写型文献（written document）　是指人工书写或抄写而成的文献。如书写在竹签、缣帛或纸张上的古代文献、书法作品、书信、手稿、原始记录等。

（2）印刷型文献（printed document）　是指以纸张为载体通过胶印、铅印、石印、油印、影印等手段形成的纸质出版物。

（3）缩微型文献（microform document）　是以感光材料为载体，以照相为记录手段，把文献缩小形成的复制文献。有缩微平片、缩微胶卷等。

（4）视听型文献（audio－visual document）　又称声像文献，是利用声像技术将声音、图像等记录在磁带、胶带、光盘、磁盘上，通过播放技术给人以听觉、视觉感受的文献。有音带、像带、幻灯片、电影拷贝等。

（5）电子型文献（electronic document）　是把信息和知识记录在计算机存储介质上或直接通过网

络传输到用户终端的出版物,是通过屏幕进行阅读的文献。电子文献的出现,加之网络通信技术的应用,使文献信息时效性更强、内容更广泛、检索也更加快捷、方便。

2. 按出版类型划分

（1）图书（book） 图书也称为书籍,是编著者在大量收集、整理知识信息的基础上,结合自己的研究成果和工作经验,进行全面归纳、总结、深化的结果,是内容比较成熟、系统全面、有完整定型装帧形式的出版物。图书的装订形式比较讲究,完整定型,首尾衔接,结构严谨,自成体系。由封面、书名页、目次（目录）、正文、版权页、封底组成一个独立的整体,以册为单元,每册在 49 页以上（联合国教科文组织 UNESCO,封面除外）。图书的版权页或其他明显部位都标有一个由 10 位或 13 位数字组成的国际标准书号（International Standard Book Number, ISBN）,如 ISBN 978 – 7 – 5067 – 8216 – 6。这是一种国际通用的书号,代表某种特定图书的某一版本,具有唯一性和专指性。

图书基本上有两大类:一般性图书和工具书两大类。一般性图书包括教科书、专著、论文集、丛书等;工具书指词典、百科全书、年鉴、手册、指南、书目、索引、文摘等。

（2）期刊（periodical, journal, magazine） 期刊,又称杂志,是一种汇集了多位著者论文的连续出版物,具有固定的名称,统一的开本,定期或不定期出版,有统一出版形式和连续的出版序号,由专门的编辑机构编辑出版。与图书相比,其特点是出版周期短、报道速度快,内容广泛,知识新颖,信息量大,是重要的信息源（占整个科技信息来源的 65% ~70%）。

报纸也应算作是一种期刊,它是一种以刊载新闻和评论为主要内容的散页的定期出版物。它有固定的名称和开本,有年、月、日期号和顺序号,只是出版时间更短、更快,信息更及时,内容更广泛。

（3）特种文献（special type document） 特种文献,是指图书、期刊以外,出版形式比较特殊的一类文献。这类出版物介于图书与期刊之间,似书非书,似刊非刊,品种多,数量大,内容广泛,出版分散,收集比较困难（有的不公开发表）,但现实性强,参考价值大,能从不同角度及时了解当前某领域的发明创造、动态、水平以及发展趋势,是文献中不可忽视的重要部分。主要有如下几种。

1）科技报告 也称研究报告或技术报告,是作为成果的正式报告,是关于某项科研工作成果的正式报告或某研究课题进展情况的实际记录。其内容专深具体,叙述详尽,数据可靠,推理严谨,报道速度快,所涉及的一般都是尖端科学和最新科研课题,能反映一个国家的科学技术成果、动向和发展水平,有直接的借鉴作用。它所反映的科研和技术革新成果比期刊论文快。由于它对某一课题研究进展和试验过程如实做了记录,因此,其内容专深具体、完整可靠。

2）专利文献 由政府专门机构出版的、有创造发明的设计或制造工艺的详细说明,表明在一定年限内发明所有者享有制造、使用、销售专有权的法律性文献。专利文献包括专利说明书、专利公报、专利文摘、专利分类表等。专利说明书是专利文献的主体,是该项发明的详细说明。专利文献内容新颖详尽、可靠、先进实用、具体、数量庞大,是了解某些技术领域内新发明、新设计的重要途径。

3）会议文献 是指国际或国内专业学术会议上发表的论文和报告。这类文献学术性强,往往代表着某一学科或专业领域的最新成就和最新研究课题,是反映国际或国内的科技水平、动态和发展趋势的重要信息资料。

4）学位论文 学位论文是高校或科研单位的本科生、研究生,为获取学位资格而撰写的研究论文,主要指硕士学位和博士学位论文。论文的内容一般从历史、背景、述评开始,详细介绍研究经过、实验记录和具体数据等成果,所探讨的问题比较深入,对问题阐述得比较系统详尽。由于学位论文包括了原始的第一手资料,带有一定的独创性,因而是一种重要的信息资源。它一般由学位授予单位或国家指定单位专门收藏,对于科学研究和撰写学术论文均有参考价值。

5）产品样本 厂商为介绍推销其产品而印发的文献。包括产品说明书、产品目录、企业介绍等。

它图文并茂，形象直观，出版发行速度较快，多数由厂商赠送。其内容详尽、可靠性好、直观性强。从产品样本中可以获得关于产品结构的详细说明。查阅和分析国内外有关产品样本，有助于了解国内外产品水平、工艺水平、技术水平及其有关技术的演变过程和发展动向。

6）标准文献　由权威机构批准、颁布的、可供人们执行的技术规格的规范性文献。标准是为社会获得最佳效益，根据科技和经验的坚实成果，经所有有关人士的合作、协商或一致同意而起草的，它具有约束性、针对性、时间性，是了解国家经济、文化和科技水平的重要信息源。

7）政府出版物　由各国政府机构制作，指定出版社出版的文献。它包括法律、法令、议案、决议、通知、统计资料等行政性文献和科技文献。其数量庞大、内容广泛、资料可靠，是极其重要的信息资源。借助于政府出版物，可以了解某一国家的科技政策、发展方向、经济政策。

3. 按加工深度（文献级别）划分

（1）零次文献　是指未经出版发行或未进入社会交流的最原始的文献。如私人笔记、底稿、手稿、个人通信、新闻稿、工程图纸、考察记录、实验记录、调查稿、口头交流、原始统计数字、技术档案等。

特点：内容新颖，但不成熟，分布分散，不公开交流，难以获取。

（2）一次文献　又称作原始文献，是依据作者本人的工作经验、观察或实际科研成果为依据而撰写的具有一定发明创造和一些新见解的文献，称之为一次文献。如期刊论文、学位论文、科技报告、会议论文、专利说明书、技术标准等。一次文献是人们学习参考的最基本的文献类型，也是最主要的文献信息源；是产生二、三次文献的基础，是文献检索和利用的主要对象。确定一篇文献是否一次文献，主要是根据其内容性质，而不是根据其物质形式（如载体、语种、出版形式等），只要是作者根据自己的科研成果而发表的原始创作，都属于一次文献。

特点：在形态上具有多样性，在内容上具有原创性，在出处上具有分散性。内容新颖丰富，叙述具体详尽，实用性和学术性强，能直接反映科学研究的成果，参考价值大，但数量庞大、种类繁多、影响广泛。总之，一次文献的特点是内容先进、成熟、具体、详尽、分散、数量庞大。

（3）二次文献　是根据一次文献外表或内容特征，按照一定规则和方法进行加工、整理、浓缩、按一定顺序编排形成的有序化文献，即所谓的检索工具。二次文献具有明显的汇集性、系统性和可检索性，它汇集的不是一次文献本身，而是某个特定范围的一次文献线索。

由于一次文献发表分散、杂乱无序，难以掌握，给人们检索利用带来一定困难，特别是在"书富如海"的今天，一次文献的传递和利用障碍更大。因此，有关信息部门将一定范围、类型的一次文献尽可能全地收集起来，编制成各种二次文献，如各种目录、索引和文摘等，主要作用是提供一次文献线索，是检索和利用一次文献的重要工具。

特点：二次文献以不同的深度揭示一次文献，其主要功能是检索、通报、控制一次文献，帮助人们在较少时间内获得较多的文献信息。

（4）三次文献　是为了一定目的和需求，是根据二次文献提供的线索，对大量一次文献信息中的有关内容进行筛选、综合、分析、浓缩、提炼、重新组合而成的再生性文献。三次文献具有综合性高、针对性强、系统性好、知识更加成熟的特点，有比较高的使用价值。如百科全书、年鉴、手册、指南，综述性论文等。

特点：在内容上具有综合性，在功效上具有参考性。

综上所述，从零次文献到一次、二次、三次文献，是一个从不成熟到成熟，由分散到集中，由无序到有序，由博而深，不同层次地进行文献加工的过程。每一层次所含知识信息的质和量不同，所起的作用也不相同。零次文献是最原始的信息资源，是生成一次文献的素材；一次文献是文献基本形式，是最主要的信息资源，是人们检索利用的主要对象；二次文献是对一次文献的浓缩和有序化，是检索一次文献的工具；三次文献是将大量分散的一次文献归纳、按知识门类或专题重新组合，多从新的高度揭示相关文献内容，是人们查考事实、数据的工具，是掌握某专题新内容、新动态的重要信息资源。

六、信息、知识、情报和文献之间的关系

信息的概念十分广泛，它在自然界、人类社会以及人类思维活动中普遍存在。不同事物有不同的特征，这些特征通过一定的物质形式（如声波、电磁波、图像等）给人带来某种信息。例如，人的大脑通过感官接收的外界及其变化的消息，就是一种信息。知识是人类社会实践经验和认识的总结，是人的主观世界对于客观世界的概括和反映。知识是人类通过信息对自然界、人类社会以及思维方式与运动规律的认识，是人的大脑通过思维加工、重新组合的系统化信息的集合。因此，人类不仅要通过信息感知、认识和改造世界，而且还要将所获得的部分信息升华为知识。而人们在认识和改造世界的过程中，对信息认知的那部分内容才是知识，可见，知识是信息的一部分。情报必须通过一定的传递手段把情报源的有关情报传递给情报的接收者，才能被利用，才能发挥其价值。因此，知识必须经过传递才能成为情报。文献则是用文字、图形、符号、声频和视频等技术手段记录人类知识的一种载体。

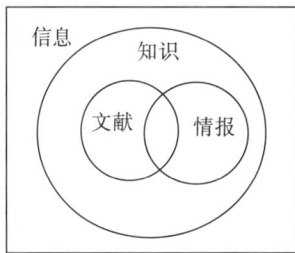

图 1－1 信息、知识、情报和文献之间的关系

由此可见，知识是信息中的一部分，情报是知识中的一部分，文献是知识的一种载体。文献不仅是情报传递的主要物质形式，也是吸收利用情报的主要手段。信息、知识、情报、文献四者关系（图 1－1）。

第三节 信息检索的意义

在经济信息化和社会信息化的时代，无论是素质教育的实施，创新人才的培养，科学研究的开展，信息资源的开发，还是科学决策的进行，都离不开信息检索技术的普及与应用。信息检索的重要作用日益显现。

2018 年教育部印发了关于《教育信息化 2.0 行动计划》（教技〔2018〕6 号）的通知，是顺应智能环境下教育发展的必然选择，是推进"互联网＋教育"的具体实施计划。教育信息化 2.0 行动计划是充分激发信息技术革命性影响的关键举措，是加快实现教育现代化的有效途径。没有信息化就没有现代化，教育信息化是教育现代化的基本内涵和显著特征。以教育信息化支撑引领教育现代化，是新时代我国教育改革发展的战略选择，对于构建教育强国和人力资源强国具有重要意义。

通过实施教育信息化 2.0 行动计划，使师生信息化应用水平和信息素养普遍提高，建成"互联网＋教育"大平台，推动从教育专用资源向教育大资源转变、从提升师生信息技术应用能力向全面提升其信息素养转变、从融合应用向创新发展转变，努力构建"互联网＋"条件下的人才培养新模式、发展基于互联网的教育服务新模式、探索信息时代教育治理新模式。

一、信息检索是信息素养教育的主要内容

当今的经济信息化、社会信息化时代，使终身教育、开放教育、能力导向学习成为教育理念的重要内涵。为满足知识创新和终身学习的需求，培养适应信息化时代建设需要的新型人才，全球各个国家纷纷将信息素养的教育或信息能力的提升，作为信息时代培养人才创新能力的重要内容。在素质教育中，信息素养是一种综合的、在未来社会具有重要独特作用的基本素质，是当代大学生素质结构的基本内容

之一。信息素养既是一种能力素质，又是一种基础素质。通过信息检索知识的系统学习，学生对自身的信息需求将具有良好的自我意识素质，能意识自身潜在的信息需求，并将其转化为显在的信息需求，进而能充分、正确地表达出来，对特定信息具有敏感的心理反应。而且具有对信息的查询、获取、分析和应用能力，对信息进行去伪存真、去粗取精、提炼、吸取符合自身需要的信息。可见，信息检索是当代大学生必须具备的能力，是大学生信息素养教育的重要内容。

二、信息检索是创新人才应具备的基本技能

"知识经济是建立在知识和信息的生产、分配和使用之上的经济"。知识经济中的知识不再是传统意义上承袭前人成果，通过教育手段"传递"而获得的科学文化与技能，而是特指在知识创新、科技创新基础上，一系列科研领域重大成果的诞生和知识群的同时崛起。创新思维是指人们以独特的思维方式发现、提出、解决疑难问题，创造出新观点、新理论、新知识、新方法的一系列心理过程，在创新活动中起着主动作用。只有掌握大量的信息资料，在自由想象中创造灵感，在此基础上，才能在前人不曾涉及的领域有所建树和突破。只有培养学生自立和创新精神，日后才能成为创新人才。而自立和创新精神的培养，离不开对信息的搜集、整理、分析与利用。只有掌握信息检索技术与方法，才能高效获取、正确评价和善于利用信息。

三、信息检索是科学研究的重要环节

信息检索是科学研究的重要环节。据美国科学基金会和日本国际统计局初步统计，科技工作者在科学研究中，查找文献时间占整个科研时间的50.9%（开始思考时间占7.7%，实验研究占32.1%，编写科研报告占9.3%）。从选题、立项、试验、撰写研究报告、研究成果鉴定到申报奖项，每一环节都离不开信息检索。首先，只有通过检索、搜集、整理、分析与利用信息，才能了解国内外科技发展水平与动向，利用已有的科研成果，促进学科发展。其次，通过信息检索，可以使科研人员开阔视野、发展思路、启迪创造力，开拓更新的、更高层次的、更广阔的研究领域。再次，掌握信息检索技术与方法，可以提高信息检索效率，缩短科研周期，加速科研进程，创造出更多的高附加值的技术成果。

四、信息检索是开发信息资源的有效途径

物质、能源和信息三种资源支配着人类最基本的生产活动。由于信息技术的推动，人类从工业经济时代进入信息经济时代，信息成为社会生产所需要的中心资源。正如美国未来学家奈斯比特所言："在我们的新社会里，战略资源已是信息。它不是唯一的资源，但确是最重要的资源。"因为物质资源提供的是各种各样的材料，能源提供的是形形色色的动力，而信息资源提供的是知识和智慧。人们越来越清楚地认识到，知识就是力量，信息就是财富，信息资源在社会生产和人类生活中将发挥日益重要的作用。

随着信息技术的迅猛发展，信息数量激增，如果不掌握信息检索技术、方法与途径，人们就会陷入找不到、读不完的困境。信息检索技术就是从信息的集合中识别和获取信息的技术。利用这种技术，人们可以有效地开发和利用各种信息资源，更广泛、更快捷、更全面地吸收和获取信息。

五、信息检索是科学决策的前提

信息在决策中起重要作用，它是决策的前提和基础。正确的决策受多种因素的影响和制约，其决定因素在于决策者对决策对象有确切的了解和把握，对未来的行动和后果有正确的判断，这就取决于及时、准确、全面地掌握信息。信息的重要性在于消除不确定性，做到知己知彼，只有情况明，才能决心

大。而且信息的作用贯穿于决策的全过程，从提出问题到选择方案，从确定目标到具体实施，每一步骤都离不开信息。无论是国家、部门还是企业都将更多地依赖于数据等信息的迅速交流、传播和利用。知识和信息日益成为科学、民主、合理决策之源泉，而信息检索则是获取信息的重要途径，是科学决策的必要前提。

目标检测

答案解析

1. 信息素养的内涵有哪些？
2. 哪些行为属于学术不端行为？
3. 请陈述您对遵守学术规范，坚守学术诚信，坚持学术不端"零容忍"的感悟。
4. 简述信息的概念及其特征。
5. 国际经合组织（OECD）将人类现有的知识分为几大类？
6. 文献的定义及其四要素。
7. 哪些文献属于特种文献？
8. 按加工深度（文献级别），文献如何划分？
9. 请陈述数据的4V特征。
10. 简述信息检索的作用和意义。

（孙思琴）

书网融合……

本章小结　　　　题库

第二章 信息检索基础

📖 **学习目标**

1. **掌握** 信息检索的途径和基本检索技术；信息检索效果评价的基本方法。
2. **熟悉** 信息检索语言的类型和常用的检索语言；信息检索策略的构建。
3. **了解** 信息检索的基本原理；信息检索系统的构成、数据库的结构和类型。

第一节 信息检索概念

一、信息检索的定义

信息检索是在开展科学研究、撰写研究论文时所必需的一种手段，它是指利用一定的检索工具和参考工具书，运用科学的检索方法和检索技巧，从众多文献当中，找出符合用户需求的文献信息的过程。信息检索的概念有广义和狭义之分。广义的信息检索包括信息的存储和检索两个过程。信息存贮是将大量无序的信息集中起来，根据信息源的外表特征和内容特征，经过整理、分类、浓缩、标引等处理，使其系统化、有序化，并按一定的技术要求建成一个具有检索功能的数据库或检索系统，供用户检索和利用。而狭义的信息检索只包括检索过程，根据特定课题需要，运用科学的方法，采用专门的工具，从大量文献信息中迅速、准确、相对无遗漏地获取所需信息（文献）的过程即信息检索。

二、信息检索的类型

信息检索依据不同的标准可划分为不同的类型。

（一）按信息检索手段划分

1. 手工检索 是传统的检索方式，指利用目录、文摘、索引、题录等手工检索工具和手工检索方法查找和获取文献信息。

2. 计算机检索 简称机检，是指利用计算机及其各种辅助设备来进行储存和检索文献的方式。计算机检索大大提高了信息的处理和检索效率，已成为日常学习、工作和生活中不可缺少的重要检索手段。

（二）按信息检索对象划分

1. 文献检索 以文献原文或关于文献的信息为检索对象的一种检索方式。根据所检索文献类型的不同，可分为全文检索和目录检索两种。文献信息检索是最重要也是最常用的信息检索方式。

2. 数据检索 是指以从文献信息中提取出来的特定数据为检索对象，根据需要检索出可回答某个问题的数据的检索方式。主要包括各种统计数据、图表、参数、公式等。

3. 事实检索 是指以从文献信息中提取以来的以事实为检索对象，查找某一事物的基本概念、基本情况及事物发生的时间、地点、前因后果等。

（三）按信息检索技术和层次划分

1. 文本信息检索 文本即文字信息，是数字化资源中最常见的形式。主要包括二次文献数据库和全文数据库，前者只能提供文献的线索，而后者则将全文的内容转化为计算机可以识别和处理的信息形成的数据集合，包括文字、图形和图像等数字信息。

2. 多媒体信息检索 多媒体技术是把文字、声音、图像（形）等多种信息通过计算机进行数字化加工处理而形成的一种综合信息传播技术。多媒体信息检索是指能够支持两种以上媒体的数据库检索，包括视频检索、声音检索和图像检索等。

3. 超媒体与超文本信息检索 传统的文本是线性的，用户必须按顺序阅读。而超媒体是一种非线性的结构，用户可以根据链接选择自己感兴趣的部分进行阅读。超文本和超媒体检索是通过链接来实现的信息检索，主要包括基于浏览和基于提问两种检索方式。

4. 网络信息资源检索 网络信息资源检索是指集合多种检索技术于一体的新型检索技术，能够对各种类型、各种媒体的信息进行跨越式检索。

三、信息检索的原理

信息检索的基本原理（图2-1），是通过对大量分散无序的文献信息进行搜集、加工、组织、存储，建立各种各样的检索系统，并通过一定的方法和手段使存储与检索两个过程所采用的特征标识达到一致，以便有效地获取和利用信息。

文献信息的存储是为了检索，是检索的前提和基础，两者缺一不可。存储的过程，主要是对信息源进行标引，将其外表和内容特征（如文献的标题、作者、来源和主题等）用特定的检索语言转化为一定的标识（如主题词、分类号和类目名称等），再将这些标识按一定的顺序编排后输入检索系统，从而提供有章可循的检索途径。在存贮和检索过程中，检索语言起着非常重要的桥梁和纽带作用。

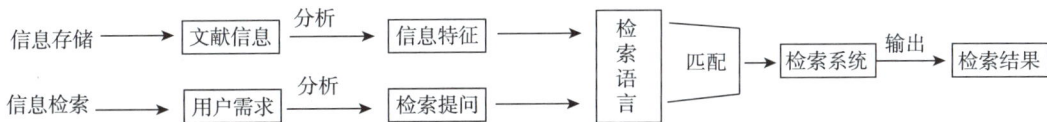

图2-1 信息检索原理示意图

四、信息检索系统

信息检索系统是指根据特定的信息需求而建立起来的一种有关信息搜集、加工、存储和检索的程序化系统，其主要目的是为人们提供文献信息检索服务。

（一）信息检索系统的构成

信息检索系统是一种选择、整理、加工、存贮和检索文献信息的开放式的多功能系统，根据信息系统的构成性要素，主要包括以下几个基本要素。

1. 硬件 计算机硬件是系统采用的各种硬设备的总称，主要包括具有一定性能的主计算机、外围设备以及与数据处理或数据传送有关的其他设备。

2. 软件 由系统维护软件与检索软件构成。系统维护软件，如数据库管理程序、词表管理程序等，其作用是保障检索系统的高效运转。检索软件是用户与系统的界面，用户通过检索软件进行检索，检索软件功能的强弱直接影响着检索效果。

3. 数据库 根据 ISO/DIS 5127 标准，数据库（database）定义为："至少由一种文档组成，并能满足某一特定目的或某一特定数据处理系统需要的一种数据集合。"通俗地说，数据库是指由计算机进行处理的一定数量同类信息的有序集合，是用来存储和查找文献信息的电子化检索工具。

在文献数据库中，文献信息不是以传统的文字形式存在，而是将文字用二进制编码的方式表示，按一定的数据结构，有组织地存贮在计算机中，从而使计算机能够识别和处理。

4. 通信网络　由于现代通信技术的发展，公共数据传输技术为信息的传递提供了保障，信息检索逐渐发展成为网络检索，通过数据传输网将各个计算机连接起来。每个计算机成为网络中的一个节点，每个节点可含一个或多个数据库，网络上的每个节点和其终端只要有授权均可对网络中的数据库进行访问，实现资源共享。随着空间技术的发展，信息检索已进入了信息传递–卫星通信–计算机技术三位一体的新阶段。

以上四个方面是信息检索系统运行的最基本的前提，下面主要介绍有关数据库的基本知识。

（二）数据库的结构

一个数据库通常划分为若干个文档构成，一个文档存贮有若干个记录组成，每条记录则包含有若干个字段。

1. 文档（file）　是数据和信息的有序集合，由若干条记录组成。按编排结构和功能，文档可分为顺排文档和倒排文档。顺排文档是按文献记录输入的顺序排列的文档，检索结果的信息都来自于顺排文档。倒排文档是把顺排文档中的标引词抽出，按标引词的字母顺序依次排列而成的文档，是快速检索顺排文档的工具。一般大型数据库都有若干个文档构成，便于选择检索。

2. 记录（record）　是数据库中文档的组成单元，数据库的每条记录代表一篇文章，它揭示文献的内容特征和外表特征。在书目数据库中，一条记录代表一篇文献，通常描述一篇文献的题录、文摘等特征。

3. 字段（field）　是组成记录的数据项目，字段是组成文献数据库的最基本单位。如篇名、著者、文献来源、主题词、关键词、文摘、语种等字段。

（三）数据库的类型

根据数据库存贮的内容性质，可划分为以下六种类型。

1. 事实数据库（fact database）　事实数据库提供问题的答案，如医学术语、疾病的诊治方法、药物的用法和不良反应、化合物的结构与化学反应等。如美国医生数据咨询库（Physician Data Query，PDQ）为典型的事实数据库。电子版的百科全书、词典、年鉴、手册、名录、指南等也属于事实型数据库。

2. 数值数据库（numeric database）　数值数据库提供数据信息，包括统计数据、科学实验数据、化合物理化数据、人口数据、疾病发生和死亡数据、各种测量数据等。如美国国立医学图书馆的化学物质毒性数据库（RTECS），世界卫生组织的世界卫生组织统计信息系统（WHOSIS）都属于数值数据库。

3. 书目数据库（bibliographic database）　主要是指二次文献数据库，为检索者提供文献出处，检索结果是文献的线索而不是全文。如美国 Medline、中国生物医学文献服务系统（SinoMed）等。

4. 全文数据库（full text database）　全文数据库是集文献检索和全文提供于一体，是近年来发展最快的一类数据库。如 CNKI 的学术期刊库、OVID 全文期刊库等。全文数据库的特点是免去了检索书目数据库后还要费力去获取全文的麻烦，缺点是文献检索功能弱，检索标识不规范、标引深度浅，大部分只有关键词检索而无主题词检索，检索的准确性差。

5. 超文本数据库（hypertext database）　存储声音、图像和文字等多媒体信息。如美国蛋白质结构数据库 PDB 等。

6. 网络检索工具（搜索引擎）　遍布 Internet，提供网页信息资源检索和网站导航服务的站点。特点：信息类型复杂、检索速度快、数量庞大、内容广泛，但不稳定。如 Google、百度等。

第二节　信息检索语言

一、信息检索语言的概念

信息检索语言，又称信息存储与检索语言、索引语言、标引语言等，是信息检索存储与检索过程中共同使用的一种专业语言，用来描述文献信息特征和表达信息检索提问的一种专用语言，分为规范化语言和非规范化语言。规范化语言是对信息检索用语的概念加以人工控制和规范，对同义词、多义词、近义词等进行规范化处理，用同一个词来表达一个概念。非规范化语言也叫自然语言，如自由词、关键词等。检索语言是自然语言所不能代替的，因为自然语言不可避免地具有词汇上的歧义性，会给检索工作带来诸多不便，容易出现漏检、误检等现象。检索语言实际上是标引与检索之间约定的一种语言，它揭示文献的外部特征和内容特征，使标引和检索之间达到方便、准确、快捷、全面的目的。检索语言往往涉及标引者、检索者和机器之间的信息交流，并排除了自然语言不能适用于检索的部分，是三者共同遵循的一种专用语言。检索工具通过检索语言使其收集的大量文献从无序到有序，检索者很容易通过这种规范化的语言系统准确地检索到所需要的文献信息，因此检索语言成为标引者和检索者之间有效沟通的桥梁。

信息检索语言是文献信息检索的重要组成部分，检索效率的高低在很大程度上取决于所采用的检索语言的质量以及使用的准确程度。

二、信息检索语言的类型

检索语言的主要作用是通过标引文献的研究内容，表达出文献的主题内容及其外部特征，根据描述文献的特征可将检索语言分为描述文献信息外部特征的检索语言和描述文献信息内容特征的检索语言。

（一）描述文献信息外表特征的检索语言

根据文献信息的外表特征，如文献题名、著者、文献序号等作为标识和检索点而设计的检索语言。

1. 文献题名索引系统　以书名、刊名等作为标识的字顺索引系统，如书名目录（索引）、刊名目录（索引）等。

2. 著者索引系统　以文献上署名的个人作者、译者、编者的姓名或学术团体名称作为标识的字顺索引系统，如著者索引、专利权人索引等。

3. 文献序号索引系统　以文献特有的序号为标识的索引系统，如专利号索引、技术标准号索引等。

4. 引文索引系统　以文献所附注的参考文献为检索标识的检索系统。

（二）描述文献信息内容特征的检索语言

文献信息的内容特征主要是指文献研究的所属学科或专业，主要分为分类检索语言、主题检索语言等。

1. 分类检索语言　按文献研究所属学科或专业，结合文献的内外特征根据特定的分类体系而编制的检索系统。其特点是揭示学科体系，按学科专业所属等级排列文献，通过分类体系使同学科专业文献集中，提供从学科专业角度查找文献信息的途径，分类语言的"语词"就是它的类目及相应的分类号。

分类检索语言主要分为体系分类语言和组配语言两种，目前国内外主要采用前者。它以科学分类为基础，结合文献特征，采用概念逻辑分类的原则，层层划分，构成具有上位类和下位类的隶属、同位并列的概念等级体系。目前，国内外被广泛使用的著名的分类法，如我国的《中国图书馆分类法》（《中图法》）美国《国会图书馆分类法》（Library of Congress Classification，LCC）《杜威十进分类法》（Dewey Decimal Classification Relative and Index，DDC）《美国国立医学图书馆分类法》（NLMC）等。

2. 主题检索语言　是用于表达文献主题内容的语词标识系统，应用较多的是主题词检索语言和关键词检索语言。

（1）主题词检索语言　主题词是指能够表达文章主要内容的并经过严格规范化处理的专业名词术语和词组，以主题词为标识来存储和检索文献的信息标识系统称为主题词检索语言。主要特点是：①能够将一个概念的同义词、近义词、拼法变异词及缩写等归并到统一的主题词下；②采用参照系统将某些非主题词或者显示相关主题词的词义相关关系；③采用类似分类的方法编制主题词分类索引（范畴表）和等级索引（树状结构）；④采用类似关键词法编制主题词轮排索引，以从多方面显示词间关系并便于查找主题词。随着学科的不断发展，主题词也会不断更新以揭示和表达新的专业名词术语。

在医学信息检索领域，最具代表性、应用最广泛的是美国国立医学图书馆（NLM）编制的《医学主题词表》（Medical Subject Headings，MeSH），我国最常用的主题词表是《汉语主题词表》和《中国中医药学主题词表》，因此掌握如何利用主题词表是检索医学文献的重要基础。

（2）关键词检索语言　关键词是直接从文献的标题、文摘或正文中抽取的有实质意义的、能表达文献主题内容的、未经规范化处理的自然语言词汇。关键词直接来源于文献，不考虑规范化，抽词容易，使用起来比较灵活，常能揭示最新出现的专业名词术语和最新概念，因此编制关键词索引比较容易，在计算机检索中常常利用关键词查找文献。但关键词属于自然词汇，不像主题词那样严格、规范、具有唯一性，容易造成漏检和误检，影响文献检索的效果。

因此，利用关键词语言编排的检索工具便于使用，但应注意检索结果的准确性和全面性，目前关键词法被各种检索系统普遍采用。

三、常用的检索语言

（一）《中国图书馆分类法》

《中国图书馆分类法》是目前国内图书馆使用最广泛的分类法体系，简称《中图法》。《中图法》采用汉语拼音字母和阿拉伯数字相结合的混合号码作为标记符号，即分类号。中图法不仅广泛应用于各类型图书馆的藏书排架和组织目录体系，还较多地应用于文献数据库和数字图书馆，如中国生物医学文献数据库（CBM）、CNKI的学术期刊库、超星电子图书等大型的中文文献数据库都采用《中图法》来标引文献。

《中图法》出版于1975年，最新的第5版为2010年出版。分为5大部类，22个基本大类，每个大类用一个大写字母表示（图2-2）。

马克思主义、列宁主义、毛泽东思想、邓小平理论	A马克思主义、列宁主义、毛泽东思想、邓小平理论	自然科学	N自然科学总论 O数理科学和化学 P天文学、地球科学 Q生物科学 E医药、卫生 S农业科学 T工业技术 U交通运输 V航空航天 X环境科学、安全科学
哲学、宗教	B哲学、宗教		
社会科学	C社会科学总论 D政治、法律 E军事 F经济 G文化、科学、教育、体育 H语言、文字 I文学 J艺术 K历史、地理	综合性图书	Z综合性图书

图2-2　中图法的5大部类、22个基本大类

《中图法》采用等级分类体系，全部类目遵循逻辑分类原则，层层划分、逐级展开，构成具有隶属、并列关系的概念等级体系。

在 22 个基本大类中，R 代表医药卫生大类，为一级类目，其下有 17 个二级类目；R2 中国医学下有 16 个三级类目。被划分的医药卫生称上位类，划分出的 17 个子类为下位类，上位类和下位类之间是隶属关系，子类之间是并列关系，互称同位类。

R1	预防医学、卫生学	R21	中医预防、卫生学
R2	中国医学	R22	中医基础理论
R3	基础医学	R24	中医临床学
R4	临床医学	R25	中医内科学
R5	内科学	R26	中医外科学
R6	外科学	R271	中医妇产科学
R71	妇产科学	R272	中医儿科学
R72	儿科学	R273	中医肿瘤科学
R73	肿瘤学	R274	中医骨伤科学
R74	神经病学与精神病学	R275	中医皮肤科学与性病学
R75	皮肤病学与性病学	R276	中医五官科学
R76	耳鼻喉科学	R277	中医其他学科
R77	眼科学	R278	中医急症学
R78	口腔科学	R28	中药学
R79	外国民族医学	R289	方剂学
R8	特种医学	R29	中国少数民族医学
R9	药学		

（二）医学主题词表

1. 概况 《医学主题词表》（Medical Subject Headings，MeSH）由美国国立医学图书馆（NLM）编辑出版的用于对生物医学文献进行主题分析和标引的权威性医学主题词表。PubMed、CBM 等中外文数据库都是采用该词表来标引文献。每年更新一次，自 2009 年起，纸本词表不再出版，而被电子版 MeSH Browsers（https：//meshb. nlm. nih. gov/）取代。

2. MeSH 的构成 MeSH 主要由字顺表和树状结构表两部分构成。

（1）字顺表（alphabetic list） 字顺表是 MeSH 的主表，它将所有的主题词、副主题词和非主题词全部按照字顺排列，每个主题词下列出该主题词收录的年代、能够组配的副主题词、树状结构号、历史注释和参照系统等。

（2）树状结构号（tree structures） 又称范畴表，根据每个主题词的词义范畴和学科属性，将全部主题词分门别类地归入 16 个大类（每个大类用一个拉丁字母表示），每个大类又细分许多小类，小类之下又进行细分，最多可细分到 11 级，形成主题词的树状结构体系。每个主题词都有一个或多个树状结构号，由代表该类的字母与数字组成，后"＋"表示还有下位类，每三位代表一个级次，以小数点隔开。

例如：Diseases［C］疾病

Respiratory Tract Diseases［C081］＋呼吸道疾病

Lung Diseases［08. 381］＋肺病

Pneumonia［C08. 381. 677］＋肺淡

Pneumonia，Bacterial［C01. 252. 620］＋肺炎，细菌性

Pneumonia，Sstaphyloccocal［C01. 252. 620. 620］肺炎，葡萄球菌

3. MeSH 的词汇体系

（1）主题词（main headings）　也称叙词，是用于描述自然语言中的医学名词术语加以规范化处理和优选之后提炼出的词汇。每年修订，主题词随着医学科学的发展不断增删、调整，以便及时反映医学科学的最新发展、新主题和新事物。2021 年，词表共收录 30792 各个主题词。

主题词一般使用正常的顺序，但有时为了使概念相近的词汇集中在一起，也采用倒置顺序，以便这些同族词能集中排列。

例如：Shock　（休克）

Shock，cardiogenic　（休克，心源性）

Shock，hemorrhagic　（休克，出血性）

Shock，septic　（休克，败血症性）

Shock，traumatic　（休克，创伤性）

（2）副主题词（subheadings，qualifiers）　也称限定词，对主题词起进一步的限定作用，使主题词具有更高的专指性。副主题词本身没有实际检索意义，通常用组配符"/"与主题词一起组配使用，一个主题词可选择一个或多个副主题词与之组配。2021 年共有 76 个副主题词。

（3）款目词（entry terms）　又称入口词，不用做正式主题词，是主题词的同义词和近义词，作用是将自由词引见到主题词。

（4）补充概念（supplement concept）　又称补充化学物质名称，用于标引 MEDLINE 中出现的化学物质和毒品等，补充概念不含树状结构号，但它们和一个或多个主题词建立有链接，而且每周更新。

（5）相关参照（see related）　相关参照用于揭示主题词之间的相关关系，达到扩大检索、提高查全率的目的。用"see related"来连接，相关参照符号的前后都是主题词，符号后可以有多个主题词。

例如：Renal Dialysis　see related　Kidney，Artificial

第三节　信息检索途径

信息检索途径为信息检索系统的检索入口，即检索系统所提供的、用以查询获取资源的各种标识，在计算机检索系统中通常表现为检索字段，常用的信息检索途径主要包括以下几种。

一、主题词检索途径

主题词检索途径是利用主题词查找文献的一种重要途径。主题词是经过人工规范化处理的最能表达文献主题内容的词语，由主题词表来控制，常用的主题词表有《MeSH》表和《中国中医药学主题词表》。目前，支持主题词检索途径的检索系统主要有 CBM、PubMed 等数据库。

二、关键词检索途径

关键词检索途径是利用从文献信息的篇名、摘要以及正文部分中抽取的能表达文献主要内容的单词或词组来查找文献的检索途径。关键词灵活、方便、直观，符合用户习惯，关键词途径已成为目前检索系统中应用最广泛的一种重要检索途径。但关键词未经规范化处理，检索时容易出现漏检，在检索时应同时考虑到相关的同义词、近义词的检索。

三、分类检索途径

分类检索途径是按照文献所属学科类别检索文献的途径。以分类号（或类名）作为检索入口，按照分类号（或类名）的顺序来查找文献的方法。可满足用户从学科、专业等内容出发获取文献的需要，但在涉及边缘学科、交叉性学科时，检索专指性不强。

四、著者检索途径

著者检索途径是利用文献上署名的著者、译者、编者姓名和机构团体名称查找文献的一种方法。在外文检索工具中，通常采用姓在前、名在后用首字母缩写的形式进行检索，在检索结果中，还要根据著者的专业及其他特征做进一步的甄别，避免误检。

五、篇名检索途径

篇名途径是利用文献题目（篇名）中的名词术语查找文献，由于文献题目（篇名、书名、刊名）一般能反映文献的主要内容，因此利用题目中的名词术语可以比较准确地查找所需文献。

六、其他检索途径

其他检索途径如引文检索途径、机构检索途径、序号检索途径、《化学文摘》的分子式索引、《生物学文摘》的生物体索引和属种索引等。

第四节　信息检索技术

在计算机检索过程中，用户的信息需求是通过检索提问式来表达的。即通过计算机检索系统提供的组配、截词、限定、加权、扩展等多种检索技术，运用一定的算符，将表达检索要求的检索词构建成提问式，提交系统进行检索。常用的计算机检索技术主要有：

一、布尔逻辑检索

布尔逻辑检索（Boolean Search）是计算机检索系统中最常用的检索技术，用布尔逻辑运算符进行组合来表达多个检索词之间的逻辑运算关系。布尔逻辑运算符主要有三种：逻辑与（AND，*）、逻辑或（OR，+）、逻辑非（NOT，-），如图 2-3 所示。

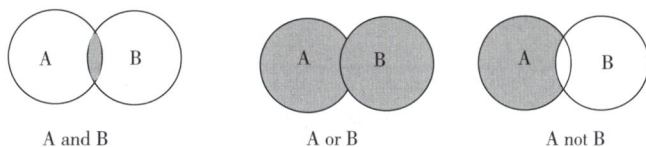

A and B　　　　A or B　　　　A not B

图 2-3　布尔逻辑检索示意图

（一）逻辑"与"（AND，*）

用来表示其所连接的两个检索项的交叉部分，如果用"AND"连接两个检索词 A 和检索词 B，则检索式为：A AND B 或 A * B，表示让系统检索出同时包含检索词 A 和检索词 B 的信息集合。该运算符的作用是缩小检索范围，提高查准率。

（二）逻辑"或"（OR，+）

用来连接并列关系的两个词，则检索式为：A OR B 或 A + B，表示让系统检索出含有两个之一或者同时含有两词的信息集合。该运算符的作用是扩大检索范围，提高查全率。

（三）逻辑"非"（NOT，－）

可用于检索排除关系的两个词。用 NOT 连接两个检索词，则检索式为：A NOT B 或 A － B，表示检索含有检索词 A 而不含检索词 B 的信息，即将包含检索词 B 的信息集合排除掉。该运算符可通过从某一检索范围中去除某一部分文献的方式，达到缩小检索范围，提高查准率的目的。

在一个检索提问式中包含有多个布尔逻辑运算符时，运算顺序一般是：NOT > AND > OR，如要改变，可通过圆括号来改变运算顺序，将需要优先运算者至于圆括号内。例如查找青霉素或双黄连治疗肺炎的文献，检索式为：（青霉素 OR 双黄连）AND 肺炎。

二、截词检索

截词检索是利用截断的词的一个局部即截词进行检索的技术。截词检索能自动地对同一概念检索词的不同词尾变化、词根相同等一类提问词进行检索，并且自动用 OR 连接所有词的检索结果，避免文献的漏检和单个词输入的麻烦，能扩大检索范围，提高文献的查全率。

（一）按截断的位置分型

按截断的位置来分，截词检索可分为右截断、左截断和中间截断三种类型。

1. 右截断　截词符在检索词的末端，用于检索词头相同的一组词，也称前方一致检索。如：输入 Vaccin＊（＊为截词符号），将会把含有 Vaccina、Vaccine、Vaccines、Vaccination、vaccinated 等词的记录检索出来。

2. 左截断　截词符在检索词的最前端，用于检索词尾相同的一组词，也称后方一致检索。如：输入？Computer（？为截词符号），将会把含有 minicomputer、microcomputer 等词的记录检索出来。

3. 中间截断　截词符在词的中间部分，词的两边一致，也称两边一致检索，或通配检索。如：输入 col？or，将会把含有 color、colour 等词的记录检索出来。

（二）按截断的长度分型

按截断的长度，截词检索可分为有限截断和无限截断两种类型。

1. 有限截词检索　是指限制被截断的字符数，用以替代一个字符或不替代任何字符。

2. 无限截词检索　是指不限制被截断的字符数，＊常用于无限截词（＊＝0－n 个字符）。

三、位置算符检索

位置算符检索是指在检索词之间使用位置算符（也称邻近算符检索）来规定算符两边的检索词出现在记录中的位置及其连接关系，如彼此相隔多少个字或词、排列次序，从而获得不仅包含有指定检索词而且这些词在记录中的位置也符合特定要求的记录的方法。这种方法能够提高文献的查准率。常用的位置算符主要有以下两种。

（一）With

用于表示连接的两个词出现在同一文献的同一个字段中，并且两词之间的顺序不能颠倒。用 With 连接检索词 A 和检索词 B，检索式为：A With B，表示检索词 A 和检索词 B 不仅要出现在同一篇文章中，还必须出现在同一个字段中。如：tongue With base，检索出的是同一个字段中同时出现这两个词的记录。

（二）Near

用于表示连接的两个词不仅要出现在同一文献的一个字段中，还必须出现在同一字段中的同一句话中，单检索出现的前后顺序可以颠倒。如：tongue Near base，检索出的是同一个字段的同一句话中同时出现这两个词的记录。

位置运算符对控制命中文献有较大的灵活性和自由度，可以弥补布尔逻辑检索和截词检索的一些不足，提高文献检索的水平和筛选能力。

四、字段限定检索

字段限定检索是指利用检索词出现的字段进行的检索。几乎所有的计算机检索系统均支持字段限定检索功能，通过限定符号对检索字段作进一步限定，提高文献的查准率。常用的限定符有 in、=、[ ] 等。例：nature in SO，表示检索结果为 Nature 上的文章，SO 代表文章的来源出处。

目前大多数检索系统提供菜单式检索，只需选择字段．不需要记住及输入字段代码。

五、精确检索和模糊检索

精确检索是指所检信息与输入的词组完全一致的匹配检索技术。在许多检索系统中用引号来表示，如检索"single cell"，此时只有包含与 single cell 完全相同的词串的文献才能检索出来；而模糊检索允许所检信息与检索提问之间存在一定差异，如检索 single cell，只要包含 single 和 cell 两个检索词的文献均能检索出来，不要求 single cell 两个词一定连在一起。

六、加权检索

关键词在论文中出现的百分比称为权重，文中出现的频率高，权重就高，数据库做加标处理，称加权，表示其在文中的重要程度，运用加权检索可以命中核心概念文献。加权检索可以提高文献的查准率。

七、智能检索

即自动实现检索词、检索词对应的主题词及该主题词所含下位词的同步检索。如中国生物医学文献服务系统（SinoMed）的智能检索，PubMed 的自动语词匹配检索也属于智能检索。

第五节　检索策略和检索效果评价

一、信息检索策略

广义的检索策略是指用户根据检索需求选择相应的数据库、确定检索方式、检索途径及相应检索表达式进行检索的一系列操作或方案，是用户检索目标的体现。

狭义的检索策略仅指用户确定检索表达式进行检索的系列操作。

二、信息检索策略的构建

用户构建检索策略主要包括以下几个步骤。

（一）分析研究课题，明确检索要求

分析检索课题的目的是使用户搞清楚其课题要解决的问题，即它包含的概念和具体要求及他们之间的关系。这是制定检索策略的根本，也是检索效率高低成败的关键。

分析课题：要求明确课题对查新、查全和查准的要求，主要包括信息的内容需求和形式需求。

内容需求指检索课题涉及的学科范围、主题内容和有关的主题词、分类号等，以及它们之间的逻辑

关系。在此基础上，确定检索主题，根据其结构、类型、专业范围、性质等，提取主题概念，尤其注意挖掘隐含的主题概念，形成若干能代表信息而且有检索意义的主题概念。

形式需求包括所需文献的类型、数量、语种、年代等。

（二）选择检索系统，确定检索方法

根据检索课题的要求，选择最能满足检索要求的检索系统。检索系统的种类很多，各具特色。不仅在收录范围、文献类型、语种、地域等方面都有很大差别，而且在索引类型、检索语言的标引深度、提供的检索途径和使用方法上都有差异，只有选择合适的检索系统，才能达到"全面、准确、快速"的目的。

（三）确定检索途径，制定检索策略

根据课题的检索要求和检索系统所提供的检索功能，确定合适的检索途径，大多数检索系统都提供多种检索途径，如主题词、关键词、分类、著者、刊名、摘要和全文等。用户可根据课题要求来决定选择何种检索途径，如主题词检索途径或关键词检索途径等。

检索途径确定后，即可编写检索式。检索式是检索策略的具体体现，是检索策略构造中的关键环节，其优化与否决定了检索的质量，对检索结果产生决定性作用。检索式由检索词和各种布尔逻辑算符、位置算符、截词算符及其他链接组配符号组成。检索式有简单检索式和复合检索式两种，检索式可以有一个检索词组成，复合检索式由两个或两个以上检索词，有运算符连接。

检索式可一次完成，也可分步完成，检索式的表达对一个课题不是唯一的，有多种选择、组配、限定。

（四）评价检索结果，修正检索策略

根据构建的检索提问式到检索系统中查找相关的文献，对于检索出的文献线索要进行初步分析、甄别、筛选，剔除误检的文献。在检索过程中，如果发现检索出的文献不符合课题的要求，可以及时调整、修订检索策略，或重新调整检索词和检索提问式，直到检出符合要求的文献。

（五）获取原始文献

获取原始文献是文献检索的最终目的。获取原始文献的方法主要有以下几种：一是利用本馆的馆藏；二是通过全文数据库获取；三是通过馆际互借和文献传递获取全文；四是通过开放获取资源（OA）免费获取全文；五是通过搜索引擎获取全文，如百度学术、谷歌学术等；六是直接向作者索取全文。

三、查全率和查准率

文献检索效果是文献检索结果的有效程度，是评价一个检索系统性能优劣的质量标准，始终贯穿信息存贮与检索的全过程。衡量检索效果的最重要的两个标准是查全率和查准率。

（一）查全率

查全率是指检出的相关文献量与系统文献库中相关文献总量的比率。

查全率 =（检出相关文献量/文献库内相关文献总量）×100%

例如：利用某个数据库检索某个课题，假如在该数据库中共有相关文献为50篇，结果只检索出相关文献35篇，那么查全率就等于70%。

（二）查准率

查准率是指在利用某个数据库检索时，检出的相关文献量与检出文献总量的比率，它反映每次从该数据库中实际检出的全部文献中有多少是相关的。

查准率 =（检出相关文献量/检出文献总量）×100%

例如：检索某个课题时检出文献总篇数是 50 篇，经审查确定其中与该课题相关的只有 35 篇，另外 15 篇与该课题无关，那么这次检索的查准率就等于 70%。

（三）查全率和查准率的关系

查全率和查准率之间存在着相互制约的关系，往往查全率高时，查准率低；查准率高时，查全率低。因此，在实际检索过程中，应该根据不同的检索需求有所侧重。

四、提高检索效果的措施

查全率与查准率，是评价检索效果的两项重要指标，与文献的存储与检索两个方面是直接相关的。也就是说，与系统的收录范围、索引语言、标引工作和检索工作是非常密切相关的。查全率与查准率是呈现互逆关系的。

（一）提高检索系统的质量

检索时，应根据信息需求选择合适的检索工具或检索系统，选择检索工具或系统应遵循三个原则。

1. 文献收录的广泛性和全面性　有了广泛和全面性的学科范围，才能为用户提供比较齐全的课题文献，提高文献的查全率。

2. 文献报道的及时性与系统性　报道文献迅速及时，是现代科技对文献检索工具和检索系统的基本要求。一部好的检索工具或检索系统应有固定的出版或更新周期，且周期相对较短，以减少文献信息报道的时滞。

3. 文献检索的准确性与有效性　对文献外部特征著录应详尽、准确、突出主要项目、便于识别；对内容的揭示要恰当、充分；索引体系要完善，多种辅助性检索途径是检索工具或检索系统质量的重要标准。

（二）提高利用信息检索系统的能力

要提高检索效果，首先要明确信息需求的确切内容及其范围，提高检索的知识和技能，同时还要掌握该信息需求领域的各种类型的检索工具或检索系统，并且要在明确信息需求的基础上，全面准确地表达检索要求、制定切合实际的检索策略，最大限度地发挥检索系统的能力。

（三）制定优化的检索策略，合理调整查全率和查准率

由于查全率和查准率是互逆的，所以，需要根据课题的具体要求，适当调整对查全率和查准率的要求。如申请专利、开题、立项、科技查新等，要求查全率高，不遗漏任何一篇重要的文献。检索新的课题，查准率要求高。一般来说，选用泛指性的检索词查全率高，而选用专指性的检索词查准率高，特别是若干个检索词组配而成的专指概念的检索式查准率更高。

目标检测

答案解析

1. 简述信息检索的原理。
2. 举例说明常用数据库的类型和特点。
3. 按所描述的文献信息内容特征划分，检索语言主要有哪些类型？
4. 主题词和关键词有哪些异同？

5. MeSH 表的概念体系有哪些类型的词构成？

6. 常用的信息检索的技术主要有哪些？

7. 请结合实例，阐述信息检索策略构建的流程。

8. 获取原始文献的方法主要有哪些？

9. 简述查全率和查准率的关系。

10. 如何提高检索效果？

（孙金花）

书网融合……

| 本章小结 | 题库 |

第三章　图书的检索与利用

PPT

学习目标

1. **掌握**　读秀、超星数据库图书检索技巧及使用方法。
2. **熟悉**　纸质和电子图书的检索与超星阅读器的使用方法。
3. **了解**　馆藏目录尤其是联合目录的作用。

　　书籍是人类进步的阶梯，在人类物质文明和精神文明发展的长河中，起着传承和弘扬的历史使命。图书是最古老而悠久的文献种类，它类型多样，内容系统，在人类文化传播交流中起着重要的作用，在知识传播和科技进步中有着举足轻重的地位。

　　随着科学技术的发展和进步，目前图书的载体形态多样。特别是随着计算机和互联网行业的兴起，电子图书呈现骤增态势。如何检索和利用不同载体的图书，是每一个用户，尤其是科研人员必须掌握的一种技能。本章重点介绍纸质图书和电子图书的检索方法和利用技巧。

第一节　图书馆目录查询系统

　　图书馆目录查询系统，又名 OPAC（Online Public Access Catalog），在图书馆学上被称作"联机公共目录查询系统"，产生于 20 世纪 70 年代，是一种通过计算机网络查询馆藏书目资源的联机检索系统。用户可以通过网络实时检索馆藏书目，获取文献馆藏地点、所在书架、复本数、借阅状态等，同时通过该系统还可以查询用户借还信息，实现馆藏图书的网上预约与续借。图书馆通过该系统可以发布征订目录、新书推荐以及发布公告。随着科技发展，OPAC 收录内容不仅包含单纯的图书馆藏书、期刊目录，还扩展到各种类型的电子资源，检索功能也日渐丰富。

一、图书馆独立馆藏目录检索

　　目前来讲，各图书馆均有自己独立的馆藏检索系统，用以报道和检索本馆的文献资源。国内常见的馆藏检索系统有北京金盘鹏图公司的金盘图书管理系统、江苏汇文软件有限公司的汇文系统、深圳市科图自动化新技术有限公司的 ILAS 世界等。用户通过此系统，根据检索需求，检索自己所需的纸质馆藏资源，获悉其基本信息及其收藏地址，便于借阅。由于汇文系统在各大高校中应用广泛，在此本节以汇文系统为例，介绍图书馆独立馆藏目录查询系统。汇文系统馆藏目录提供简单检索和多字段检索两种检索方式。

（一）简单检索

　　简单检索提供题名、责任者、分类号、出版社、丛书名等 11 种检索字段，用户可以根据已知条件，选择合适的字段进行检索。同时还可以更多限制选项，对检索结果的显示方式、排序方式以及检索范围进行限定（图 3-1）。

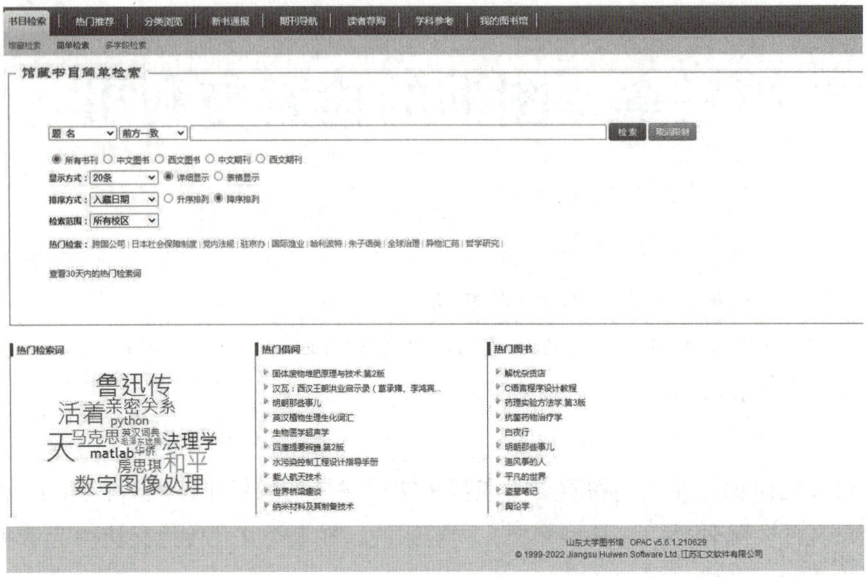

图 3-1　汇文系统简单检索界面

（二）多字段检索

多字段检索是一种多路径检索的方式，使查询更加准确。它提供一种表单式多字段检索框，用户可在题名、出版社、责任者、丛书名、主题词等 14 个不同的字段检索框输入检索词，各字段之间是通过布尔逻辑算符 "and" 进行组配连接（图 3-2）。

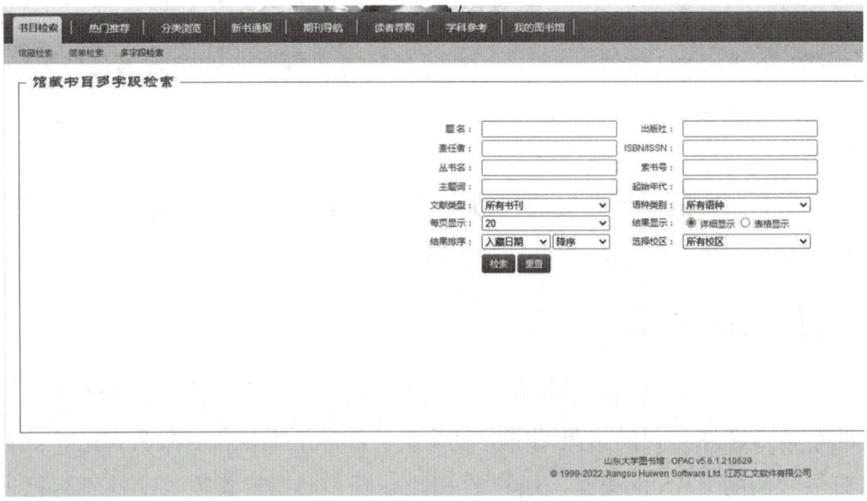

图 3-2　汇文系统多字段检索界面

（三）检索结果

在执行完一次检索后，系统自动跳转到检索结果页面（图 3-3）。可以通过左侧 "缩小检索范围" 栏，限定文献范围、文献类型、馆藏地和主题。此外，还可以对检索结果的题名、责任者、索书号、出版社、出版日期、入藏日期进行升序或降序的排列。同时在检索结果界面还支持 "在结果中检索" 的功能，实现精确查找，提高检索效率。

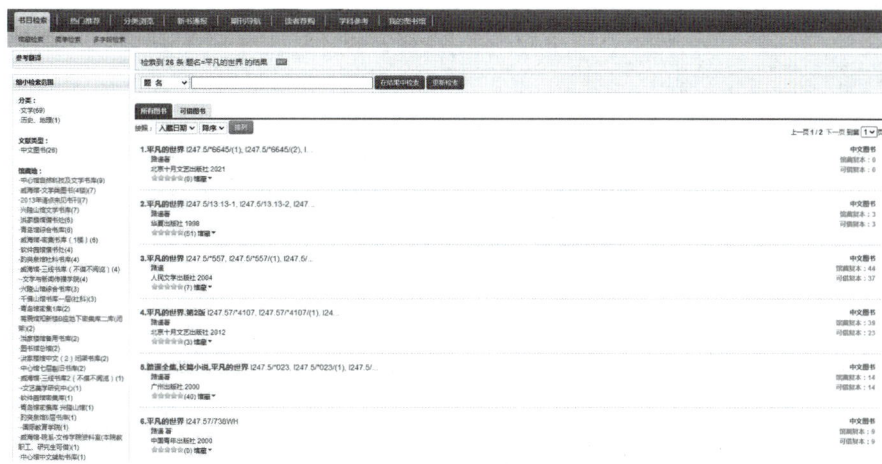

图 3-3　汇文系统检索结果界面

二、图书馆联机公共目录查询系统

随着互联网普及，各大图书馆之间逐渐形成了共建共享的联机公共目录查询系统。这也是目前我国各大图书馆之间最常见的一种数据共享形式，用户可以通过某一家图书馆的检索界面查看文献在其他图书馆的馆藏情况。根据图书馆之间的协议，还可以实现馆际互借功能，以及文献传递功能。中国国家图书馆是世界入藏中文文献最多的图书馆。通过其目录查询系统可检索各类文献书目信息，同时也可通过文津搜索查询各分馆馆藏情况。在此本节以中国国家图书馆文津搜索平台为例，介绍图书馆联机公共目录查询系统。

（一）一站式检索

文津搜索平台主页提供一站式检索界面（图 3-4），既可以直接对特定文献（例如图书、古文献、论文期刊报纸、多媒体、缩微文献、文档、词条）进行针对性地检索，也可以对文献实现多维聚类的检索与导航。一站式检索简单易用，支持对输入的关键词在题名、作者、出版社、摘要和关键字这五个检索字段中通检，并支持通过选择文献类型、检索字段进行专业检索。

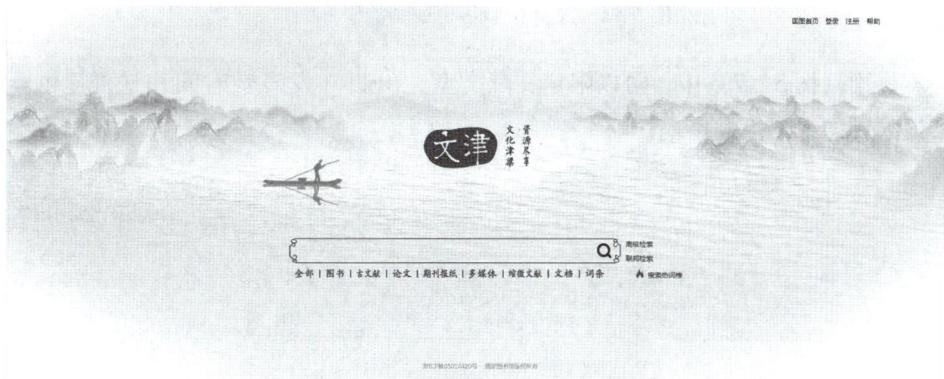

图 3-4　文津搜索一站式平台

（二）高级检索

文津搜索平台主页，点击检索按钮右侧的高级检索链接，进入高级检索界面（图 3-5），高级检索界面允许用户将多个检索条件通过布尔逻辑符和位置运算符连接，进行多项组合检索。包含逻辑检索与全文检索两部分。

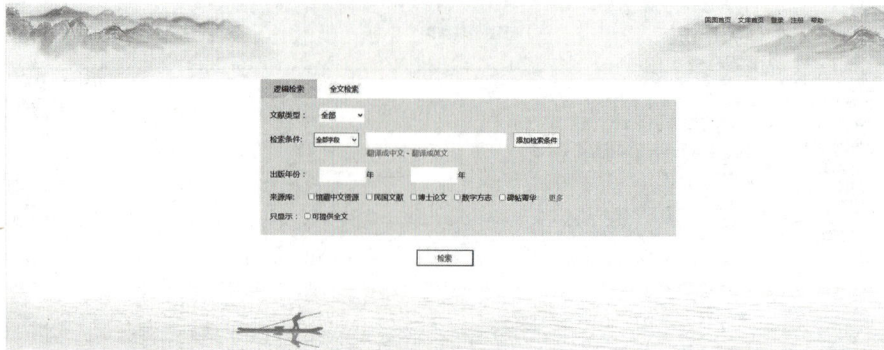

图 3-5　文津搜索平台高级检索界面

逻辑检索状态下（图 3-6），点击"添加检索条件"按钮后，可以增加一条逻辑检索项，系统最多支持 3 条逻辑检索项。可检字段有题名、全部字段两个选项。根据检索要求对文献类型、数据库来源、出版（发表）时间以及是否提供全文阅览进行限定，从而达到精确检索的目标，提高查准率。

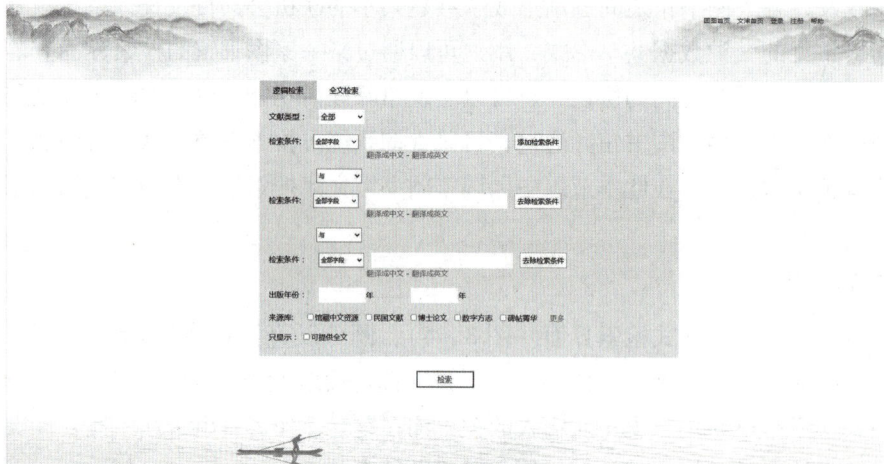

图 3-6　文津搜索平台逻辑检索界面

在全文检索界面（图 3-7）中，可以限定文献类型、出版（发表）时间和是否提供全文服务。检索框支持多个检索词的组配检索。

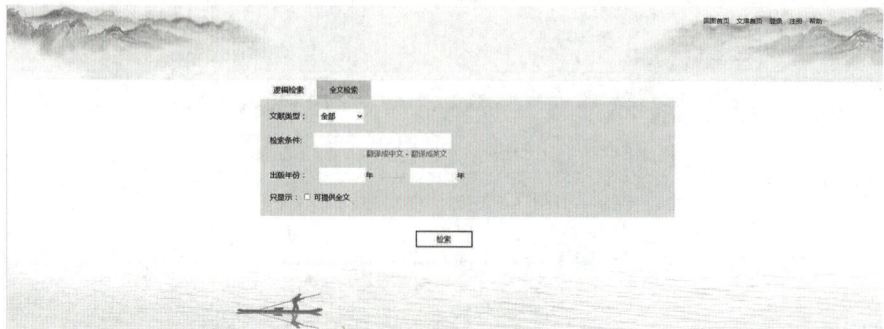

图 3-7　文津搜索平台全文检索界面

（三）检索结果

通过文津搜索平台进行检索，系统自动跳转到检索结果页面（图3-8）。此界面分为三个部分，分别是页面顶端的检索框部分、检索结果限定选项部分以及检索结果部分。检索框部分可以直接选择相应的数据库并根据数据库不同限定检索词，达到过滤检索结果精确检索的效果。检索结果限定部分包括查看指定类型、缩小检索范围和来源数据库三部分，其中缩小检索范围中又包含是否提供原文、年份、著者和语种的选项，方便用户筛选结果。检索结果部分显示文献的版本信息，通过目次链接可以直接查看文献目录，通过馆藏信息链接可以查看文献在国内其他图书馆的馆藏情况。点击进入选中检索结果，页面显示详细文献信息，并对用户提供文献传递服务。

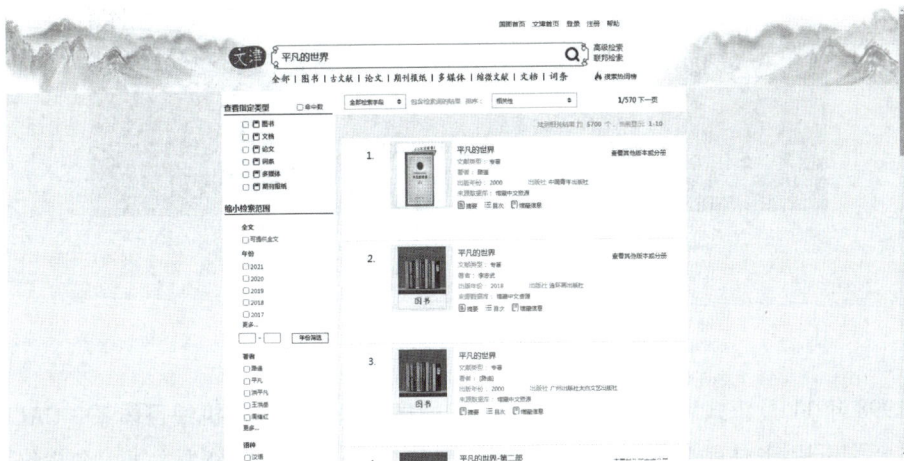

图3-8　文津搜索平台检索结果界面

三、中国中医古籍总目

《中国中医古籍总目》在《中国中医联合目录》的基础上修订而成，薛清录主编，是一部大型中医工具书。本书收录151个图书馆藏中医书目13000多种。重点收录了1911年以前历代流传下来的中医古籍及这些古籍在民国时期的重刊本、影印本、复制本。在编纂上扩大了中医古籍资源调查范围，在增补新的书目数据方面有较大的进展和突破，对过去一些著录不准确的书目数据做了订正，是目前查证中医类古籍书目最全面的工具。

《中国中医古籍总目》由四部分组成：①凡例、收藏馆代号表、类表；②书目正文；③附录；④书名索引、作者索引。书目正文内容包括：类号、序号、书名（包括卷数、异名、附录、丛书子目）、成书年、作者（包括朝代、姓名、字号、著作方式）、版本（包括出版时间、地点、出版者版本类别）、收藏馆代号。正文按分类编年方法排序。图书的分类以学科内容为主要依据。按此原则，各科丛书、方书、医案均按学科归类，如儿科丛书入儿科，妇科方书入妇科，外科医案入外科。成书年是本书的主要排序依据，除个别经典著作标"战国"等外，一律采用阿拉伯数字标成书年。查不出准确成书年的著作，给参考年号，加方括弧表示，例如明朝著作，查不出具体年份，以明朝最后一年为参考年号。

四、文献保障体系

文献保障体系是一个集多种功能为一体的社会系统，它的主要功能是对文献进行收集、贮存、揭示、传递与利用。到目前为止，我国已经初步建成文献保障体系，以中国高等教育文献保障系统和中国高校人文社会科学文献中心为主要代表。

（一）中国高等教育文献保障系统

中国高等教育文献保障系统（China Academic Library & Information System，CALIS；http://www.cadla.edu.cn/；图3-9），是教育部"九五""十五"和"三期""211工程"中投资建设的面向全国高校图书馆的公共服务基础设施，通过构建基于互联网的"共建共享"云服务平台，支撑着高校成员馆间的"文献、数据、设备、软件、知识、人员"等多层次共享，已成为高校图书馆基础业务的公共服务基础平台，并担负着促进高校图书馆整体发展的重任。

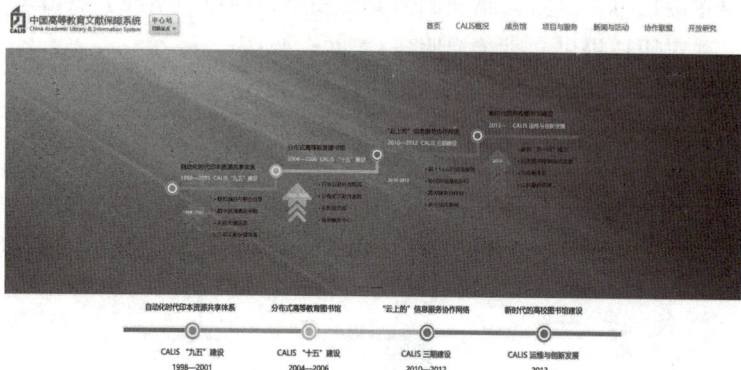

图3-9　中国高等教育文献保障系统主页

CALIS从1998年11月正式启动建设。至2012年，建成以CALIS联机编目体系、CALIS文献发现与获取体系、CALIS协同服务体系和CALIS应用软件云服务（SaaS）平台等为主干，各省级共建共享数字图书馆平台、各高校数字图书馆系统为分支和叶节点的分布式"中国高等教育数字图书馆"。目前注册成员馆逾1800家，覆盖除台湾省外中国31个省（自治区、直辖市）和港澳地区，成为全球最大的高校图书馆联盟。

CALIS由设在北京大学的CALIS管理中心负责运行管理，下设文理、工程、农学、医学4个全国文献信息服务中心，华东北、华东南、华中、华南、西北、西南、东北7个地区文献信息服务中心和1个东北地区国防文献信息服务中心。

其主要提供书目查询数据库检索、虚拟参考咨询、学科导航、馆际互借和文献传递服务。

（二）中国高校人文社会科学文献中心

中国高校人文社会科学文献中心（China Academic Social Sciences and Humanities Library，CASHL；http://www.cashl.edu.cn/；图3-10）是在教育部领导下，为我国哲学社会科学教学科研提供外文文献及相关信息服务的最终保障平台，其建设目标是"国家人文社会科学文献信息资源平台"。

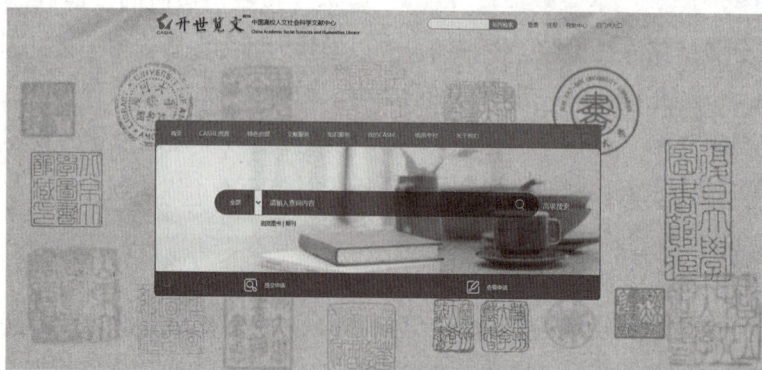

图3-10　中国高校人文社会科学文献中心主页

CASHL 形成了由"CASHL 项目指导委员会""CASHL 管理中心""CASHL 中心馆馆长联席会""CASHL 专家咨询组"、CASHL 各业务工作组组成的管理体系，由 2 个全国中心、7 个区域中心、8 个学科中心、34 个服务馆、886 个成员馆组成的服务体系，为系统收藏资源、有效提供服务提供保障。

在资源建设方面，本着整体建设、统筹安排、相对集中、讲求效益的原则，通过建设全国中心、区域中心和学科中心三级体系，实现高效图书馆馆际文献收藏与服务的分工合作，建设我国人文社会科学领域最高水平、最全面和最可持续的人文文献资源中心。

在服务建设方面，本着"共建、共知、共享"的原则，由 CASHL 中心馆和高校文科图书引进专款项目院校以集中式平台和分布式服务相结合的方式共同合作，建设集中式的 CASHL 网络服务体系，揭示报道 CASHL 收藏的印本期刊、电子资源、文专图书、大型特藏及其他非 CASHL 馆藏的人文社科学术资源，面向全国高校、哲学社会科学研究机构和工作者提供综合性文献信息服务。

第二节　常用图书资源库

电子图书相较于纸质图书最重要的优点是存贮容量大，不占物理空间，其检索、保存和使用更为方便快捷。更为重要的是，电子图书在利用时可以更加方便地加以编辑和使用，因此，在电子图书崛起的时代，掌握获取和使用电子图书的方法，对学习和科研过程起着至关重要的作用。

检索电子图书，除了上面介绍的读秀图书搜索和超星汇雅电子书外，目前各高校订购比较多的图书数据库有外文的 Springer 电子图书，中文的阿帕比（Apabi）电子图书、国医典藏等。

一、Springer 电子图书

Springer 是世界上著名的学术出版集团，其电子图书系列是全球最大规模的学术综合性的电子图书全文数据库，是根据科研人员需求而特设的网上电子书数据库，该数据库数据回溯自 1997 年，目前收录 300000 多种图书供用户阅读，并以每年增加 3000 余种新书的速度增加。电子图书划分为 20 多个学科，包括建筑、设计及艺术、行为科学、生物医学及生命科学、商业及经济、化学及材料科学、计算机科学、地球及环境科学、工程学、人文学科与社会科学及法学、数学、医学、物理学及天文学等。图书类型包括图书、丛书及参考工具书。电子图书采用 PDF 和 HTML 数据格式，具有移植性、可检索性和易访问性，方便科研人员轻松搜索到相关专业图书。

目前，Springer 将学术期刊及电子图书整合在 SpringerLink 一个平台进行统一检索，订购用户可以直接访问 SpringerLink（http：//link. springer. com/），通过 IP 控制，实现图书的检索、阅读和下载。SpringerLink 主页不仅提供快速检索框和高级检索入口，另提供学科分类浏览（图 3－11）。需要用户注意的是，检索到的文献结果要根据需要进行文献类型限定，若是仅检索图书，就在检索结果左侧文献类型中选择"book"，便可得检索结果。

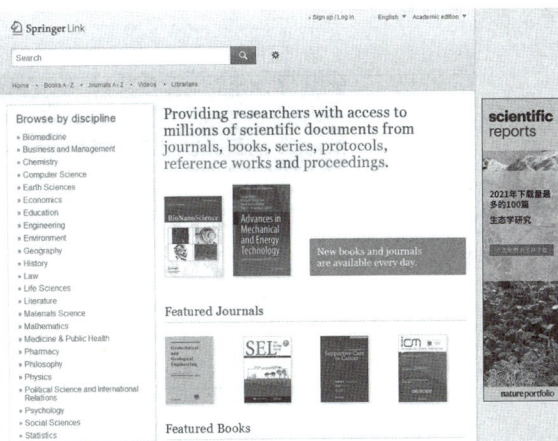

图 3－11　SpringerLink 检索主页

二、Apabi 电子图书

Apabi 电子图书是北京方正公司制作的中文电子图书数据库，目前收录了全国 480 多家出版社出版的 21 万余种电子图书，其中包括 5 万余种高校教参电子书，每年增加新书 7 万～8 万种，150 多家出版社已实现电子书与纸书同步出版，很多电子图书甚至比纸制图书推出得更快。该数据库涵盖了社会学、哲学、宗教、历史、管理、文学、数学、化学、医学、天文、工程等中图法的所有二级学科，尤其在计算机、经济管理、外语、文学等学科方面颇有建树。

阿帕比电子图书提供图书在线阅览和借阅功能。其中借阅功能引入了纸质图书的借阅功能和预约功能。用户每人最多可以借阅图书 10 册，借阅期限为 7 天，续借期限也为 7 天。若是图书被借完，可以进行预约。

Apabi 电子图书订购用户通过 IP 认证登录，主页提供快速检索框和高级检索入口，并提供中图法分类导航供用户进行学科选择（图 3－12）。用户可以直接在主页检索框内输入检索词，进行不限字段检索，也可以链接到高级检索页面，进行字段选择和逻辑组配（图 3－13）。

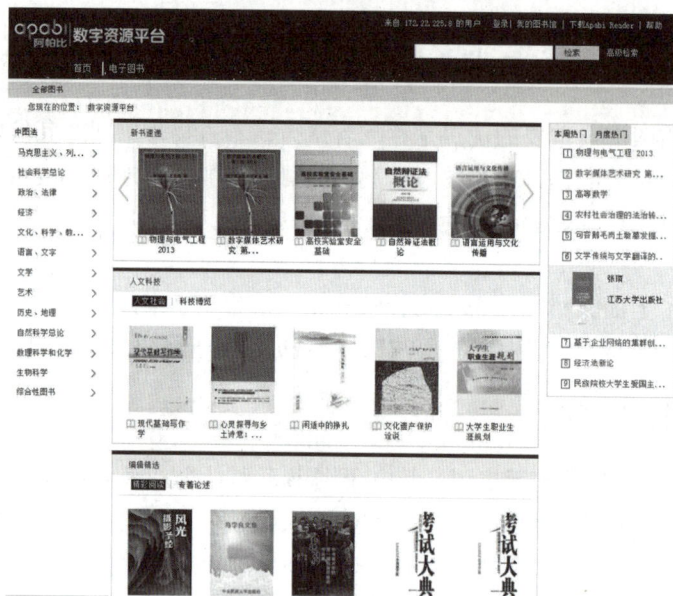

图 3－12　Apabi 电子图书主页

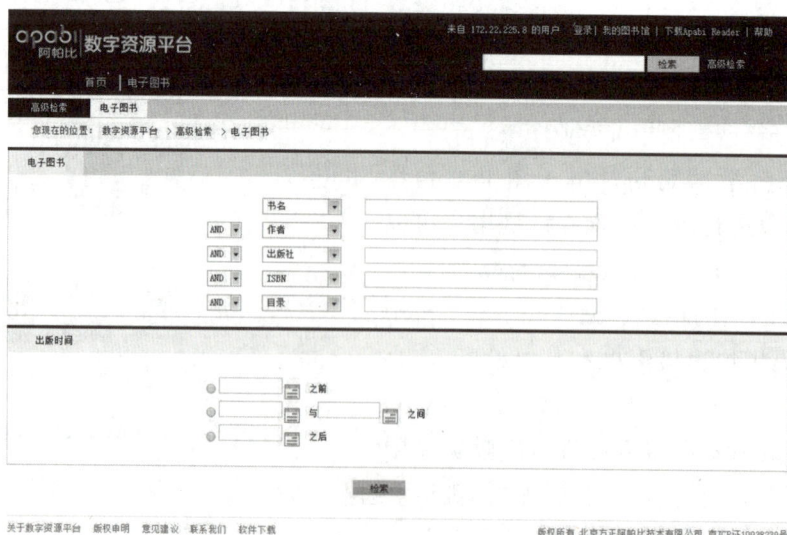

图 3－13　Apabi 电子图书高级检索页面

三、国医典藏

国医典藏是由中国中医科学院中医药信息研究所（图书馆）研发的大型中医古籍全文数据库，I期精选了先秦至清末民国的历代典籍 500 种（包括综合性丛书 20 种），2500 册。收录内容精良，不乏世所罕见的珍善本及孤本医籍，具有较高实用价值、文献价值和学术价值。

所选书目按《中国中医古籍总目》分类法分类，内容涉及医经、医理、诊断、伤寒金匮、针灸推拿、本草、方书、临证各科、养生、医案医论医话、医史、综合性著作等 12 大类、65 个二级类目。数据库能够实现中医古籍的原貌展现和便捷阅览，古籍内容的多途径深度检索，古籍知识内容的精准定位等功能，为用户提供专业化的中医古籍阅读、检索与利用服务（图 3-14，图 3-15）。

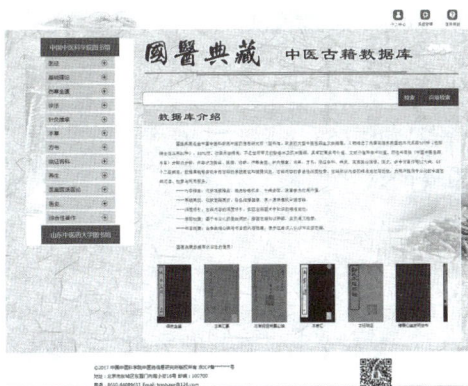

图 3-14　国医典藏主页

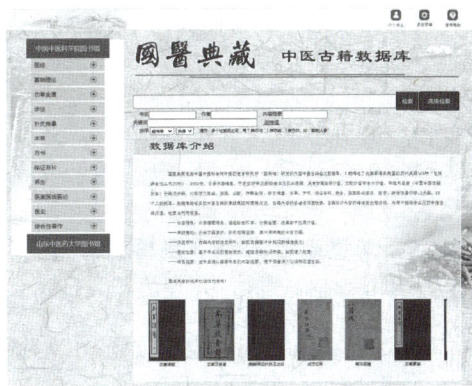

图 3-15　国医典藏高级检索界面

四、部分医学专业免费图书资源库

随着全球开放存取运动的不断发展，OA 资源迅速增长，数量可观。因此，网上免费资源也是文献获取非常重要的文献源，以下介绍几个医学专业免费图书资源库。

（一）FreeBooks4Doctors

该资源库为 OA 资源，访问网址为 http：//www.freebooks4doctors.com，由 Amedeo 集团资助。该网站目前收录了 375 种医学类西文专业图书，按学科主题字母顺序排列，检索时，还可根据需要进行语种（英、法、德、西等语种）、Amedeo 影响排名、出版年、星级等精练和筛选，全书提供 PDF 格式下载和阅读，主页见下图（图 3-16）。

（二）The National Academies Press（NAP）

The National Academies Press（NAP）是美国国家科学院下属的学术出版机构，主要出版美国国家科学院、国家工程院、医学研究所和国家研究委员会的报告。目前通过主站可以在线浏览 5000 多册免费图书，覆盖环境科学、生物学、医学、数学、物理、化学等诸多领域。图书提供 PDF 格式全文阅读和下载。

图 3-16　Freebooks4doctors 网站主页

NAP 访问网址为：http：//www.nap.edu。网站不仅提供图书学科分类浏览，还提供了书名检索框（图 3-17）。用户只需免费注册，就可阅读和下载全书。

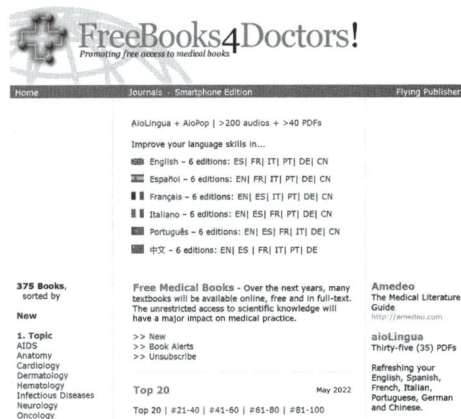

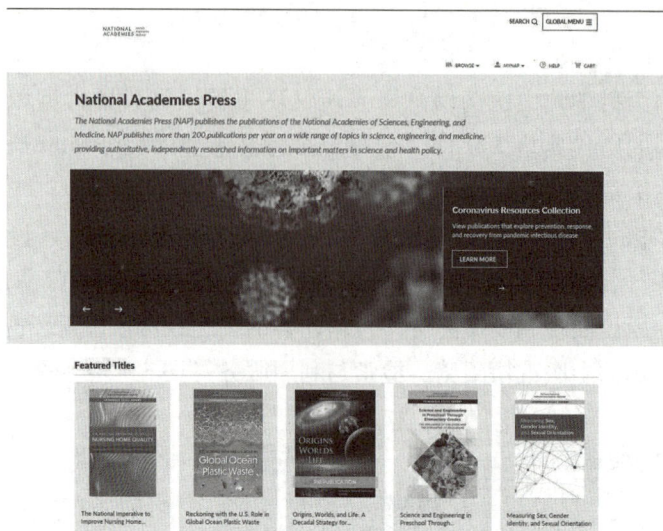

图 3-17　NAP 网站主页

（三）东京大学汉籍善本全文影像资料库

东京大学东洋文化研究所向全世界开放的汉籍藏书数据库（图 3-18），访问网址为：http://shan-ben.ioc.u-tokyo.ac.jp/list.php。包括原东方文化学院藏书、大木文库、仓石文库等，总数量有十万本，且其中包含相当多的孤本、善本。收录书籍的范围，是基于《东京大学东洋文化研究所贵重图书的制定、保存及利用相关规定》，以被指定为"特别贵重图书"为主。截至 2009 年 3 月为止，本资料库列举了包括 A 类、B 类，共 4630 种书籍，其中 A 类 4019 种，B 类 611 种。A 类书籍是 OA 资源，供全世界学者浏览；B 类书籍除东洋研究所外，仅限特定机构有浏览全文的权限，普通机构只能浏览部分原文。

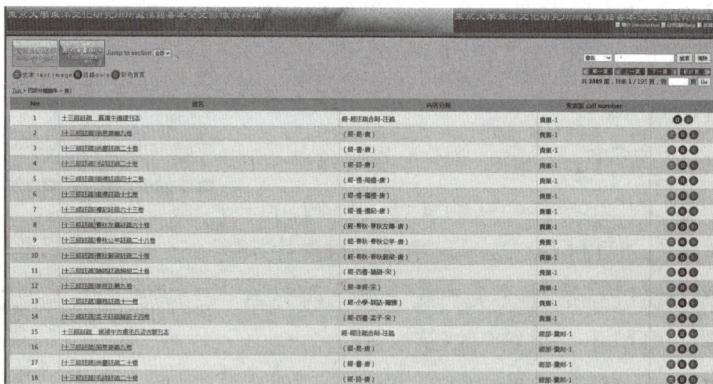

图 3-18　东京大学汉籍善本全文影像资料库主页

目标检测

答案解析

1. 什么是电子图书？电子图书的特点是什么？
2. 读秀"图书"检索方式的主要作用是什么？

3. 读秀所检图书有哪些原文获取方式?

4. 读秀数据库提供哪些检索途径?

5. 超星阅读器下如何阅读图书,读书笔记如何形成?

6. 超星图书网页阅读模式如何进行文字识别?

7. 如何获取本馆没有的纸质图书?

（刘珊珊）

书网融合……

本章小结

题库

第四章 网络信息资源检索

PPT

学习目标

1. 掌握 搜索引擎的概念；常见的综合性搜索引擎和专业性搜索引擎；百度的初级和高级检索；百度的布尔逻辑检索、精确检索；百度学术、百度文库检索。

2. 熟悉 Medscape、Openmd、webmd 等医学专业搜索引擎；美国国立卫生研究院、WHO 等医学网站。

3. 了解 Freemedicaljournals、医脉通、37℃医学网、中国医药信息网、中华医学会、国家医学考试网等网站；开放获取资源的搜索。

第一节 综合性搜索引擎

一、搜索引擎概述

搜索引擎（search engine）是指根据一定的策略、运用特定的计算机程序从互联网上搜集信息，在对信息进行组织和处理后，为用户提供检索服务，将用户检索到的相关信息展示给用户的系统。

搜索引擎种类繁多，按不同标准可划分为不同类型。按搜索的内容可分为综合性搜索引擎和专业性搜索引擎。综合性搜索引擎是一种集成了多种搜索产品的综合性搜索平台，可从其所收录的网络资源中为用户检索到多学科、多类型的综合性信息，如百度、Google、搜狗、有道、360 搜索、必应等；专业性搜索引擎，是指仅对网络信息资源中有关某一专业或主题的网页信息进行选择、采集、加工的搜索引擎，可满足用户特定专业的信息查询，针对性强、查准率高。常见的专业性搜索引擎如百度学术搜索、谷歌学术搜索、CNKI 学术搜索、Medscape、HealthAtoZ、360 良医搜索等。

⊕ 知识链接

搜索引擎的工作原理

一个搜索引擎由搜索器、索引器、检索器和用户接口四个部分组成。搜索器的功能是在互联网中漫游，发现和搜集信息，一般由"蜘蛛"程序也被称为"机器人"完成。索引器的功能是理解搜索器所搜索的信息，从中抽取出索引项，用于表示文档以及生成文档库的索引表。检索器的功能是根据用户的查询在索引库中快速检出文档，进行文档与查询的相关度评价，对将要输出的结果进行排序，并实现某种用户相关性反馈机制。用户接口的作用是输入用户查询、显示查询结果、提供用户相关性反馈机制。

二、百度

（一）概况

百度（http：//www.baidu.com）是目前全球最大的中文搜索引擎，中国三大互联网公司之一，于

2000 年创建。"百度"源于中国宋朝词人辛弃疾的诗句："众里寻他千百度",象征着百度对中文检索技术的执着追求。百度的核心技术"超链分析",使中国成为美国、俄罗斯、韩国之外,全球仅有的 4 个拥有搜索引擎核心技术的国家之一。百度每天响应来自 100 余个国家和地区的数十亿次搜索请求,是网民获取中文信息和服务的最主要入口,服务 10 亿互联网用户,其主页见图 4 - 1。

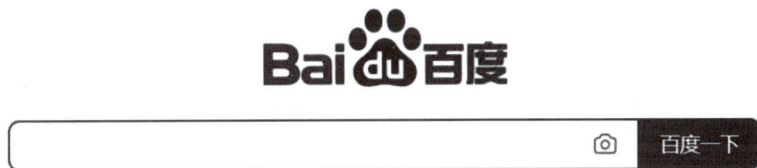

图 4 - 1　百度主页

(二) 检索功能

1. 简单搜索　百度主页默认为网页搜索,只需在搜索框内输入检索词(多个检索词之间用空格连接,表示"and"的逻辑关系),回车键或点击搜索框右侧的 百度一下 按钮,即可获得检索结果。通过点击输入框内上方的链接如网页、新闻、贴吧、知道、音乐、图片、视频等项目可将搜索范围进一步缩小。

2. 高级搜索　高级搜索可以对搜索结果从以下几个方面限制:包含以下全部的关键词、包含以下的完整关键词、包含以下任意一个关键词、不包括以下关键词等,还可以对网页的时间、网页的地区、网页语言、关键词在网页中的位置以及要搜索的网站等进行限定。其中"包含以下全部的关键词"相当于逻辑与;"包含以下任意一个关键词"相当于逻辑或;"不包括以下关键词"相当于逻辑非;"包含以下完整的关键词"相当于精确检索。百度高级检索还可以限定检索时间、限定检索文档格式、限定关键词的位置以及限定某个特定站点内检索(图 4 - 2)。

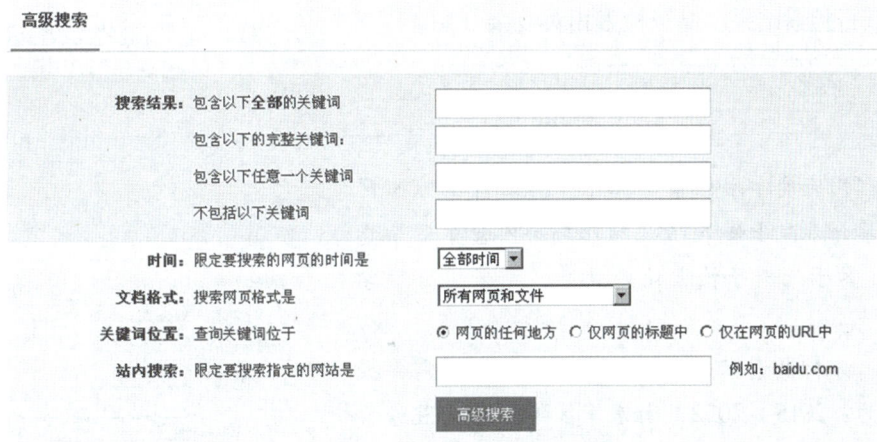

图 4 - 2　百度高级搜索

3. 百度文库　百度文库(http://wenku.baidu.com)于 2009 年推出,是百度发布的、供网友在线分享文档的平台。百度文库的文档由百度用户上传,需要经过百度的审核才能发布,文献价值量高于普通网页。百度文库的文档包括教学资料、考试题库、专业资料、公文写作、法律文件等几乎所有领域的文献。读者可以在线阅读和付费下载这些文档。上传和下载需要注册后使用。百度文库的首页支持分类检索。

例如:检索"帕金森综合征的 word 文件"(图 4 - 3)。

4. 百度学术　百度学术(http://xueshu.baidu.com/),是一个提供海量中英文文献检索的学术资源搜索平台,涵盖了各类学术期刊、会议论文,旨在为国内外学者提供最好的科研体验。百度学术能提供以下服务:

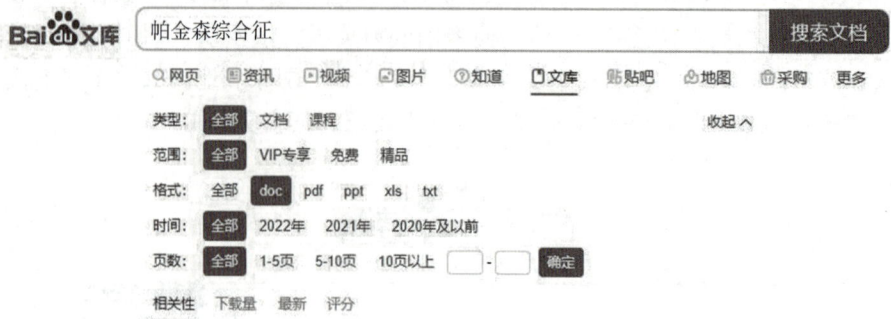

图 4 - 3　百度文库搜索 Word 文件

（1）学术搜索　每天为数百万用户提供免费、精准、全面的文献检索服务，资源总量数以亿计。

（2）论文收藏　提供实时便捷的一键式收藏，对文献信息进行分类整理，大幅提高用户的工作效率。

（3）文献互助　基于用户之间的全文互助平台，帮用户在短时间内免费获取所需全文。

（4）学术订阅　对感兴趣的主题或学者进行订阅，实时掌握世界上最新的科研进展。

百度学术提供初级和高级两种检索方式。初级检索相对简单，输入任意的中文或英文单词、词组，点击 百度一下 ，即可获得检索结果。高级检索相对复杂（图 4 - 4）。

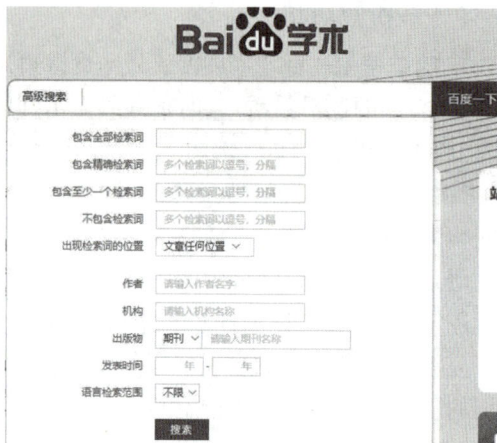

图 4 - 4　百度的高级检索界面

案例引导

案例　利用百度学术检索"2015—2022 年南京军区南京总医院黎介寿院士发表在《肠外与肠内营养》杂志上的文章。"鉴于此例子检索比较复杂，拟采用百度学术高级检索。

第一步：分析检索需求，提取检索词。本例需要提炼的检索词为：2015 - 2022；南京军区南京总医院；黎介寿；肠外与肠内营养。

第二步：为每个检索词选取合适的检索字段。本例："2015 - 2022"用发表时间字段；"南京军区南京总医院"用发表机构字段；"黎介寿"用发表作者字段；"肠外与肠内营养"用发表期刊字段。

第三步具体的字段输入检索词（图 4 - 5），点击搜索，即可显示检索结果。

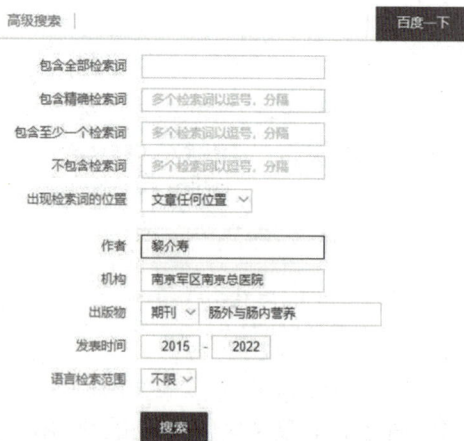

图 4 - 5　百度学术高级检索案例

对于检索结果，百度文库可以进行多种方式显示，例如按相关度排序、按被引用量排序、按时间降序排列；单独显示期刊、会议论文、学位论文。也可以按学科领域、核心期刊、发表时间浏览文献

（图 4 - 6）。

　　对于检索到的每一篇文献，用户登录后可以使用收藏、引用、批量引用等功能。部分文献还提供免费全文下载服务。在"我的学术"栏目中可以查看收藏文献、订阅文献、文献互助（图 4 - 7）。

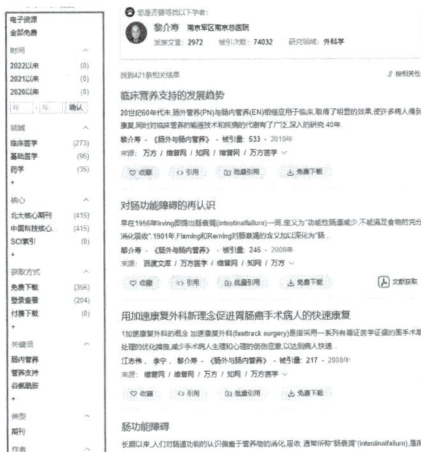

图 4 - 6　检索结果的筛选

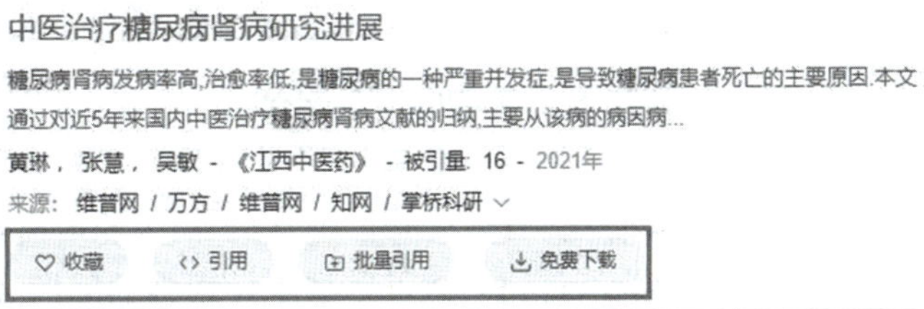

图 4 - 7　检索结果的处理

　　5. 百度翻译　百度翻译（http：//fanyi. baidu. com）是一项免费的在线翻译服务，支持多个语言对之间的文本和网页翻译。只需输入想要翻译的文本或者网页地址，即可轻松获得对应语言的翻译结果。百度翻译的自动翻译技术是利用海量双语资源，自动学习语言翻译模式并从中智能选择最优译文呈现。对于外文数据库的检索有很大帮助。

　　百度翻译依托强大的技术实力，便于用户快速使用翻译工具，提供的主要功能如下。

　　（1）自动检测语言　系统根据输入文字自动判断语言并给出相应的翻译结果。

　　（2）翻译结果一键复制　一键点击，复制全部翻译结果。

　　（3）双语对照查看　用户可以逐词逐句查看原文和译文的对照结果。

　　（4）译文 TTS 发音　用户点击 TTS 发音按钮获取中文和英文译文的发音。

　　（5）翻译结果收藏　用户单击收藏按钮可直线收藏原文译文（图 4 - 8）。

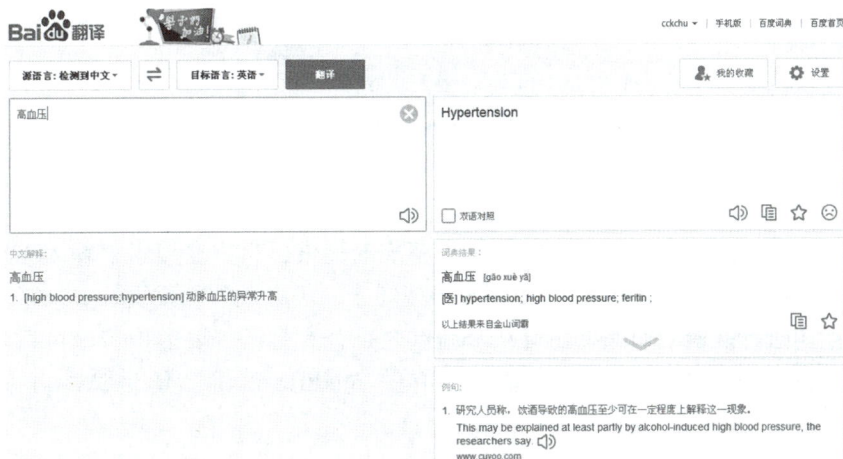

图 4 - 8　百度翻译界面

　　6. 百度常见的其他检索功能　百度除了以上介绍的功能外，常用的还有百度知道、百度百科、百度地图、百度音乐、百度图片、百度视频、百度网盘等很多实用的检索工具。

（三）百度的优缺点

1. 百度的优点

（1）最大的中文搜索网站　百度是中国互联网用户最常用的搜索引擎，每天完成上亿次搜索；也是全球最大的中文搜索引擎，可查询数十亿中文网页。百度搜索能力强，无论生活中还是学习中，都可以选用此搜索引擎，很快找到想要的答案。

（2）百度的访问速度快，检索速度快　输入检索词点击百度一下，检索结果几乎没有延迟，无须用户等待响应时间，用户体验效果好。

（3）涉及范围广　几乎涵盖社会的方方面面。例如：百度百科，内容比较权威；百度文库内容包罗万象。

（4）非常人性化　搜索引擎主要是针对中国市场很符合中国人的口味，老少皆称赞，对于国人的阅读和浏览习惯更为熟悉，服务更加本土化。

2. 百度的缺点

（1）百度文库收费比例越来越高，不利于知识的传播。

（2）"百度知道"有待进步，一些技术性很强的问题，答案质量不高。

（3）商业味太重，搜索的关键字的首页被竞价排名出价高的企业占据的比例偏高，很难找到需要的真正自然搜索的结果，百度的搜索排名技术不够权威。

三、360 搜索

（一）360 搜索概况

360 搜索（https：//www.so.com），原名"好搜"，创立于 2012 年，属于元搜索引擎。360 搜索包含 360 导航、资讯、视频、图片、地图、良医、文库、翻译等多项搜索产品。其率先开创良医搜索、推广全赔、搜索全赔等搜索安全产品，已帮助成千上万的网民维护利益；又推出"我的搜索"，采用第三代搜索技术——"PeopleRank"，把网民对于网站的评价和看法融入网站的权重中，对于每一个网民来说，都将是"我的搜索，我的结果"，帮助更多的搜索用户更快找到所需信息（图 4 - 9）。

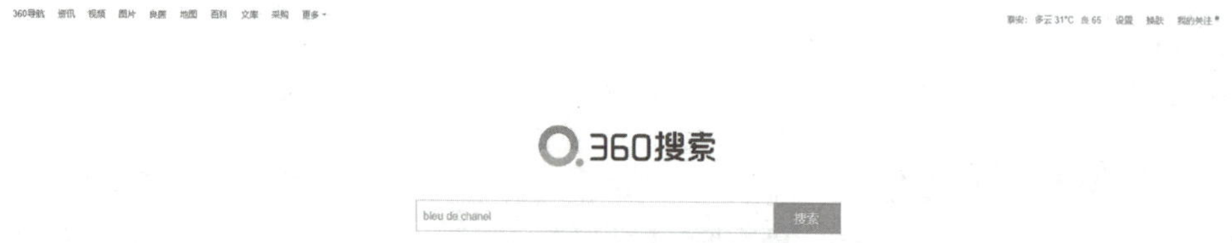

图 4 - 9　360 搜索的界面

（二）检索技巧

1. 使用多个词语进行搜索　如果需要进行更为精准的搜索，只需在搜索框输入多个关键词，并以空格隔开。例如，搜索"十一　去哪玩"，要比直接搜"十一去哪玩"效果更好。

2. 在指定站点内进行搜索　如果想知道某个站点内是否有自己想要的内容，可以将搜索的范围限定在这个站点中。例如，如果想在新浪网站搜索有关"MERS 病毒"的信息，可以在搜索框输入"MERS 病毒 site：sina.com.cn"。

3. 精确匹配搜索

（1）双引号（""）　如果查询词很长，好搜可能会根据拆分后的查询词给出搜索结果。当输入的查询词不被拆分时，可以给查询词加上双引号。例如，如果只想搜索北京大学的相关信息，而不是北京的所有大学的信息，可以在搜索框中输入"北京大学"。

（2）书名号（《》）　在好搜中，中文书名号是可以被查询的，加上书名号的查询词会有 2 个功能：一是可以在搜索结果中显示带书名号的关键词；二是保证这个词不会被拆分。例如，想搜索书籍《西游记》，就可以加上书名号以便精确查找书籍相关的内容。

4. 检索结果不理想的处理　查询词不当或信息太少，建议更改为近似的查询词或简化查询词。

例如：想要查询"L-抗坏血酸"的相关信息，检索结果不满意，可以在搜索框输入"维生素 C"后点 搜索 按钮（或回车），会得到更多的维生素 C 的相关信息。

（1）选择具体的关键词　应当避免用含义宽泛的一般性词语作为关键词，比如想看旅游的信息，"长城一日游"就是比"旅游"更好的关键词。

（2）使用多个关键词组合　当发现搜索结果中存在很多无关信息的时候，可以尝试增加关键词来过滤掉无关的结果。比如位于深圳的用户搜索"同城快递"的时候可能出现很多地方的快递服务，但是搜索"深圳同城快递"结果就非常好了。

（3）避免使用无意义的虚词　去掉关键词中的疑问词、连词、叹词、助词、语气词等无意义的虚词，有助于提高检索质量。比如"怎么样给金鱼换水"的检索质量就不如"金鱼换水"。

四、微软必应

（一）微软必应概况

微软必应（英文名：Microsoft Bing）（http：//cn.bing.com/）是微软公司于 2009 年 5 月推出，为符合中国用户使用习惯，Bing 中文品牌名为"必应"。微软必应分为国内版和国际版，国内版为中文界面；国际版为英文界面。借助互联网快速发展浪潮，微软必应公开推出后不久，市场份额便位居第二，成为全球第二大搜索引擎。中国存在着大量具有英文搜索需求的互联网用户。但中国目前几乎没有搜索引擎可为广大用户带来更好的国际互联网搜索结果体验。凭借先进的搜索技术，以及多年服务于英语用户的丰富经验，必应能更好地满足中国用户对全球搜索——特别是英文搜索的刚性需求，实现稳定、愉悦、安全的用户体验。必应提供了网页、图片、视频、翻译、学术、词典、地图等功能，可使用语音输入检索词。

（二）搜索特色

1. 每日美图　必应搜索改变了传统搜索引擎首页单调的风格，通过将来自世界各地的高质量图片设置为首页背景，并加上与图片紧密相关的热点搜索提示，使用户在访问必应搜索的同时获得愉悦体验和丰富资讯（图 4-10）。

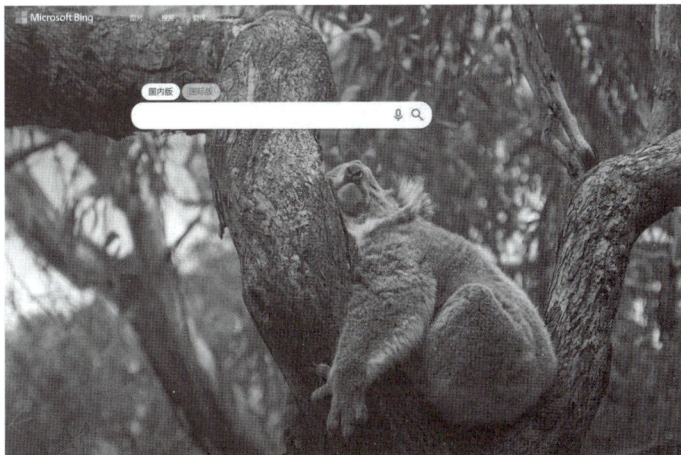

图 4-10　必应的主页

2. 必应翻译　微软必应除了提供网页搜索之外，还提供文字翻译功能，包括汉译英、英译汉等各种语言之间的相互翻译。在主界面的下方提供各种情景下的被广泛使用的短语，如最受欢迎的短语、基本短语、社会短语、旅行、餐饮、日期、数字等常见短语。基本短语又可分为问候、闲聊、语言、问题、反应等话题（图4-11）。

3. 必应学术搜索　必应学术搜索是微软亚洲研究院开发的在线免费使用的学术搜索引擎。它为研究人员、学生、图书馆馆员和其他用户查找学术论文提供重要途径。必应可对检索结果进行时间限定、可按时间、相关性、引用次数进行排序（图4-12）。

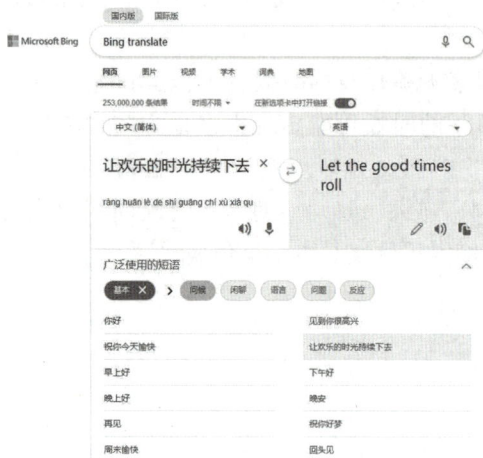

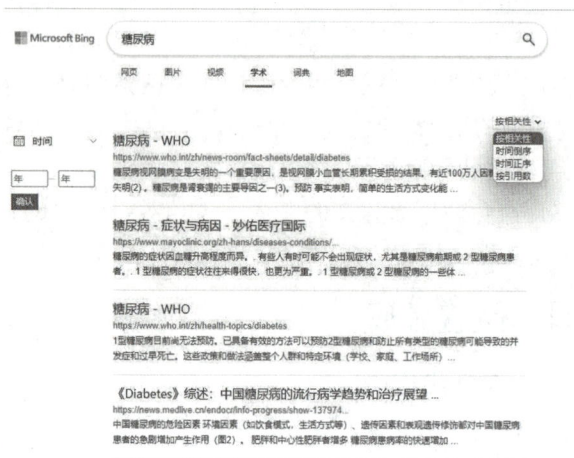

图 4-11　必应翻译　　　　　　　　　图 4-12　必应学术搜索

第二节　医学专业搜索引擎

百度、搜狗等综合搜索引擎虽然给用户提供了极大的方便，但没有针对专业信息进行优化，提供的信息比较简单，仅有标题、地址（URL）及简单的内容介绍。检索结果往往误检率高，查准率太低，不适合专业领域的使用。而专业搜索引擎则避免了上述弊端，它是根据学科专业的性质，将 Internet 上的资源筛选，并对信息进行加工、整理、分类以及相关的评价，是专业信息指南。充分利用这些专业搜索引擎，就可以在 Internet 上迅速、准确地获得所需的各种信息。

医学专业搜索引擎是通向网络医药信息资源的门户和钥匙，有大学、学（协）会等学术机构、商业公司创办的，也有个人创办的。医学专业搜索引擎通常提供两种检索方式，即分类浏览和简单检索。分类浏览是搜索引擎将网站按照资源类型或学科属性分成不同的种类，形成层次清楚、结构严谨、分类明确的目录体系，供读者检索；而简单检索是利用检索表单的形式，由读者输入关键词和其他限定条件，提交搜索引擎进行检索的一种方式。

一、英文医学专业搜索引擎

1. Medscape　美国 Medscape（http://www.medscape.com）1995 年投入使用，是 WebMd 的组成部分之一，由功能强大的通用搜索引擎 AltaVista 支持，可检索文本、图像、声频、视频资料，至今共收藏了 30 多个临床学科的文献资料，是著名的免费临床医学全文文献和继续医学教育资源（CME）提供站点。Medscape 可以在主页看到最新医学资讯，也可以选择 News & Perspective、Drugs & Diseases、CME & Education、Medline 等子模块进行检索，还可根据疾病名称、所属学科和内容性质（会议报告、杂志文章的全文或摘要等）进行分类检索（The Medscape Index）。同时还可浏览每日医学新闻，免费获取各种

CME 资源。网站中的医学资源均经过同行专家评审，文献质量高，参考价值大。

（1）分类浏览　该检索方式是 Medscape 的主要特色，首先分成医学新闻和观点（News & Perspective）、药物和疾病（Drugs & Diseases）、继续医学教育（CEM & Educaiton）三大部分内容。其中"医学新闻和观点"包含 31 种专业的医学新闻。每个大类下再根据内容的性质细分成各个亚类（图 4-13）。

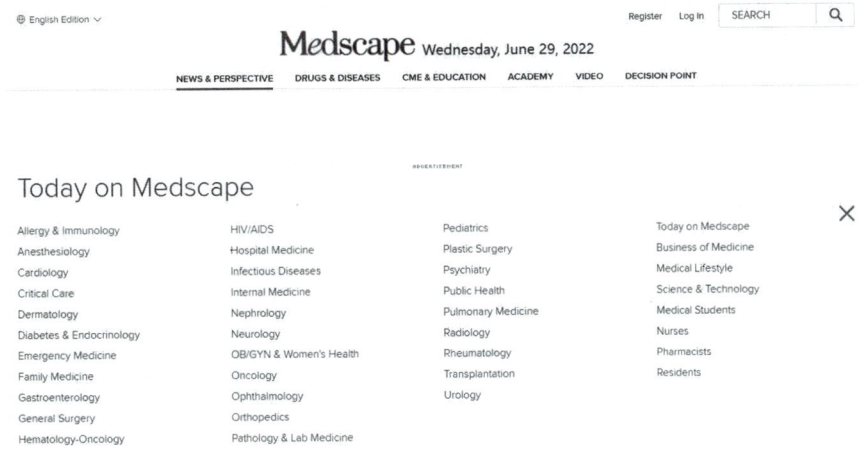

图 4-13　Medscape 分类浏览界面

（2）简单检索　在主页右上角的输入框即为 Medscape 简单检索（图 4-14）。该网站为英文网站，禁止输入中文词汇。用户可把想输入的中文词汇通过百度翻译翻译为英文，再输入检索框内。

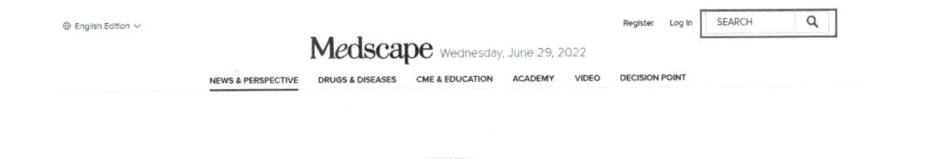

图 4-14　Medscape 简单检索界面

在主页上方，有检索词输入框，可输入一个或多个检索词，例如输入"lung cancer"检索结果（图 4-15）。对于检索结果可以在检索框下方选择"News & Perspective、Drugs & Diseases、CME & Education、Medline"等子模块中进行检索。可以对检索结果按相关度或者出版时间进行排序。也可以对检索结果进行时间、学科、文献类型的进一步筛选。

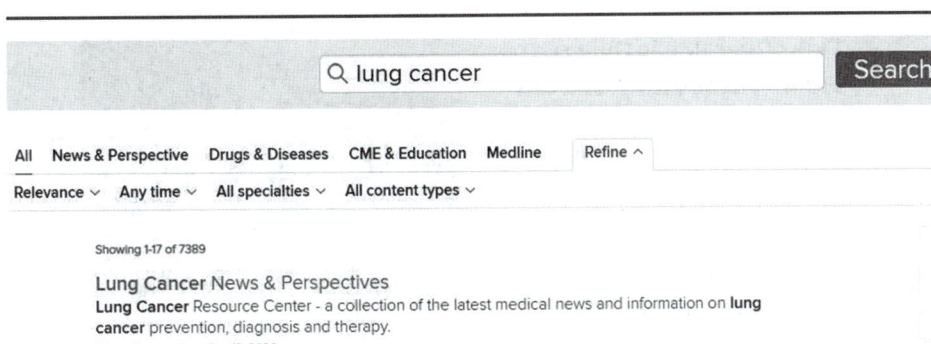

图 4-15　Medscape 简单检索结果显示页面

2. OpenMD　OpenMD（https：//www.openmd.com/）是美国的一家搜索引擎，可搜索来自政府机构、全球卫生组织、医学期刊和医学数据库的数十亿份文献（图 4-16）。专业医疗文献大部分需要付费订阅。但 OpenMD 优先考虑可自由访问的内容。

网站特色如下。

（1）医学搜索引擎　搜索来自知名来源的数十亿份文档。

（2）健康网站目录　800 多个可信健康信息网站的目录。

（3）11000 个术语和 5000 个首字母缩略词的医学词典定义。

（4）医学研究指南　查找、评估和使用在线健康信息的指南。

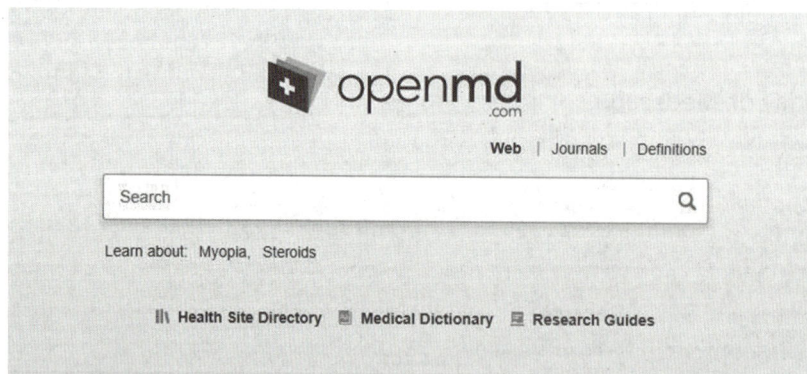

图 4-16　OpenMD 主页

3. WebMD　WebMD（https：//www.webmd.com/）是美国互联网医疗健康信息服务平台。其汇集了全美医师的临床报告，以及最新、最权威的医学数据库，不仅为用户提供优质的医疗健康资讯，还有病症自查、药品信息、医生信息、医院信息、药房信息等查询服务。

WebMD 凭借其"生产头部内容，聚集医患两端人气，承接药械企业生意，觅机拓宽用户市场"的商业模式一骑绝尘，被视为数字医疗领域的开拓者，也被众多中国数字医疗领域创业者所关注。WebMD 除提供简单检索外，还包括健康主题、药物、健康生活、家庭与怀孕、新闻与专家 5 大模块（图 4-17）。

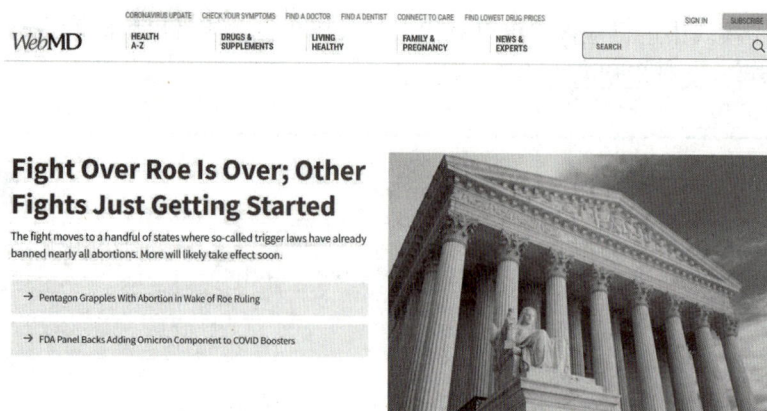

图 4-17　WebMD 主页

二、中文医学专业搜索引擎

1. 好大夫在线　好大夫在线（http：//www.haodf.com/）创立于 2006 年，是中国领先的互联网医疗平台之一。目前，已经收录了全国 31 个省市地区的 1 万多家医院、8 万多个医院科室、80 多万名医生，其中，24 万名医生在平台上实名注册，直接向患者提供线上医疗服务（图 4-18）。

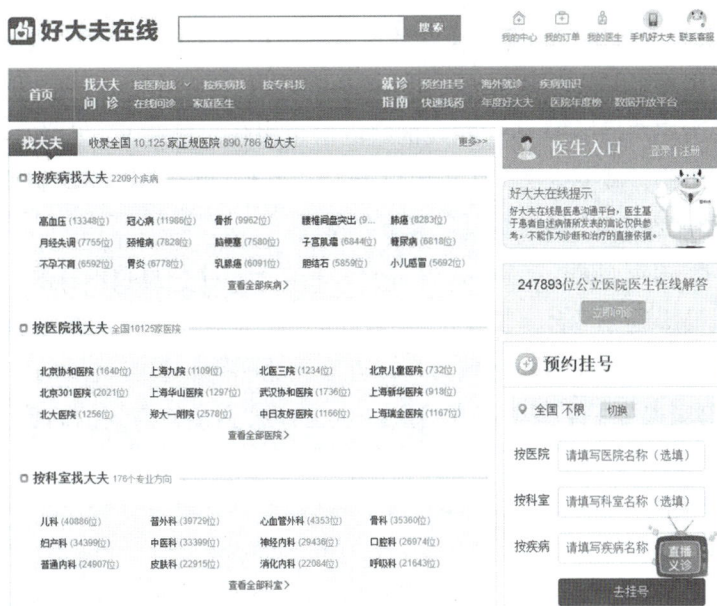

图 4-18　好大夫在线主页

好大夫在线的功能如下。

（1）医院/医生信息查询　患者可以通过好大夫在线查询医院/医生的专业擅长、患者评价及出诊信息，以便根据自己的病情，选择更合适的医院/医生，并根据医生的门诊信息，合理安排行程。

（2）图文问诊、电话问诊　患者可以通过好大夫在线，与医生进行网上沟通、电话沟通。医生根据患者提交的病情资料和问诊信息，给予合理的咨询建议或诊疗方案，减少患者（尤其是外地患者）往返奔波的时间成本和经济成本。

（3）远程专家门诊　知名专家的视频门诊。患者在当地医生的帮助下，找北京、上海等地的专家网上视频看病，由专家为患者出具诊疗方案，并由当地医生在本地实施治疗。

（4）门诊精准预约　根据患者病情和医生专业擅长进行精准匹配，病情符合要求的患者，可以免费预约医生的门诊。此项服务为免费业务，好大夫在线和医生均不额外收取任何费用。该服务旨在响应国家的分级诊疗政策，把门诊机会分配给真正需要专家诊治的复杂疾病患者，缓解"小病看专家"的问题，提升优质医疗资源的利用率。

（5）诊后疾病管理　患者就诊后，如需医生的长期管理和指导，可以通过好大夫在线与医生建立长期联系，接受医生的用药指导、康复指导及线上复诊等。

（6）电子处方　医生在充分掌握患者病情的情况下，可以通过好大夫在线为复诊患者开具电子处方，送药到家。好大夫在线合作药房均为具备合法资质的药房，药品质量可靠。

（7）疾病科普知识　由正规医院的医生，为患者提供图文、语音、视频等形式的科普知识，保障专业性。截至 2019 年，医生已通过好大夫在线累计发表 100 多万篇优质疾病科普。

（8）家庭医生　帮助专科医生和基层全科医生建立更高效的慢病管理协作关系，在线组成"专科＋全科"的服务团队，共同向基层患者提供规范、专业的慢病管理服务。

2. 好搜的良医　360 搜索推出专业的医疗、医药、健康信息的垂直搜索引擎——良医搜索（https：//ly.so.com/），意在帮助用户在搜索疾病、医生、药品、医院等相关信息。提供医生的问诊收费服务以及购药、医典等分类搜索。

3. 快速问医生 快速问医生（http：//www.120ask.com/）是一家互联网医院在线问诊服务平台。超过 10 万家公立医院医生在该平台认证开通在线诊室、医生本人接诊，提供 7×24 小时图文、语音、电话、视频问诊服务。患者随时随地看专家，在线问诊开处方，药品配送到家。提升医生专业水平和收益：整合闲置医疗资源为用户提供 24 小时在线的家庭医生服务，帮助天下人都拥有自己的私人健康顾问，主动指导用户预防生病，减少生病，防止用户因为生病致贫和生病返贫。提供"有问必答""医疗信息""用药指导""健康咨询""健康视频"等服务模块。

4. 39 健康网 39 健康网（http：//www.39.net/）是广州启生信息技术有限公司旗下网站，中国优质医疗保健信息与在线健康服务平台，于 2000 年 3 月正式开通，是中国历史悠久、规模巨大、拥有丰富内容与庞大用户的健康网站。39 健康网致力于以互联网为平台，整合优质的健康资讯，传播全新的健康理念。其旗下 39 健康搜是一个医学搜索引擎。39 健康搜提供检索词的问答、百科、药品、医院、医生等信息。

5. 医学导航 医学导航（http：//pro.med123.com/）主要是提供各种医学网站的链接，还包括 7 大主题，如："常见医学网站""医生助手""医疗机构""医学热点""基础医学""医学资讯"和各种医学小工具等医学板块。根据医务工作者对医学信息的需求，每一个主题下又设置了若干小类。每个类目下精心编排众多专业的、实用的医学网址。其搜索框提供医生、患者、百科等分类搜索功能（图 4-19）。

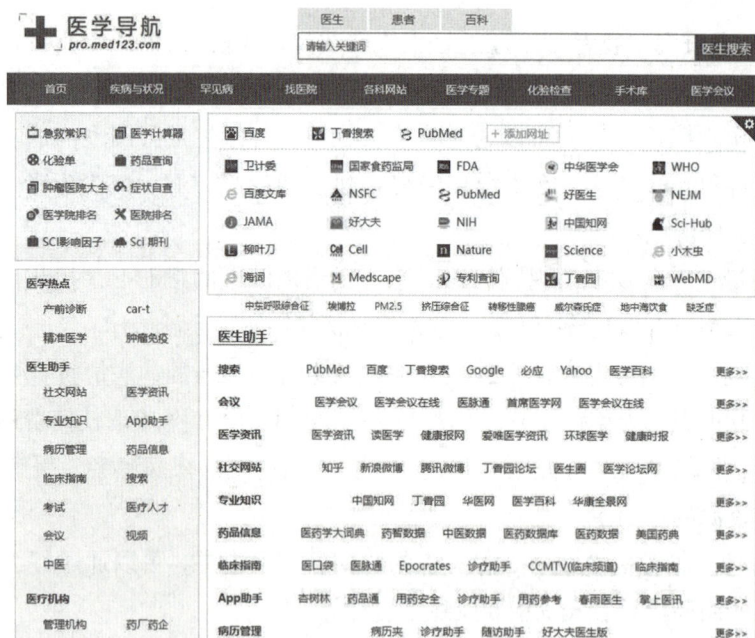

图 4-19 医学导航主页

第三节　常用医学网站

一、英文常用医学网站

1. 美国国立卫生研究院　美国国立卫生研究院（National Institutes of Health，NIH）（http：//www. nih. gov/）初创于1887年，是美国主要的医学与行为学（medical and behavioral research）研究机构。NIH共拥有27个研究所及研究中心和1个院长办公室（office of the director，OD），其中有24个研究所及研究中心直接接受美国国会拨款，用于资助研究项目。NIH是美国卫生和人类服务部的8个公共卫生服务机构之一，任务是探索生命本质和行为学方面的基础知识并充分运用这些知识延长人类寿命，以及预防、诊断和治疗各种疾病和残障。

NIH不仅拥有自己的实验室从事医学研究，还通过各种资助方式和研究基金全力支持各大学、医学院校、医院等的非政府科学家及其他国内外研究机构的研究工作，并协助进行研究人员培训，促进医学信息交流。在NIH工作过或接受过NIH资助的有许多是世界最著名的科学家和医生，他们中有106位曾荣获过诺贝尔奖，涉及的研究领域也异常广泛，从破译生命遗传密码到寻找肝炎病因都是NIH的研究对象。其中有5位获奖人的获奖工作是在NIH的实验室完成的。NIH网站（图4-20）提供的信息有健康信息（Health Information）、基金项目（Grants & Funding）、医学新闻（News & Events）、科研与培训（Research & Training）等。

（1）Health Information（健康信息）　提供各类医疗机构的相关信息、同类型医疗机构的比较、各种医疗信息的联系电话、医疗保险等信息。还有健康工具包、Medlineplus提供的健康主题、药物信息、遗传学、医学测试、医学百科全书和健康食谱等信息，并进行详细分类，可选择点击逐层浏览。

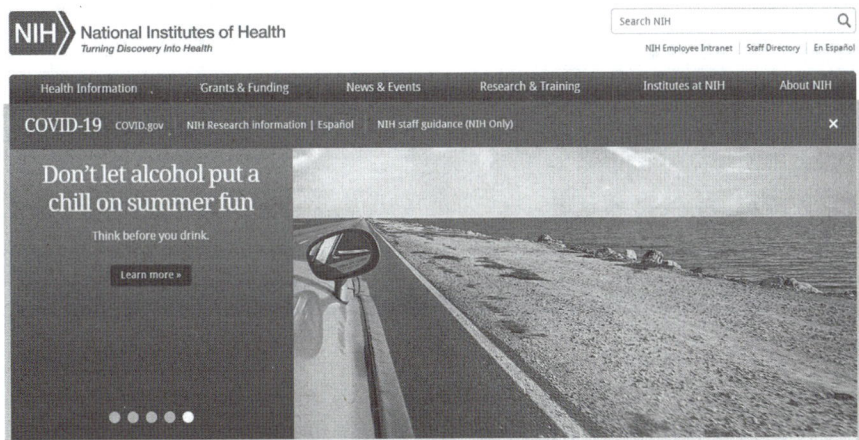

图4-20　National Institutes of Health 主页

（2）Grants & Funding（基金项目）　NIH的根本任务就是合理使用纳税人的钱支持生物医学研究，因此，NIH需要根据其资助策略制定合理的基金分配及预算方案。其中约83%的预算用于NIH的院外研究项目（extramural research program），系通过基金或协议的方式资助世界范围内3000余个研究机构，30多万研究人员；10%左右的预算用于NIH的院内研究项目（intramural research program），资助NIH内部直属实验室的2000余项研究项目；另有的预算作为院内院外研究项目的共同基金。NIH的院内研究项H归院内研究处管辖，负责所有与院内研究、培训、技术转让有关的政策法规、审核、立项、实施管理及实验室、临床医院之间的协调等。

2. 世界卫生组织 世界卫生组织（World Health Organization，WHO）（http：//www. who. int/zh/）是联合国下属的一个专门机构，总部设在瑞士日内瓦，只有主权国家才能参加，是国际上最大的政府间卫生组织，截至 2015 年共有 194 个成员国。1946 年国际卫生大会通过了《世界卫生组织组织法》，1948 年 4 月 7 日世界卫生组织宣布成立。于是每年的 4 月 7 日也就成为全球性的"世界卫生日"。世界卫生组织的宗旨是使全世界人民获得尽可能高水平的健康。世界卫生组织的主要职能包括：促进流行病和地方病的防治；提供和改进公共卫生、疾病医疗和有关事项的教学与训练；推动确定生物制品的国际标准。

世界卫生组织网站提供英文、中文、法文等多种版本。提供"健康主题"、数据和统计数字、媒体中心、出版物、国家等多个栏目。其中"健康主题"关注人类重大健康问题，提供分类和主题检索两种访问方式（图 4 - 21）。

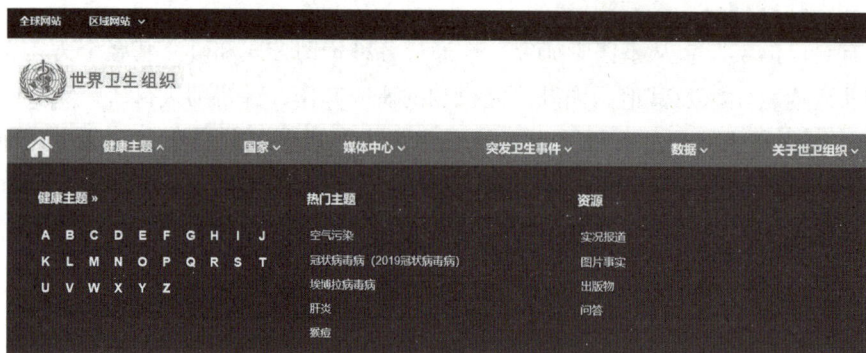

图 4 - 21　世界卫生组织的"健康主题"

3. HealthAtoZ HealthAtoZ（http：//www. healthatoz. info/）是美国 Medical Network 公司于 1996 年建立的健康与医学专业网站。该网站收集了全球范围的网上生物医学资源（以美国为主），提供了 150 多种常见疾病的相关资源。可用关键词搜索或按疾病字顺浏览查询。另外还专门设有药物、皮肤病、糖尿病专栏。还收集了很多健康博客、医学论文等。所有信息均经医学专业人员手工编排，保证了搜索的准确性及方便性，收集的内容每周更新（图 4 - 22）。

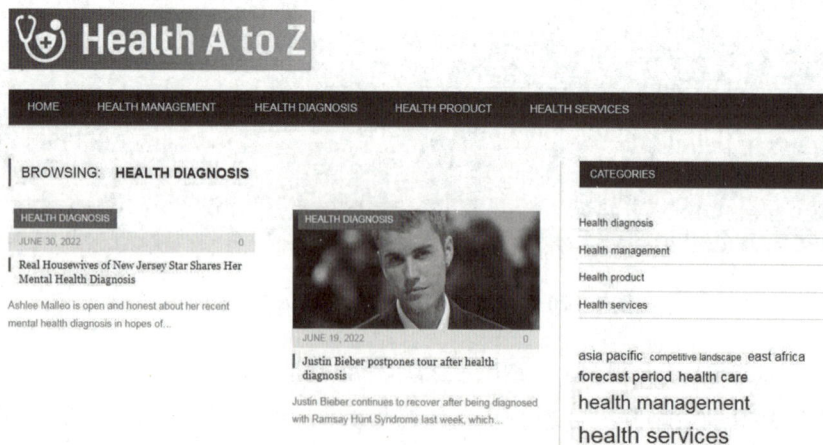

图 4 - 22　HealthAtoZ 主页

4. Verywellhealth Verywellhealth（https：//www. verywellhealth. com/）是美国一家医学信息网站，拥有 30 多个专业的 100 多位医学专家团队，致力于提供读者关注问题的最佳答案。网站提供 300 多个医学主题的预防、诊断、治疗、康复等方面的专业信息（图 4 – 23）。

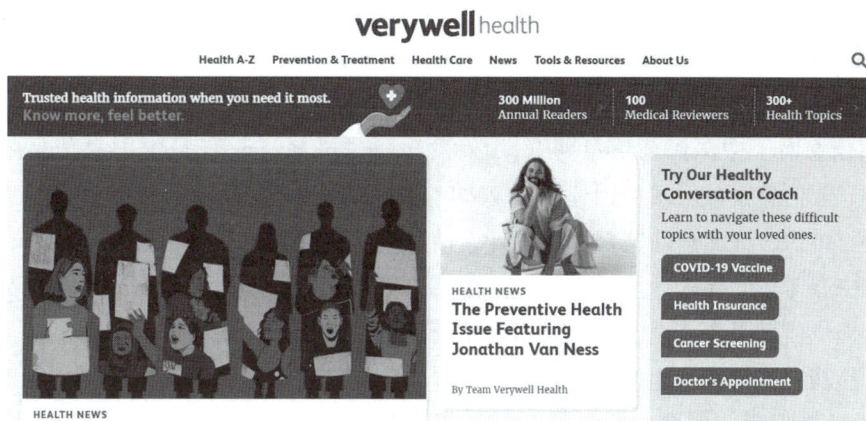

图 4 – 23　Verywellhealth 主页

二、中文常用医学网站

1. 国家卫生健康委员会　国家卫生健康委员会（http：//www. nhc. gov. cn/）贯彻落实党中央关于卫生健康工作的方针政策和决策部署，在履行职责过程中坚持和加强党对卫生健康工作的集中统一领导。主要职责是：组织拟订国民健康政策，拟订卫生健康事业发展法律法规草案、政策、规划，制定部门规章和标准并组织实施。统筹规划卫生健康资源配置，指导区域卫生健康规划的编制和实施。制定并组织实施推进卫生健康基本公共服务均等化、普惠化、便捷化和公共资源向基层延伸等政策措施。协调推进深化医药卫生体制改革，研究提出深化医药卫生体制改革重大方针、政策、措施的建议。组织深化公立医院综合改革，推进管办分离，健全现代医院管理制度，制定并组织实施推动卫生健康公共服务提供主体多元化、提供方式多样化的政策措施，提出医疗服务和药品价格政策的建议等。提供执业医师查询、执业护士查询、基本药物目录查询、卫生标准查询、食品安全国家标准查询等（图 4 – 24）。

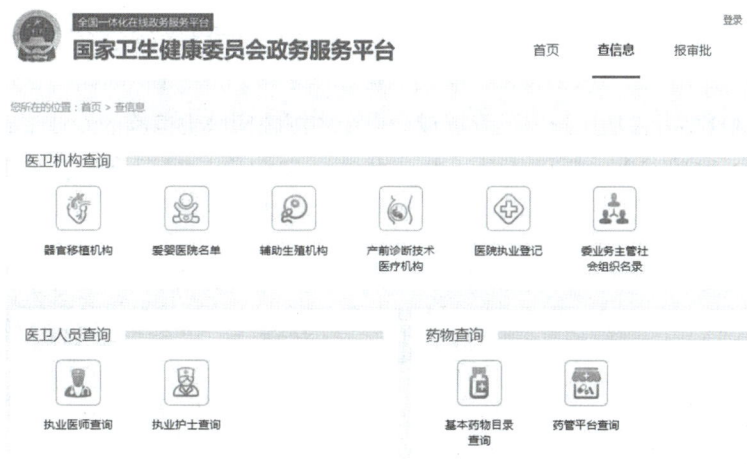

图 4 – 24　国家卫健委 – 医疗信息查询

2. 中华医学会　中华医学会（http：//www. cma. org. cn/）成立于 1915 年，是中国医学科技工作者自愿组成并依法登记的学术性、非营利性社会组织，是发展我国医学科学技术和卫生事业的重要社会力量。主要业务包括：开展医学学术交流；编辑出版 123 种医学、科普等各类期刊及 100 余种音像出版物；开展继续医学教育；开展国际学术交流；开展医学科技项目的评价、评审和医学科学技术决策论证；评选和奖励优秀医学科技成果（包括学术论文和科普作品等）等工作。中华医学会拥有近 70 万名会员、89 个专科分会、478 个专业学组，加入了 42 个国际性/区域性医学组织，并与 47 个省、自治区、直辖市以及副省级城市地方医学会保持着密切的合作。学会出版发行 191 种纸质、电子系列医学期刊，每年主办、承办近 200 个国际国内医学学术会议。该网站提供中华医学会杂志社远程稿件管理系统（https：//cmaes. medline. org. cn/Login/Login. aspx），方便医学研究人员投稿。

3. 中国医药信息网　中国医药信息网（https：//www. cpi. ac. cn/）是由国家药品监督管理局信息中心建设的医药行业信息服务网站，始建于 1996 年。主要承担国家药品监督管理局信息化建设，信息系统运行、管理与维护，食品药品监督管理统计，信息技术研究和信息分析研究等工作，根据国家食品药品监督管理局中心工作的要求，全面宣传食品药品监管政策、法规，并为实现食品药品科学监管及医药行业健康发展提供信息服务，现已逐步成为食品药品科学监管信息支持中心、食品药品信息数据分析及发布中心、食品药品监管信息化技术支持中心、食品药品信息检索和咨询中心。中国医药信息网共建有 20 余个医药专业数据库，主要内容包括政策法规、产品动态、市场分析、企事业动态、国外信息、药市行情等，现已成为国内外医药卫生领域不可缺少的重要信息来源。

4. 国家医学考试网　国家医学考试中心（http：//www. nmec. org. cn/）成立于 1985 年 2 月，是经中央编办批准成立的国家卫生健康委员会直属事业单位，是国家卫生行业考试专业机构，也是国内最早建立的全国性专业考试机构之一。主要职责：根据国家法律法规及部门规章，承担国家医师资格考试的业务管理和技术性工作，指导地方考务工作；承担国家卫生健康委授权的行业考试的业务管理工作。参与医学考试制度建设、标准制定和政策研究；承担国家医学考试题库建设工作，组织编写考试指导用书；承担医学考试科学研究工作，开展考试评价，开发考试技术，承办学术交流，提供考试技术的培训与咨询等。

5. 国家药品监督管理局　国家药品监督管理局（https：//www. nmpa. gov. cn/）负责药品（含中药、民族药）、医疗器械和化妆品安全监督管理标准管理、注册管理、质量管理、上市后风险管理；负责执业药师资格准入管理；负责组织指导药品、医疗器械和化妆品监督检查；负责药品、医疗器械和化妆品监督管理领域对外交流与合作，参与相关国际监管规则和标准的制定；负责指导省、自治区、直辖市药品监督管理部门工作等。

6. 医脉通　"医脉通"平台（http：//www. medlive. cn/）始建于于 2006 年 8 月，专注于传递医学信息，助力中国临床决策。平台涵盖医学资讯、病例数据、医学知识库、临床指南、药品查询、医学视频课程等服务，累计拥有 300 多万注册用户，已发展成为广受中国临床医生信赖的专业平台（图 4 - 25）。

主要功能和服务：医学资讯、病例读片、临床指南、知识库、医学会议、知识银行、圈子、论文通、e 信使、e 脉播、e 调研、e 学院、e 学院、e 问答、找工作、医生工具、医学软件等众多资源。

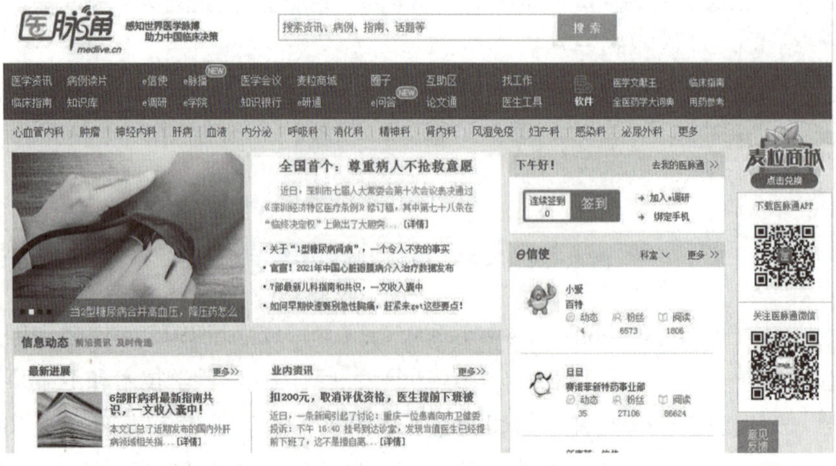

图 4 - 25　医脉通主页

第四节　开放获取的医学资源检索

一、开放获取的学术资源

开放获取（Open Access，简称 OA），又称开放存取，是国际学术界、出版界、图书情报界为了推动科研成果利用互联网自由传播而采取的行动。其目的是促进科学及人文信息的广泛交流，促进利用互联网进行科学交流与出版，提升科学研究的公共利用程度、保障科学信息的保存，提高科学研究的效率。开放获取期刊是一种论文经过同行评审的、网络化的免费期刊，全世界的所有读者从此类期刊上获取学术信息将没有价格及权限的限制，编辑评审、出版及资源维护的费用不是由用户，而是由作者本人或其他机构承担。

1. Socolar OA 资源检索平台　随着网络技术的发展，OA 资源得到了空前的发展。OA 期刊和 OA 仓贮为研究人员获取学术资源提供了一条崭新的途径。但是许多 OA 资源是分散存放在世界各地不同的服务器和网站上的，因此用户很难直接全面地检索到这些资源。目前在 OA 资源揭示方面，主要有 DOAJ 和 Open DOAR 两个项目，分别在进行 OA 期刊和 OA 仓贮的整理工作。除此之外，国内外一些高等院校、机构和个人也对 OA 期刊和 OA 仓贮在不同层面上做了类似的整理和揭示工作。Socolar 是由中国教育图书进出口公司收集和整理世界上重要的 OA 期刊、OA 仓贮资源而建立的 OA 资源一站式检索平台（http：//www. socolar. com/）（图 4 – 26）。

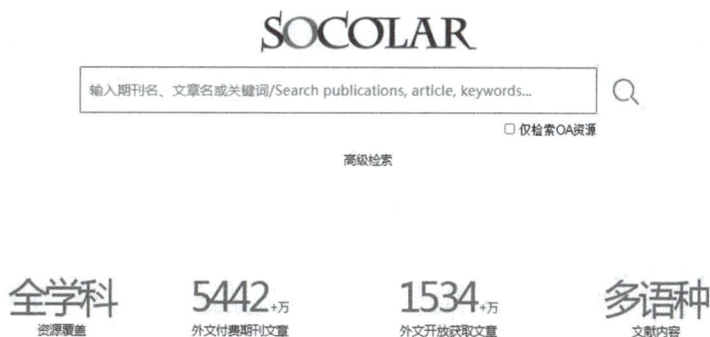

图 4 – 26　Socolar 首页

截至 2022 年 7 月，Socolar OA 系统共收录 11000 多种开放获取期刊，1000 多个开放仓储，收录论文近 7000 万篇，其中免费文献 1500 多万篇，涉及各个学科领域。Socolar 按照期刊的学科主题共分为：医药卫生、基础医学、临床医学、微生物学、化学等 39 个学科主题。

Socolar 主要提供基本检索和高级检索两种检索途径。

（1）基本检索　在 Socolar 主页提供基本检索搜索框，可输入期刊名、文章题名、关键词进行检索。检索结果可按是否含有全文、出版年度、学科主题、作者、出版社、收录数据库等进行进一步筛选。

（2）高级检索　Socolar 的高级检索可提供标题、作者、作者单位、关键词、摘要、来源出版物、出版社名称、ISSN/ISBN、DOI、全部字段等检索字段供选择，并且可以使用布尔逻辑算符 AND、OR、NOT 进行多个检索词的组配检索（图 4 – 27）。如要查找在论文标题中同时包含 human 和 genome 两个词的检索结果，可以选择检索字段为：篇名；检索词为：human AND genome，点击"文章检索"即可。

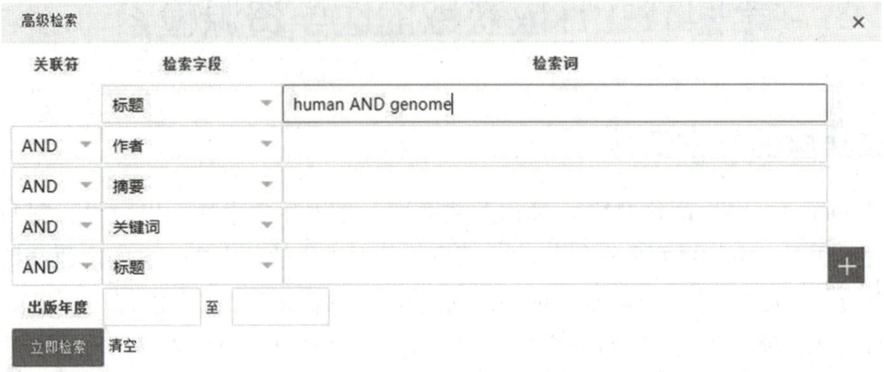

图 4 - 27　Socolar 高级检索页面

2. 开放获取期刊指南　开放获取期刊指南（Directory of Open Access Journals，简称 DOAJ）（http：//www. doaj. org/）是由瑞典的德隆大学图书馆（Lund University Library）于 2003 年推出的开放获取期刊检索系统，其目标是覆盖所有学科和语言的开放期刊。截至 2022 年 7 月系统共收录 130 个国家、80 种语言、17900 种开放获取期刊、共计 767 万余篇论文，涉及各个学科领域。DOAJ 按照期刊的学科主题共分为：医学、法律、农业和食品科学、艺术与建筑、生物学与生命科学、化学、地球与环境科学等 20 个学科主题，涵盖科学、技术、医学、社会科学、艺术和人文科学的所有领域。DOAJ 接受来自所有国家和所有语言的开放获取期刊进行索引。

DOAJ 主要提供期刊检索和论文检索两种检索途径（图 4 - 28）。

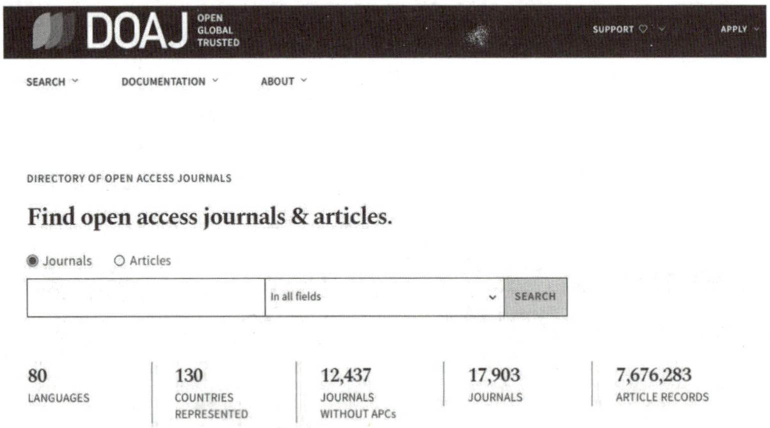

图 4 - 28　DOAJ 首页

（1）期刊检索　在 DOAJ 主页默认为期刊检索，可选择字段有：全部字段、标题、ISSN、出版者、主题。在检索结果页面，可按是否收论文处理费、主题、语言、出版商、出版国、协议类别等进一步筛选。检索结果显示期刊的详细信息，包括刊名、出版商、国家、接受稿件语言、出版主题、开始时间及出版费用等。点击期刊题目可以进入期刊主页。

（2）论文检索　论文检索中，系统提供论文标题、ISSN、作者姓名、关键词、主题、摘要、DOI、语言、所有字段等 9 个检索字段选项，并且可以选择布尔逻辑算符 AND、OR、NOT 进行多个检索词的组配检索。系统规定，关键词可以是单词或词组，但输入的关键词如果不是一个单词，则自动进行短语检索。

3. 生物医学期刊出版中心　生物医学期刊出版中心（BioMed Central, BMC）（http：//www. biomedcentral. com/）是一家独立的学术出版机构，隶属于伦敦生物医学中心，致力于提供生物医学研究成果的开放获取。目前共出版287种生物医学期刊，涵盖生物学和医学的各个领域。所有期刊都经过充分、严格的同行评议以保持高水平，同时坚持在BMC网站免费为读者提供检索、阅读和下载全文的服务。BioMed Central刊物发表的所有研究文章都即时存档进入PubMed Central的文题索引，所有文章都可以通过Pubmed非常便利地查询。

BMC提供期刊目录浏览和论文关键词检索两种检索途径（图4-29）。

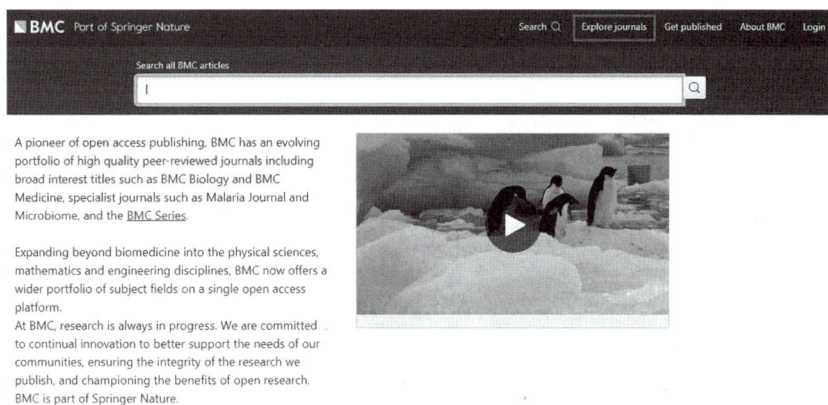

图4-29　BMC主页

（1）期刊目录浏览　点击BMC主页上方"Explore journals"按钮，可以按照刊名字顺和期刊主题两种方式浏览期刊及全文。点击上方的 **Journals A-Z** 按钮，进入BMC按字母顺序排列的期刊列表。BMC期刊上的论文绝大部分可以免费获取，有少数综述或者报道的文献需要订购。在期刊列表中，部分刊名后带有同行评审说明："Transparent peer review"表示该刊上所有文献经过透明同行评审（审稿人知道作者的姓名，但作者不知道谁审阅了他们的稿件，除非审稿人选择在他们的报告上签名。如果稿件被接受，匿名审稿人报告将与文章和作者对审稿人的回应一起发布）；"Open peer review"表示该刊上所有文献经过开放同行评审（作者知道审稿人是谁，审稿人知道作者是谁。如果稿件被接受，指定的审稿人报告将与文章和作者对审稿人的回应一起发表）。

也可以点击"**Browse by subject**"按钮，进入BMC提供的按学科主题排列的期刊列表进行浏览。BMC把出版的所有期刊划分为：麻醉学、生物化学、生物信息学、生物技术、癌症、细胞生物学等18分支学科。点击刊名进入期刊主页。

（2）快速检索　在BMC主页上方的"Search"按钮即为快速检索，输入检索词后点击搜索按钮即可获得检索结果。检索结果可按相关度和日期排序，绝大部分文献可直接获取全文。

4. FreeMedicalJournals　FreeMedicalJournals（http：//www. freemedicaljournals. com/）（免费医学期刊网）由法国Bernd Sebastian Kemps创建，提供免费医学期刊全文信息。截至2022年7月，共收录了5088种医学期刊。左侧限定检索可分英语、法语、葡萄牙语、西班牙语等语种；获取方式可分为全免费、出版后1~6个月免费、出版后1年免费和出版更长时间免费的期刊。查看期刊，可以按主题、FMJ影响因子、免费的方式、期刊名称等浏览期刊（图4-30）。

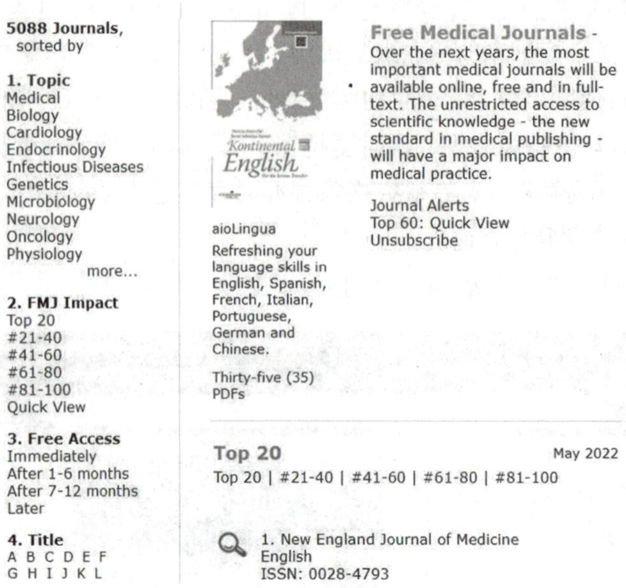

图 4 – 30　Freemedicaljournals 主页

二、开放获取的教学资源

开放教育是将现有的教学资源无偿的开放出来，供人们学习、参考。开放课程最早起源于英国，为英国远距离教学，该方式教学可追溯至 1969 年英国成立的开放大学。BBC 电视台于 20 世纪 90 年代开播开放大学节目。开放课程的形式有各高校的精品课程、各大视频网站的教学类视频、慕课（MOOC）等。

MOOC 是 Massive Open Online Course（大规模在线开放课程）的缩写，是一种任何人都能免费注册使用的在线教育模式。MOOC 有一套类似于线下课程的作业评估体系和考核方式。每门课程定期开课，整个学习过程包括多个环节：观看视频、参与讨论、提交作业，穿插课程的提问和终极考试。

1. MIT 的"开放课程计划"　麻省理工学院的开放课程计划（http：//ocw. mit. edu/index. htm）筹备于 1999 年，开始对外运作于 2002 年，并于 2022 年达到了上传其学院本科及研究生教学的 2638 门课程，所有课程皆为免费，极大地满足了世界各地的老师、学生及自学者渴望分享世界顶尖大学教学资源的需求。麻省理工学院"开放式课程网页"是个大规模的电子出版计划，由 William and Flora Hewlett 基金会、Andrew W. Mellon 基金会以及麻省理工学院共同出资建立（图 4 – 31）。

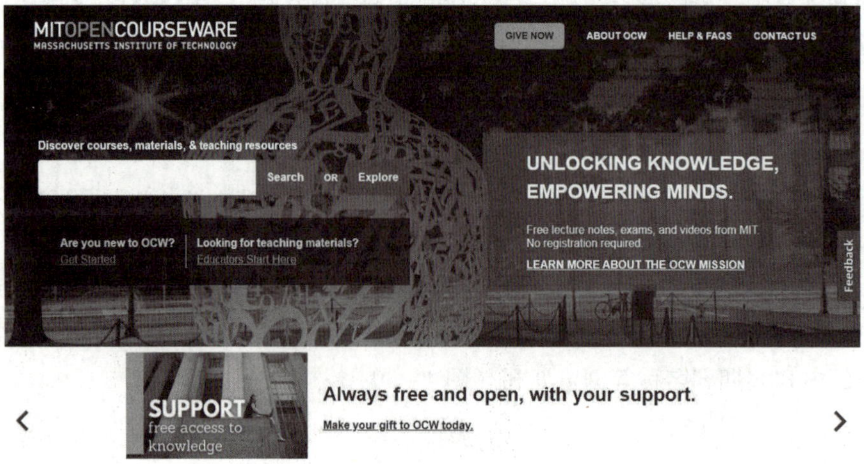

图 4 – 31　麻省理工学院开放课程首页

（1）课程浏览　点击检索框右侧的"Explore"，进入按学院排列的开放课程列表。可以按课程水平、主题、特色、院系选择课程。点击按院系选课，可以看到各院系开设的课程名称，点击课程名称，显示课程详细信息。课程信息页面中间显示课程的基本信息，包括课程简介、任课老师、开课院系课程代码、课程主题等。左侧提供免费的课程资料，包括教学大纲、教学日历、阅读资料、作业等。

（2）课程检索　点击主页右上角的检索按钮进入课程检索页面（图4-32）。检索结果分为课程和资源两部分。通过左侧的过滤器可对课程水平、主题、特色、院系进行限定。对检索结果可按相关度、课程号、日期排序方式进行排序。

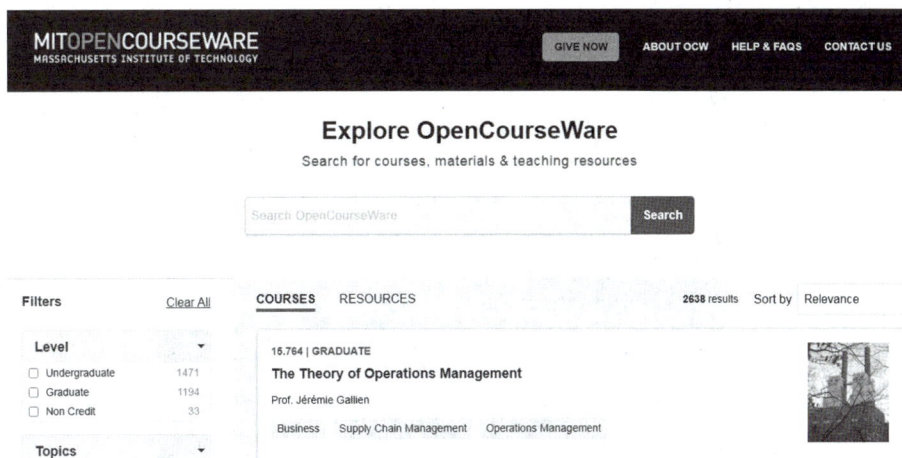

图4-32　课程检索页面

2. 可汗学院　可汗学院（Khan academy）（https：//www. khanacademy. org/）是由孟加拉裔美国人萨尔曼·可汗于2007年创立的一家教育性非营利组织，主旨为任何地方的任何人提供免费的、世界级教育。现有关于数学、历史、金融、物理、化学、生物、天文学等科目的内容，教学影片超过2000部。其特色为关注各年龄段少年、儿童教育，提供适用于各个年龄层的个性化学习资源。

可汗学院通过在线图书馆收藏了3500多部可汗学院老师的教学视频，向世界各地的人们提供免费的高品质教育。该项目由萨尔曼·可汗给亲戚的孩子讲授的在线视频课程开始，迅速向周围蔓延，并从家庭走进了学校，甚至正在"翻转课堂"，被认为是打开"未来教育"的曙光。其中文版网址为：https：//zh. khanacademy. org/。

3. edX　edX（https：//www. edx. org/）是麻省理工和哈佛大学于2012年4月联手创建的大规模开放在线课堂平台。它免费给大众提供大学教育水平的在线课堂，提供3000多门免费课程。足不出户，轻点鼠标，即可享受全球名校的课程。曾经风靡一时的"哈佛大学网络公开课"因为免费、公开引得无数青年学子竞相追捧。清华大学、北京大学、香港科技大学都加入edX，其课程也将面向全球开放。无论你在世界的哪个角落，都可以与北京大学、清华大学的学子同上一节课。

4. Coursera　Coursera（https：//www. coursera. org/）是免费大型公开在线课程项目，由美国斯坦福大学两名计算机科学教授创办，现已经有200多个合作伙伴，提供5000多门在线课程。Coursera的宗旨是同世界顶尖大学合作，在线提供免费的网络公开课程。Coursera的首批合作院校包括斯坦福大学、密歇根大学、普林斯顿大学、宾夕法尼亚大学等美国名校。网站提供中文界面。

5. Udacity　Udacity（https：//www. udacity. com/）是前斯坦福大学教授、Google X实验室研究人员Sebastian Thrun和Peter Norvig创办的一个国外非常先进的在线学习网站，让更多人可以免费接受高质量的教育，截至2015年提供87门课程。其课程建设围绕着解决实际的问题，而不是灌输知识点和解题技巧。每一个课程都会有机会让学生自己动手解决实际的工程问题，甚至入门编程课居然是教学生如何编一个搜索引擎，而人工智能课则是教学生如何制作一辆自动驾驶汽车。

网站提供视频（每一个视频不会超过 3 分钟），在线答题、作业，让学生动手的沙箱，期末考试，讨论区，课程学分认证，和将自己的学习成绩递交给企业。这种教学模式即可以替代原有的学习模式，也可以作为现有学习模式的补充（即混合式学习/颠倒的课堂模式）。

6. 中国大学 MOOC 中国大学 MOOC（https：//www.icourse163.org/）是由网易与高教社携手推出的在线教育平台，承接教育部国家精品开放课程任务，向大众提供中国知名高校的 MOOC 课程（图 4 -33）。中国大学 MOOC 汇集了众多 985 高校的优质课程，使普通用户与名师零距离的机会。中国大学 MOOC 采取了全新完整的在线教学模式，定期开课、简短视频，提交作业，和同学老师交流。无论是在家里，还是在咖啡馆，进度随用户掌握。当用户完成课程学习后，可以获得讲师签名证书。这些证书不仅仅是一种荣耀，更是用户成长的里程碑、事业的推进器。一般上半年的课程寒假报名学习，下半年的课程暑假报名学习。如果不要证书，可在课程进行中随时报名。已结束的课程不可报名。

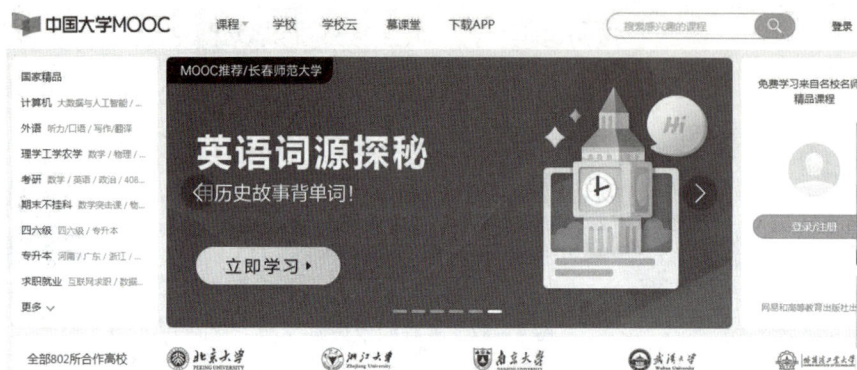

图 4 - 33 中国大学 MOOC 首页

中国大学 MOOC 有分类浏览和简单搜索两种检索方式。

（1）分类浏览 在主页的左侧，可按学科浏览课程，如计算机、外语、考研、四六级等。例如查找临床医学的课程，可点击分类中的更多，找到"医学与保健"，点击，再找到"临床医学"，点击，即找到所有有关临床医学的课程（图 4 -34）。

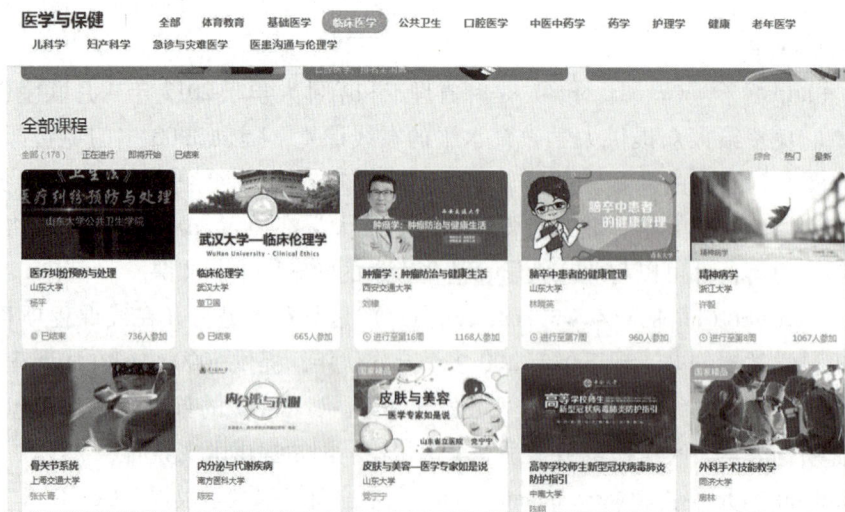

图 4 - 34 中国大学 MOOC 分类浏览界面

（2）简单搜索 在主页的右上角搜索框中可输入课程名称、授课老师、授课学校，点击检索即可检索到相应课程。如在检索框中输入"局部解剖学",点击搜索即可检索到局部解剖学相关课程(图4-35)。对于检索结果,可按"正在进行""即将开始""已结束""国家精品课"等进一步筛选。

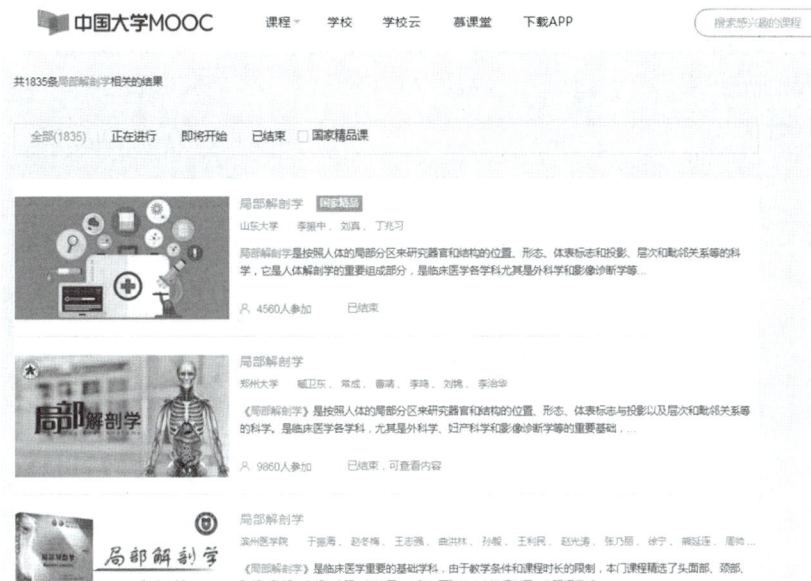

图4-35 中国大学MOOC简单搜索界面

7. 其他常用中文在线开放课程集锦

学堂在线:https://www.xuetangx.com/
新浪公开课:http://open.sina.com.cn/
网易公开课:http://open.163.com/
网易云课堂:http://study.163.com
慕课网:http://www.imooc.com/
爱课程:https://www.icourses.cn/home/
慕课中国:http://www.mooc.cn/
北京大学公开课:http://opencourse.pku.edu.cn/course/opencourse2/
好大学在线:https://www.cnmooc.org/home/index.mooc
慕课导航:http://www.moocs.org.cn/

目标检测

答案解析

1. 利用百度检索出文献类型是PDF,文献内容是"冠心病"的文献。

2. 如何利用百度高级查找造血干细胞的幻灯片?

3. 利用百度学术搜索查找山东大学胡三元教授在《腹腔镜外科杂志》上发表的文章,并被引次数最高的文献。

4. 利用搜狗中检索关于网页制作的Powerpoint教学课件,给出检索策略和检索命令(提示:在搜狗检索结果的设置中有高级搜索,可限定文件格式为ppt)。

5. 通过360搜索百科了解克山病的命名、分布及其病因。

6. 利用百度百科查找名词 SPECT 的中英文名称及成像原理。

7. 利用医脉通网站查找你所学专业的最新指南，记下指南题目。

8. 使用医学搜索引擎 medscape 检索西咪替丁治疗胃溃疡的文章，写出检索步骤和结果数。

9. 利用中国大学 MOOC 找到你专业相关的两门课程，记下开课老师和开课时间。

（楚存坤）

书网融合……

本章小结

题库

第五章　中文数据库检索

学习目标

1. 掌握　CBM 快速、高级和主题词检索方法，正确选择检索词之间的布尔逻辑运算符；CNKI 单库和跨库的基本和高级检索方法；万方、维普常用检索方法。

2. 熟悉　CBM 分类、期刊、作者、机构、基金和引文检索途径；CNKI 引文、标准文献、专业检索和学位论文检索。

3. 了解　CBM "我的空间" 个性化服务；CNKI 检索结果的导出功能。

第一节　中国生物医学文献数据库

中国生物医学文献服务系统（SinoMed；http：//www. sinomed. ac. cn/）（图 5 - 1），由中国医学科学院医学信息研究所/图书馆开发研制。系统整合了中国生物医学文献数据库（CBM）、西文生物医学文献数据库（WBM）、中国医学科普文献数据库（CPM）、北京协和医学院博硕学位论文数据库（PUM-CD）、中国生物医学引文数据库（CBMCI）5 种资源，涵盖资源丰富，年代跨度大，更新及时，专业性强，能全面、快速反映国内外生物医学领域研究的新进展。是集检索、统计分析、开放获取、个性化定题服务、全文传递服务于一体的生物医学中外文整合文献服务系统。本节重点介绍中国生物医学文献数据库（Chinese Biomedical Literature Database，CBM）。

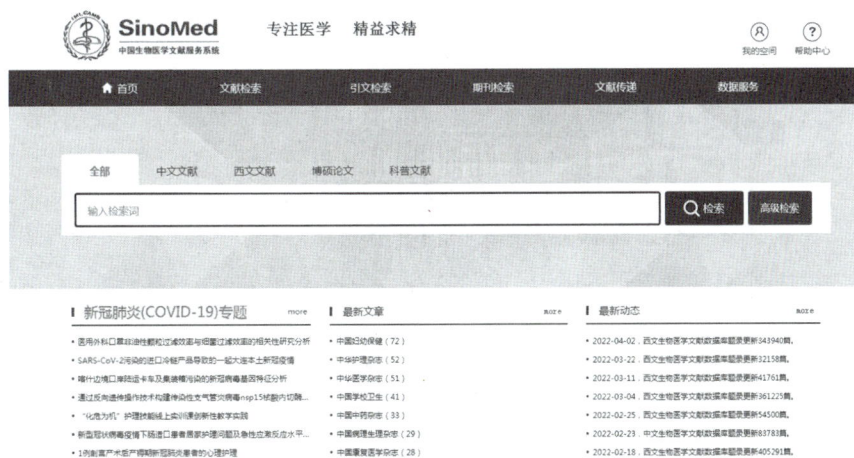

图 5 - 1　SinoMed 主页面

一、概况

（一）CBM 收录范围

中国生物医学文献数据库（CBM）收录 1978 年至今，2900 余种中国生物医学期刊以及汇编、会议论文的文献题录1080余万篇，每月更新。学科覆盖范围涉及基础医学、临床医学、预防医学、药学、中医学及中药学等生物医学的各个领域。

CBM有多个可检索数据项，检索入口多，检索方式灵活，具有多种词表辅助检索功能，提供了关键词、索引、主题、分类、刊名、作者等多种检索途径，满足简单检索和复杂检索的需求，可获得良好的查全率和查准率。

（二）CBM 标引

CBM的全部题录均采用主题标引、分类标引，同时对作者机构、发表期刊、所涉基金等进行规范化加工处理，支持在线引文检索，辅助用户开展引证分析、机构分析等学术分析。

中国生物医学文献数据库注重数据的深度加工和规范化处理，全部题录均根据美国国立医学图书馆《医学主题词表（MeSH）》（中译本）和中国中医研究院中医药信息研究所《中国中医药学主题词表》进行主题标引，并根据《中国图书馆分类法·医学专业分类表》进行分类标引。

（三）CBM 特点

1. 兼容性好　CBM的编排结构、标引方法、检索方法，与国际流行的PubMed检索系统具有良好兼容性。

2. 词表辅助检索功能　CBM具有多种词表辅助检索功能，附有主题词表、中英文主题词轮排表、分类表、期刊表、索引词表、作者表等多种词表，且有丰富的注释信息。

3. 检索功能完备　CBM支持快速检索、高级检索、主题检索、分类检索、期刊检索和引文检索等六种检索方式。

4. 检索入口多　CBM包含常用字段、全部字段和18个指定字段选项检索（图5-2）。

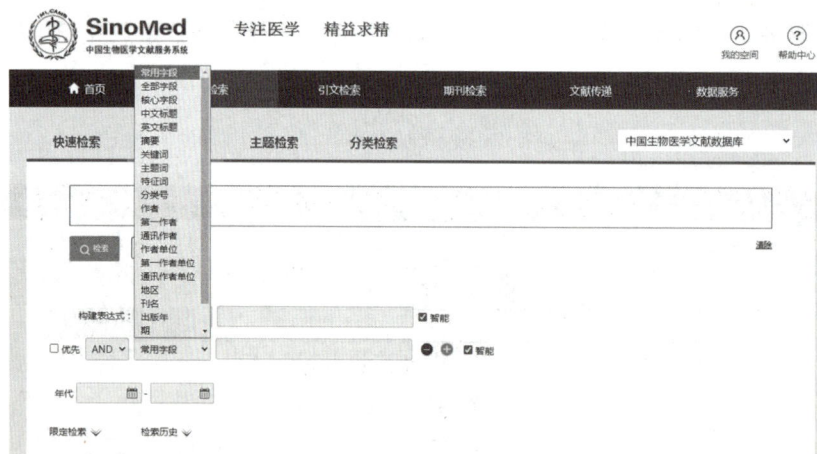

图 5 - 2　CBM 字段列表

5. 全文获取　CBM已经实现了与维普全文数据库的链接功能，对于1989年以来的全文，可以直接链接到维普全文数据库获取。

二、检索方法与技巧

（一）CBM 系统检索运算符

CBM检索系统可使用的运算符主要有布尔逻辑运算符、字段限制符、截词符和精确检索符号四种。

1. 布尔逻辑运算符　布尔逻辑运算符有三种，分别为"AND"（逻辑与）、"OR"（逻辑或）、

"NOT"（逻辑非）。在一个检索式中，可同时使用多个逻辑运算符，构成一个复合检索式。在复合检索式中，三者间的优先级顺序为：NOT > AND > OR，并可用括号"（）"改变运算次序。AND、OR、NOT大小写均可。

2. 字段限制符　CBM 有多个可检索字段，检索字段名称只能用中文全称，字段限定符号为［ ］或【 】，字段限定格式为："检索词"［字段中文名称］或者检索词【字段中文名称】（图 5 - 3）。如："胡大一"［作者］，或者胡大一【作者】。

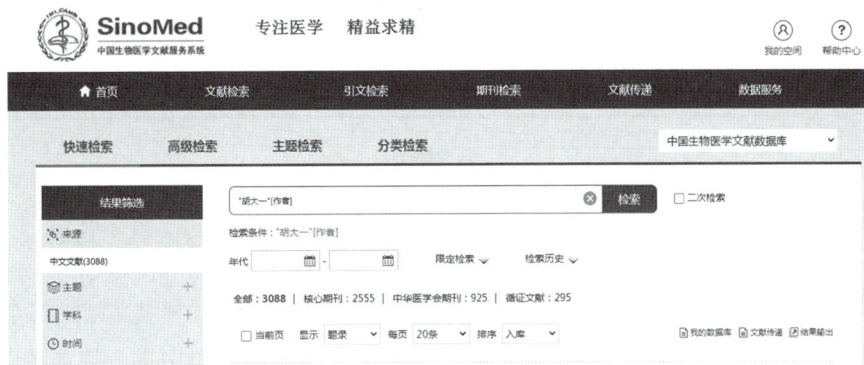

图 5 - 3　CBM 字段限定检索表达式

3. 截词符　通配符的位置可以放在前面、中间或末尾。如：? 肿瘤、肝% 疫苗、核酸% 。

（1）单字通配符（?）　每个"?"替代任一个汉字或半角字符，如检索式"血? 动力"，可检索出含有以下字符串的文献：血液动力、血流动力等。

（2）任意通配符（%）　"%"替代任意字符。如检索式"新冠% 疫苗"，可检索出含有以下字符串的文献：新冠疫苗、新冠灭活疫苗、新冠病毒疫苗等等。

4. 精确检索符号　又称强制检索符号（""），把检索词作为不可分割的词组短语在指定字段中进行检索。在进行精确检索时，如"癌症"［刊名］；或者检索词含有特殊符号"-""（"时，需要用英文半角双引号标识检索词，如"1，25 - （OH）$_2$D$_3$"。

（二）CBM 检索界面

CBM 检索系统主界面（图 5 - 4）自上而下由 3 个部分组成。

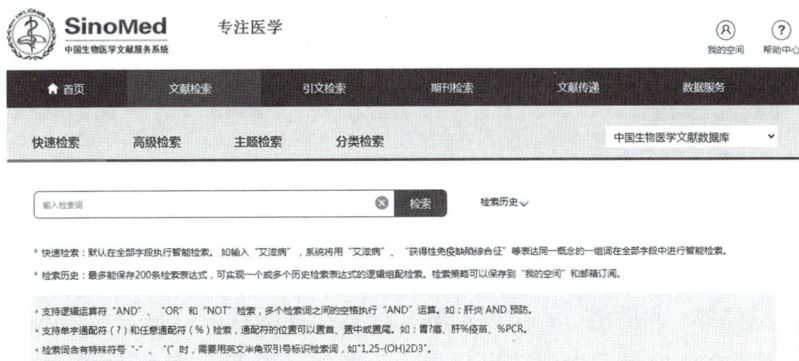

图 5 - 4　CBM 主页面

1. 标题栏　位于主页左上方，显示当前检索系统的中英文名称和徽标。

2. 工具栏　显示 CBM 提供的检索服务，包括首页、文献检索、引文检索、期刊检索、文献传递、数据服务。

3. 检索区 由检索方式选项、检索输入框、数据库名称、检索历史组成。

（三）CBM 检索方式

CBM 的检索方式共有六种，分别是快速检索、高级检索、主题检索、分类检索、期刊检索和引文检索。

1. 快速检索 又称基本检索、自由词检索，CBM 系统默认的检索方式即为"快速检索"（图 5 - 5），在检索输入框键入检索词或检式式，再点击右边的"检索"按钮，即可完成检索，显示检索结果。

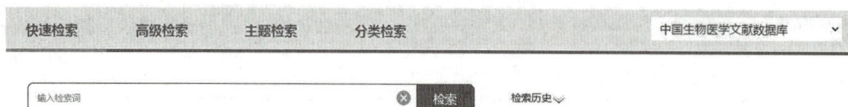

图 5 - 5 CBM 快速检索界面

快速检索状态下输入的检索词在全部字段中执行智能检索，如输入"艾滋病"，系统将用"艾滋病""获得性免疫缺陷综合征"等表达同一概念的一组同义词在全部字段中进行智能检索，同义词之间进行逻辑或运算。

输入多个检索词时，词间用空格分隔，默认为"AND"逻辑组配关系。

（1）检索表达式 直接在检索框中输入检索词和字段（图 5 - 6）。

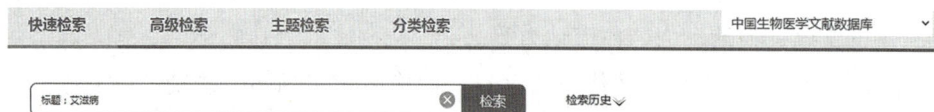

图 5 - 6 CBM 快速检索表达式

（2）二次检索 是在已有检索结果基础上再进行检索，逐步缩小检索范围。两个检索式之间的关系为"逻辑与"运算（图 5 - 7）。

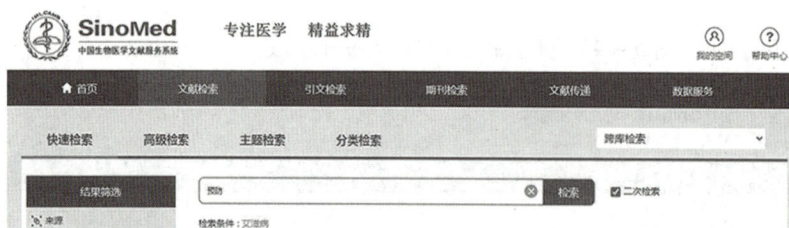

图 5 - 7 CBM 二次检索

（3）限定检索 利用"限定检索"功能可以使检出的文献数量有针对性地减少。"限定检索"的选项有：年代范围、文献类型、年龄组、人类或动物、性别、妊娠状态、是否为体外研究等（图 5 - 8）。使用"限定检索"，必须在已经得到检索结果时进行。例如，检索"高血压治疗方面的综述性文献"，需先检索出"高血压治疗"方面的文献，然后从"限定检索"中点击"综述"前的复选框，点击"确定"完成限定检索。

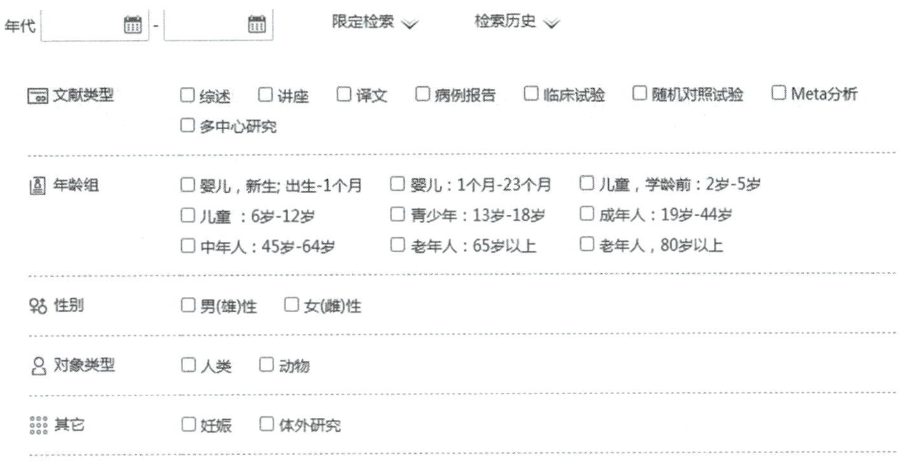

图 5 – 8　CBM 限定检索

（4）检索历史　检索历史可以保存检索过程，显示检索序号、相应的检索表达式和命中文献数（图 5 – 9）。最多能保存 200 条检索表达式，可实现一个或多个历史检索表达式的逻辑组配检索。

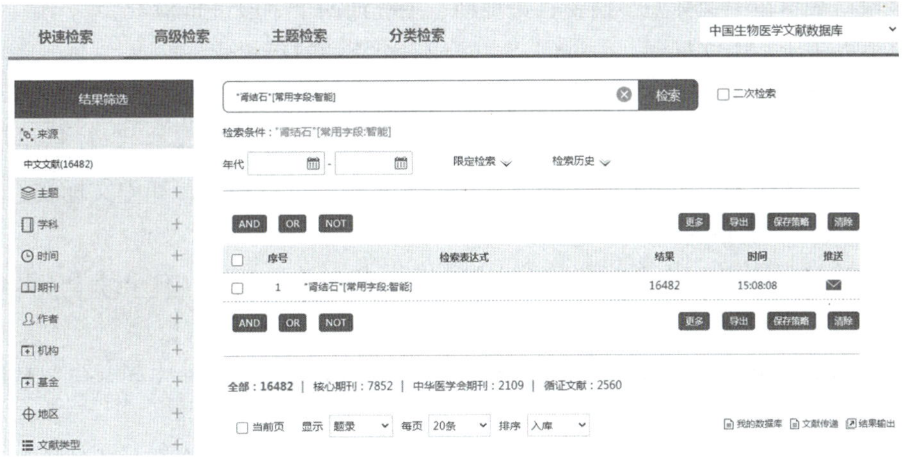

图 5 – 9　CBM 检索历史显示区

在检索历史状态下进行布尔逻辑运算有两种方式。

方式一：在检索输入框，用命令方式进行逻辑运算。如：#1 AND #2。

方式二：勾选欲组配的检索式序号，然后单击"AND""OR""NOT"按钮进行逻辑运算。

①逻辑与（AND）：可进行逻辑与组配检索。方法：分别选中欲组配的检索式，然后点击 AND 按钮即可。也可以直接在输入框中键入"#1 AND #2"。

②逻辑或（OR）：可进行逻辑或组配检索。方法：分别选中欲组配的检索式，然后点击 OR 按钮即可。也可以直接在输入框中键入"#1 OR #2"。

③逻辑非（NOT）：可进行逻辑非组配检索。方法：选中#1 检索式，然后点击 AND、OR、NOT 任意按钮；然后再选中#2 检索式，再点击 NOT 按钮，即相当于"#1 NOT #2"。也可以直接输入#1 NOT #2。

④清除检索式：删除不需要的检索式。

⑤保存策略：检索策略可以保存到"我的空间"和邮箱订阅。

2. 高级检索　点击"高级检索"按钮，CBM 系统切换为高级检索方式（图 5 – 10）。

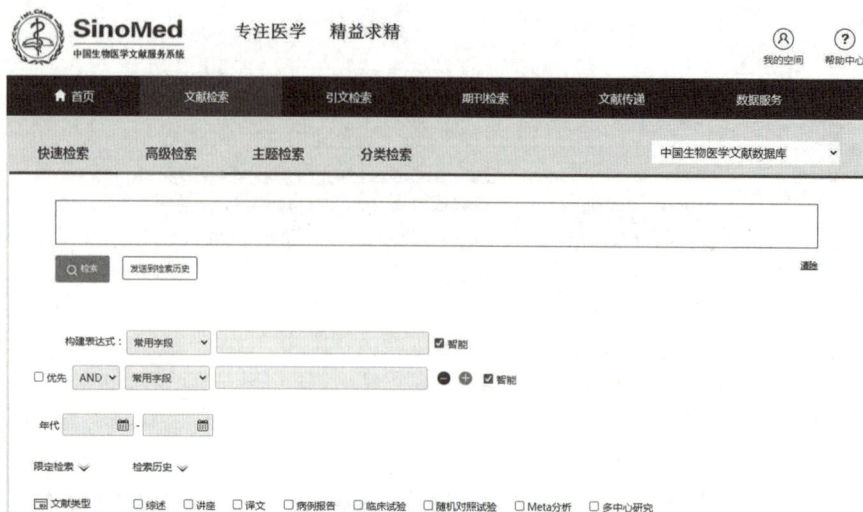

图 5 – 10　CBM 高级检索

（1）选择检索字段　检索字段选择框，为下拉式菜单，单击后可选择以下字段（图 5 – 2）。

1）常用字段　表示在中文标题、摘要、关键词、主题词四个字段进行检索。

2）核心字段　表示在中文标题、关键词、主题词三个字段进行检索。

3）全部字段　从选择字段的下拉菜单中选择"全部"字段检索，表示在所有可检索的字段进行检索。

4）指定字段　从选择字段的下拉菜单中只选择某一个字段进行检索，如中文标题、作者、第一作者、作者单位、分类号等核心字段。

（2）限定检索　高级检索可以通过年代、文献类型、年龄组、性别、对象类型、其他等限定检索范围，同快速检索的"限定检索"。

高级检索状态下还提供多内容限定检索、自动实现检索词及其同义词（含主题词）的同步扩展检索的优化智能检索、精确检索。

（3）构建检索表达式　在字段下拉菜单中选择字段，检索输入框中输入合适的检索词，选择布尔逻辑运算符，如果有需要优先运算的，勾选"优先"。如此反复进行，最后点击"检索"按钮，显示检索结果。

⇒ 案例引导

　　案例　检索北京大学乔杰发表的文献。

　　第一种检索方式：点击高级检索按钮，从下拉菜单中选择字段进行检索。如在"中国生物医学文献数据库（CBM）"中进行如下操作。

　　1. 点击高级检索，在字段下拉菜单中选择"作者单位"字段，输入"北京大学"。选择逻辑运算符"AND"。

　　2. 继续在高级检索的字段下拉菜单中选择"作者"字段，输入"乔杰"，然后点击"检索"，显示检索结果（图 5 – 11）。

　　第二种检索方式：点击高级检索按钮，直接在检索框中输入检索词、限定字段和布尔逻辑运算符号，点击"检索"，显示检索结果（图 5 – 12）。

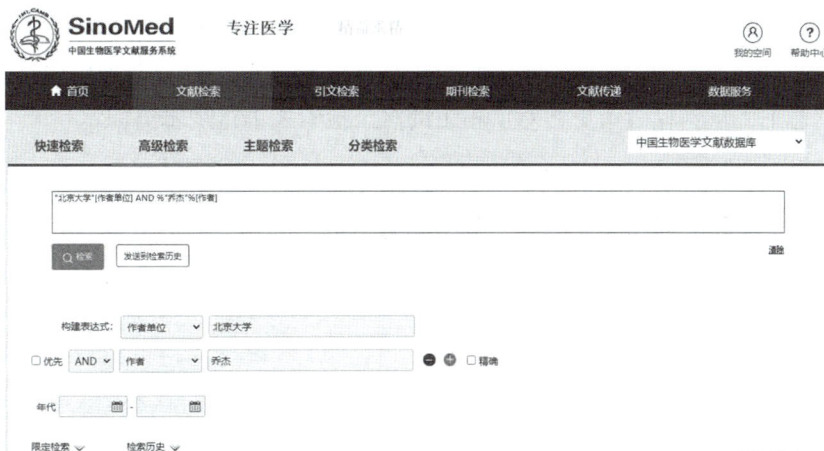

图 5 – 11　CBM 高级检索方式一

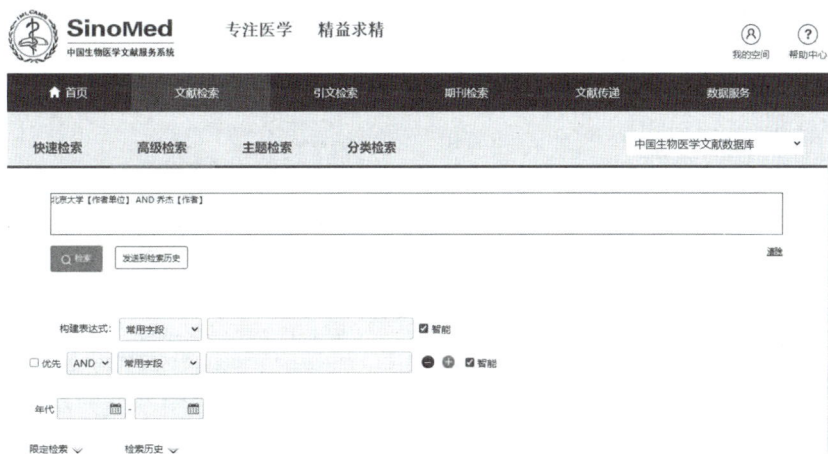

图 5 – 12　CBM 高级检索方式二

3. 主题检索　点击"主题检索"按钮，即可进入主题词检索界面。CBM 的主题词表包括美国国家医学图书馆的《医学主题词表》（Medical Subject Heading，MeSH），以及中国中医科学院图书情报研究所《中医药学主题词表》中的所有词条，不论输入主题词还是款目词都可进行检索。

（1）检索步骤

1）单击"主题检索"按钮，系统进入主题词检索状态（图 5 – 13）。在检索框中输入检索词，单击"查找"按钮，或敲回车键，显示与检索内容相关的款目词和主题词。同一行中，左边一列为主题词的款目词（同义词）；中间一列为正式主题词；右边一列为该主题词命中的文献数。

2）从轮排索引中点击选中的主题词，则进入主题词注释界面（图 5 – 14）。显示该主题词的中文名称、英文名称、款目词、树状结构号、相关参见、标引注释、标引回溯注释、历史注释、主题词详解以及主题词树状结构表等内容。认真阅读主题词的注释信息，确认是否和检索主题一致。

3）选中主题词后，再确定是否进行主题词加权或扩展；然后选择副主题词，系统列出了当前主题词可以组配的所有副主题词及其注释（图 5 – 15），选择合适的一个或多个副主题（同时选择多个副主题词时，副主题词之间为逻辑"或"的关系）与主题词组配，点击"AND/OR/NOT"按钮，再单击

"发送到检索框"按钮，检索框中显示主题词组配副主题词的检索式，点击"检索"按钮（如不需要组配副主题词，则直接点击"主题检索"按钮），显示主题词检索结果（图5-16）。

4）当一个课题含有多个主题词时，上述的操作步骤需重复多次，直至最后一个主题词检索完毕。然后在快速检索状态下，点击检索历史，对所检出的多个检索式进行逻辑组配。

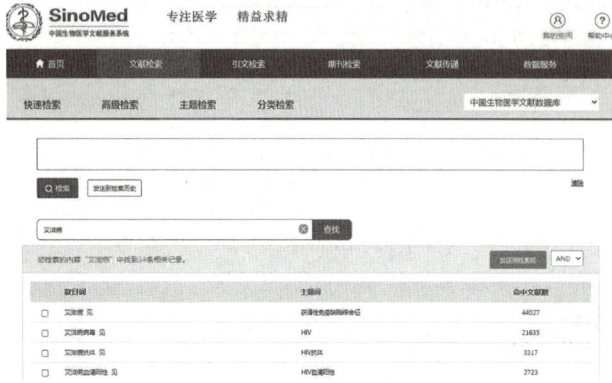

图5-13 CBM主题词检索界面

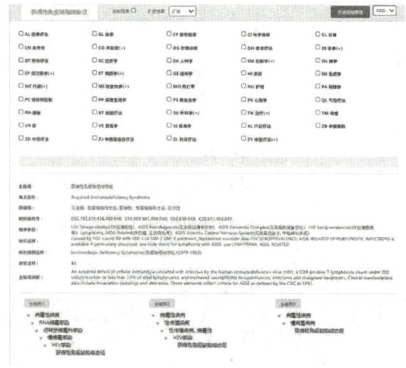

图5-14 主题词注释界面

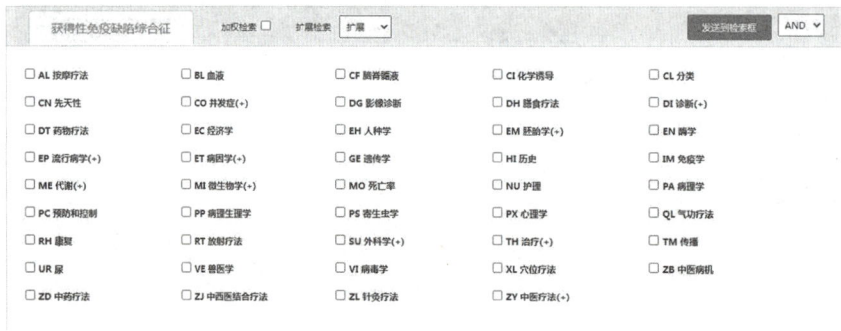

图5-15 副主题词表

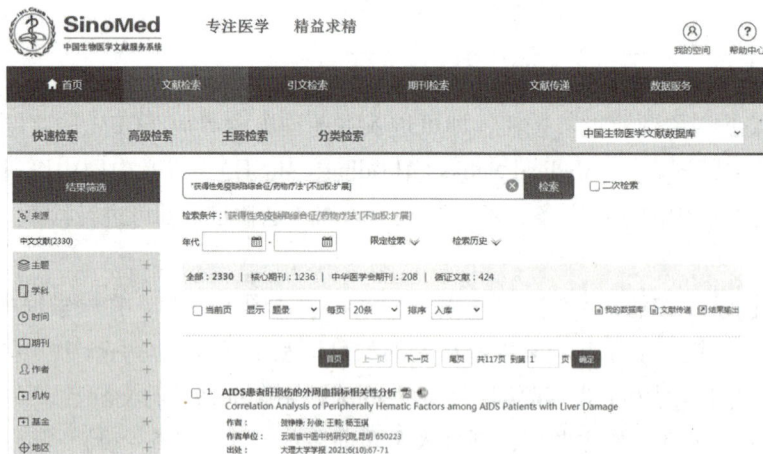

图5-16 主题词搭配副主题词检索

主题词检索包含中文主题词和英文主题词两种检索方式，上面的操作步骤以"中文主题词"检索为例。如果选择"英文主题词"检索入口，在检索框中输入英文检索词，单击"查找"按钮，系统显示含有该检索词的英文主题词轮排表。英文主题词轮排表包括：英文主题词和款目词（同义词）、主题词中文译名、命中文献数。

（2）注意事项

1）主题词包含三种选项"加权""扩展""不扩展"。CBM 系统默认的主题词检索方式为"不加权：扩展"。"扩展"是系统的默认选项，表示检索该主题词及其所有下位主题词标引的文献；"不扩展"表示仅检索用该主题词标引的文献；"加权"表示主题词的重要程度，只检索标引为主要主题词的文献。加权主题词用" * "表示，如"肝肿瘤 * "。加权检索表示仅对加星号（ * ）主题词（主要概念主题词）检索，非加权检索表示对加星号主题词和非加星号主题词（非主要概念主题词）均进行检索。默认状态为不加权检索，若进行加权检索，勾选"加权"复选框。

2）主题词/副主题词组配检索，副主题词用于对主题词的某一特定方面加以限制，强调主题词概念的某些专指方面。如："冠心病/诊断"表明文章并非讨论冠心病的所有方面，而是讨论冠心病的诊断。主题词与副主题词的组配有严格的规定，不是所有的副主题词均能与每个主题词进行组配，副主题词栏列出了当前主题词可以组配的所有副主题词，单击某个副主题词可弹出该副主题词的注释窗口，有助于正确使用副主题词。

3）副主题词扩展检索，例如检索"冠心病的诊断"方面的文献，在选择副主题词"诊断"并选择"扩展"后，系统自动对"诊断"方面的所有副主题进行检索，表明诊断的各个方面，包括检查、鉴别诊断及预后。诊断下位词包括病理学、放射摄影术、放射性核素显像、超声检查，从而保证了查全率。

4）尽管高级检索窗口也可进行主题词检索，但为了达到更好的主题检索效果，最好在主题检索状态下进行检索。

⇒ 案例引导

案例　检索"2020 年至今，硝苯地平治疗高血压"的相关文献。

1. 首先分析课题，确定检索词：高血压、硝苯地平。

2. 点击工具栏上"主题检索"按钮，进入主题词检索界面，在检索输入框中输入检索词"高血压"，点击"查找"按钮，查找到检索词对应的主题词，点击主题词"高血压"，可查看主题词"高血压"的详细信息，再选择副主题词"药物疗法"，然后点击"发送到检索框"，点击"检索"，显示检索结果（图 5 - 17）。

3. 同理，检索"硝苯地平"对应的主题词，搭配副主题词"治疗应用"，显示检索结果（图 5 - 17）。

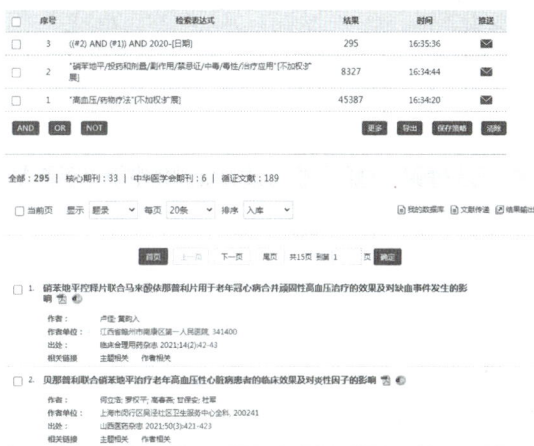

图 5 - 17　CBM 主题检索举例

4. 点击"检索历史"，勾选检索式对应的检索序号，点击"AND"按钮，对检索式#1 和 #2 进行运算；或在检索输入框中输入"#1 AND #2"，显示检索结果（图 5 - 17）。

5. 选择时间范围为"2020 - 至今"。

6. 点击检索结果数量的链接，浏览检索结果。

4. 分类检索　《中国图书馆分类法·医学专业分类表》是 CBM 分类标引和检索的依据。分类检索从文献所属的学科角度进行查找，能提高族性检索效果。分类检索单独使用或与其他检索方式组合使用，可发挥其族性检索的优势。支持多个分类号的同时检索，可使用逻辑运算符"AND""OR"和"NOT"进行组配。分类检索提供分类导航、分类号和分类词三种检索方式，通过选择是否扩展、是否复分，可使检索结果更符合需求。具体步骤如下：单击"分类检索"按钮，进入分类检索界面（图5-18）。

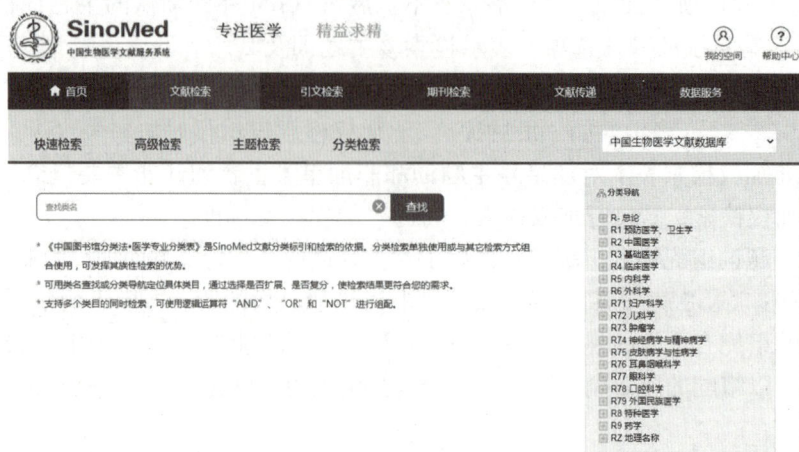

图5-18　CBM分类检索界面

（1）分类导航　CBM依据《中图法》将所有R类文献按照分类号的顺序进行聚类排列，通过逐层点击，进行分类号展开浏览，选择合适的类号、类名进行检索，显示检索结果。

（2）输入类名检索　①在检索词输入框中输入类名，点击"查找"按钮，系统显示相应类名和类号列表。②点击选中的类名或类号后，进入复分号的选择。③在分类词注释页面，显示了该分类号可组配的复分号、详细解释和所在的树形结构。可以根据检索需要，选择是否"扩展检索"；"添加"选中的复分号，单击"发送到检索框"按钮，再单击"检索"按钮，系统显示检索结果。

分类检索的"扩展检索"：是对指定类号及其所有下位类号进行扩展检索。复分组配：用于对主类号某一特定方面加以限制，强调某些专指方面。如：复分号"011"表明主类号的"流行病学调查"，复分号"022"表明主类号的"病理学"方面文献。类号及其类名下列出了可与当前主类号组配的全部复分号，选择某一复分号，表示仅检索当前主类号组配所选复分号的文献。不是所有类号都有复分组配，仅R5-R8临床各科疾病与"临床医学复分表"进行复分组配。

⇒ 案例引导

　　案例　通过CBM的"分类检索"查找"哮喘治疗"方面的文献。

　　1. 单击"分类检索"按钮，进入分类检索界面，在检索词输入框中输入检索词"哮喘"，点击"查找"按钮。

　　2. 在列出的所有分类名中查找"哮喘"，点击分类名"哮喘"。

　　3. 在分类词注释页面，显示了该类名及分类号可组配的复分号、详细解释和所在的树形结构。可以根据检索需要，选择是否"扩展检索"。

　　4. "哮喘治疗"应选择复分号"治疗学"。勾选"治疗学"后，点击"发送到检索框"按钮（图5-19），再点击"检索"按钮，即可检索出"哮喘治疗"方面的文献。

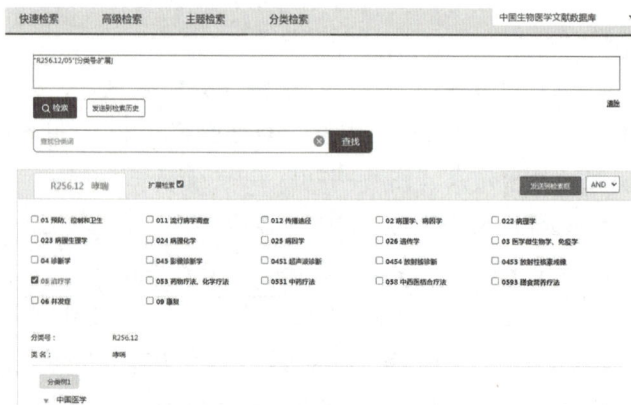

图5-19　CBM分类检索的复分界面

5. 期刊检索　CBM 提供从期刊途径获取文献的方法，并能对期刊的发文情况进行统计与分析。可以进行如下操作（例如检索"北京大学学报·医学版"2021 年第 6 期的文献）。

第一步：点击"期刊检索"按钮，进入 CBM 的期刊检索页面（图 5 – 20），在检索入口选择"刊名"字段，输入"北京大学学报"，点击"查找"。在检出的期刊列表中找到"北京大学学报·医学版"，点击该刊刊名。

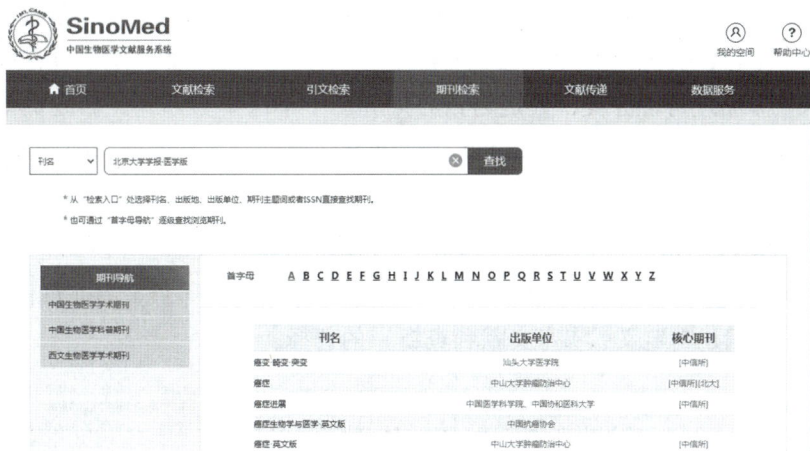

图 5 – 20　CBM 期刊检索界面

第二步：在期刊详细注释页面，在"全部年"的下拉列表中选择"2021 年"，在"全部期"中选择"第 6 期"。点击"浏览本刊"，即检索出"北京大学学报·医学版"2021 年第 6 期的所有文献（图 5 –21）。

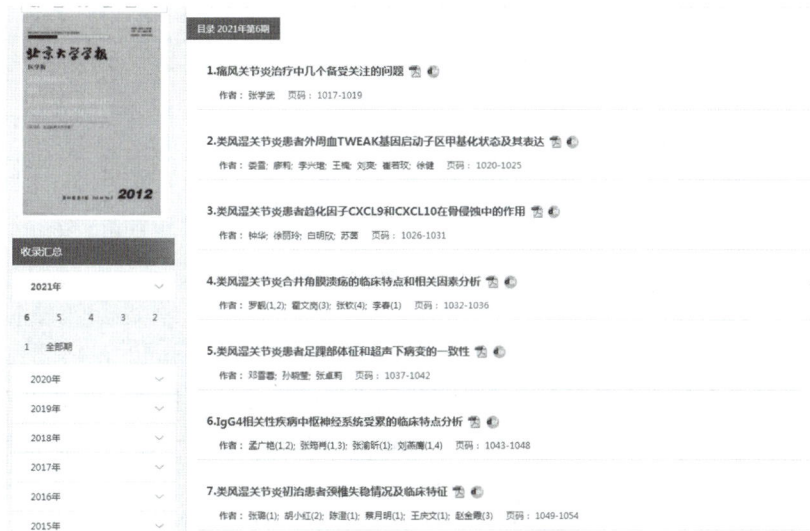

图 5 – 21　CBM 期刊限定检索界面

注：若在"在本刊中检索"输入框中输入检索词，则意味着在该刊的限定年度、刊期内查找特定的文献。

"词条注释"显示选中期刊的详细信息，包括主办单位、刊号、创刊年、邮发代码、邮编、电话等。

6. 引文检索　点击"引文检索"按钮，可以进行引文检索。常用字段由被引文献题名、被引文献出处和被引文献主题三个检索项组成。被引文献主题由被引文献题名、关键词和主题词三个检索项组成。

三、检索结果显示与处理

（一）检索结果的处理

CBM 检索结果页面可以设置显示的格式（题录、文摘）、每页显示的条数（20、50、100）、排序的规则（入库、年代、作者、期刊、相关度、被引频次），并且可以进行翻页操作和指定页数跳转操作。CBM 对检索结果从三方面进行了分类，分别为核心期刊、中华医学会期刊、循证文献。检索结果页面右侧，按照主题、学科、时间、期刊、作者、机构、基金、地区、文献类型和期刊类型 10 个维度对检索结果进行了聚类统计（图 5-22）。

CBM 检索结果页面，点击"结果输出"按钮，可以进行输出方式（SinoMed、NoteExpress、End-Note、RefWorks、NoteFirst）、输出范围（标记记录、全部记录中的 500 条、当前页记录和记录号区间）和保存格式（题录、文摘、自定义、参考文献和查新）的选择。

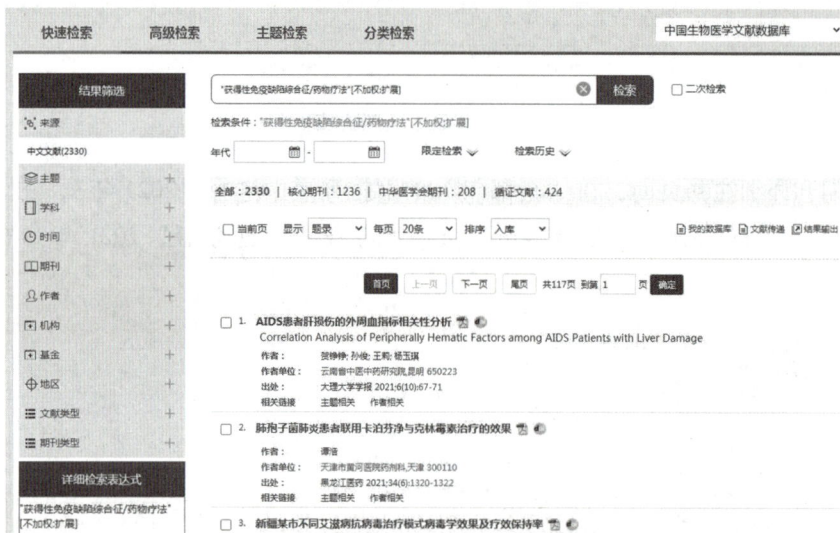

图 5-22　CBM 检索结果显示界面

（二）我的空间

用户登录到 SinoMed 主页，注册个人账号后便能拥有 SinoMed 使用权限，登录查看用户信息、享有检索策略定制、检索结果保存和订阅、检索内容主动推送、邮件提醒及文献引用追踪等个性化服务。在已登录了的前提下，用户可以享受下列服务。

（1）保存检索策略　在检索历史页面，勾选一条或者多条检索式，点击"保存策略"按钮，保存为一个检索策略，并且可以为这个检索策略赋予贴切的名称。

（2）邮箱订阅　邮箱订阅是指将有更新的检索结果定期推送到用户指定邮箱，可以设置每条检索表达式的推送频率，并可浏览和删除任意记录的邮箱推送服务。

（3）我的数据库　在检索结果页面，可以把感兴趣的检索结果添加到"我的数据库"中。可以按照标题、作者和标签查找文献，并且可以对每条记录添加标签和备注信息。

（4）我的引文追踪　可用于跟踪某一课题的最新施引文献。

⊕ **知识链接** --

如何通过 SinoMed 跟踪某课题的最新研究进展？

在开展课题研究时，我们需要及时跟踪该领域的国内外研究进展，把握最新研究动态和成果。在 SinoMed 平台，用户可以通过"我的空间"中"我的检索策略"功能实现此目的。

首先，用户需要注册个人账号，然后便能拥有 SinoMed 的"我的空间"权限，享有检索策略定制、检索结果保存和订阅、检索内容主动推送及邮件提醒、引文追踪等个性化服务。在已登录了"我的空间"的前提下，从检索历史页面，勾选一个或者多个记录，保存为一个检索策略。保存成功后，可以在"我的空间"里对检索策略进行重新检索、导出和删除操作。这里的重新检索是对其中的全部检索式进行数据更新。点击策略名称进入策略详细页面，可对策略内的检索表达式进行"重新检索""删除"和"推送到邮箱"。通过策略详细页面的"重新检索"，可以查看不同检索时间新增的文献。

用户在跟踪某课题的最新研究进展时，往往会构建复杂的检索策略。定题检索的功能即是将复杂的检索策略保存到用户的个人空间，同时还能定期为用户推送检索结果。

第二节　中国知识基础设施工程

中国知识基础设施工程（China National Knowledge Infrastructure，CNKI）是由清华大学、清华同方发起以实现全社会知识资源传播共享与增值利用为目标的信息化建设项目，始建于 1999 年 6 月。CNKI 的中文网站名称为"中国知网"，其网址为：http：//www.cnki.net（图 5–23）。

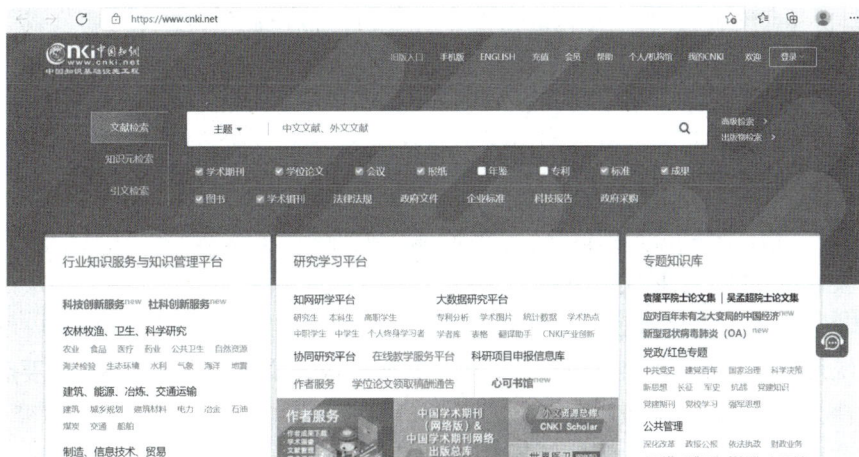

图 5–23　CNKI 主页

一、数据库简介

CNKI 中外文文献统一发现平台，也称全球学术快报 2.0 的资源类型有学术期刊、学位论文、会议、报纸、年鉴、专利、标准、成果、图书、学术辑刊、特色期刊。截至 2022 年 3 月，已拥有国内期刊8850 余种、国际期刊 7.5 万余种、605 余种报纸、510 余家博士培养单位的博士学位论文、780 余家硕士培养单位的优秀硕士学位论文。数据库的种类丰富，内容每日更新。

（一）CNKI 总库界面组成

CNKI 总库界面有检索区和导航区组成（图 5-23），该界面提供了一个跨库检索途径，用户可以根据需要选择在某个或多个不同的数据库中进行检索。

1. 检索区   检索区位于 CNKI 总库首页上半部分，提供了文献、知识元、引文三大检索单元，支持中英文跨库智能检索。

CNKI 系列数据库可进行单库检索，也可以选择多库同时检索（跨库检索），用户能够在一个界面下完成对所有数据库的检索，省却了多个数据库逐一登录、逐一检索的麻烦，检索过程简单、快捷，检索界面格式统一。系统默认为"文献检索"标签的跨库检索，默认在学术期刊、学位论文、会议、报纸、标准、成果、图书、学术辑刊库中进行检索。点击检索框下的单个数据库名称标签可进行单库检索。如果需要在指定的几个数据库中检索则需要选择指定的数据库。

2. 导航区   导航区分为行业知识服务与知识管理平台、研究学习平台、专题知识库、知网动态、教育、众知·众创、软件产品等栏目。研究学习平台包括：知网研学平台、大数据研究平台、协同研究平台、在线教学服务平台、科研项目申报信息库、作者服务、中国学术期刊（网络版）& 中国学术期刊网络出版总库、外文资源总库、世界医卫知识大数据平台等导航栏目。

（二）CNKI 常用数据库介绍

CNKI 由学术期刊库、学位论文库、中国重要报纸全文数据库、会议论文库、中国年鉴网络出版总库、标准数据总库、各种行业数据库、特色资源库等组成。本节选择部分常用数据库予以介绍。

1. 中国学术期刊（网络版）   《中国学术期刊（网络版）》（Chinese Academic Journal Network Publishing Database，CAJD)）是第一部以全文数据库形式大规模集成出版学术期刊文献的电子期刊，是目前具有全球影响力的连续动态更新的中文学术期刊全文数据库。收录范围以学术、工程技术、政策指导、高级科普、行业指导及教育类期刊为主，内容覆盖自然科学、工程技术、农业、哲学、医学、人文社会科学等各个领域。

《中国学术期刊（网络版)》按文献内容分为十大专辑，各专辑分为若干专题，共 168 个专题。十大专辑包括基础科学、工程科技 I 辑、工程科技 II 辑、农业科技、医药卫生科技、哲学与人文科学、社会科学 I 辑、社会科学 II 辑、信息科技、经济与管理科学。

2. 学位论文库   学位论文库包括《中国博士学位论文全文数据库》（China Doctoral Dissertations Full - text Database，CDFD）和《中国优秀硕士学位论文全文数据库》（China Master's Theses Full - text Database，CMFD)，出版内容覆盖基础科学、工程技术、农业、医学、哲学、人文、社会科学等各个领域。产品分为十大专辑，网上数据实时发布。

3. 中国重要会议论文全文数据库   《中国重要会议论文全文数据库》重点收录 1999 年以来，中国科协、社科联系统及省级以上的学会、协会，高校、科研机构，政府机关等举办的重要会议上发表的文献。其中，全国性会议文献超过总量的 80%，部分连续召开的重要会议论文回溯至 1953 年。产品分为十大专辑，网上数据实时发布。

二、检索方法与技巧

（一）CNKI 跨库检索

CNKI 系列数据库的检索具有较强的相似性，系统默认为跨库检索。下面以跨库检索为例来介绍检索方法与技巧。

1. 基本检索   基本检索方式能根据不同检索项的需求特点采用不同的检索机制和匹配方式进行智能检索，适用于不熟悉多条件组合的查询的用户（图 5-24）。基本检索提供的检索字段有：主题、篇关摘、关键词、篇名、全文、作者、第一作者、通讯作者、作者单位、基金、摘要、文献来源等。

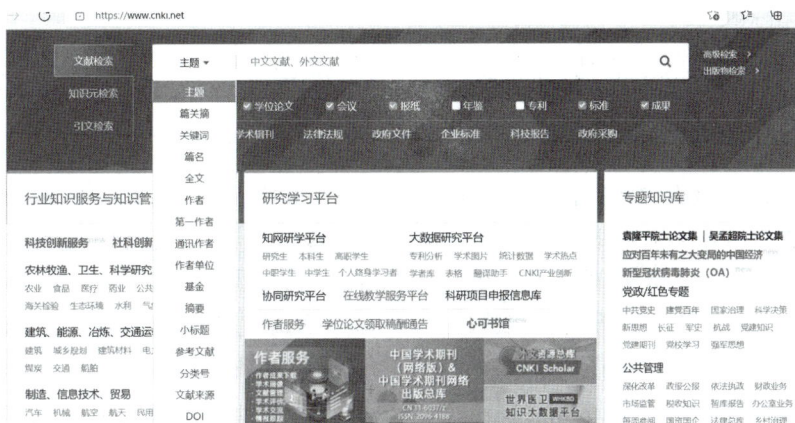

图 5－24 CNKI 基本检索界面

检索步骤：

（1）根据检索需要，选择不同的数据库。

（2）根据检索需求，选择适合的字段，在检索框中输入检索词。例如：选择"主题"字段，输入检索词"糖尿病"，单击"检索"按钮。

（3）如果检索得到的结果太多，可以对其进行优化，即在上一次检索结果的基础上，再选择检索项、输入新的检索词如"指南"，点击"结果中检索"，便可得到进一步优化的检索结果（图 5－25）。

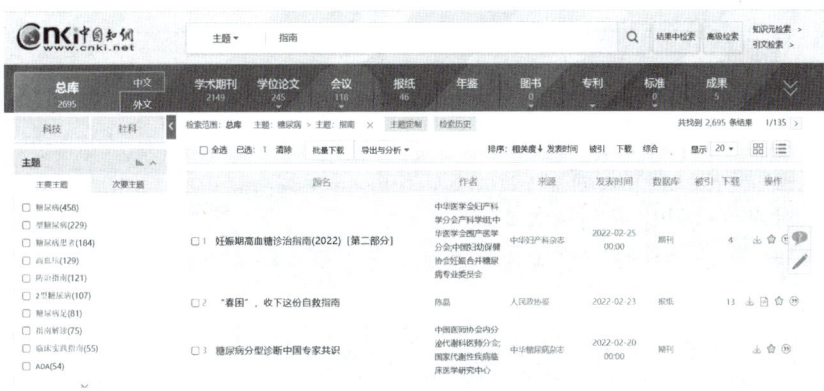

图 5－25 CNKI 结果中检索

2. 高级检索 高级检索是一种比快速检索要复杂的检索方式，可运用逻辑关系进行组合查询，组合字段的多少可随意调节，检索方式更加灵活。利用高级检索查询结果冗余少，命中率高，对于复杂的查询，可使用这种检索方式。点击主页右上角"高级检索"按钮，进入检索界面（图 5－26）。高级检索的检索区主要分为两部分，上半部分为检索条件输入区，下半部分为检索控制区。

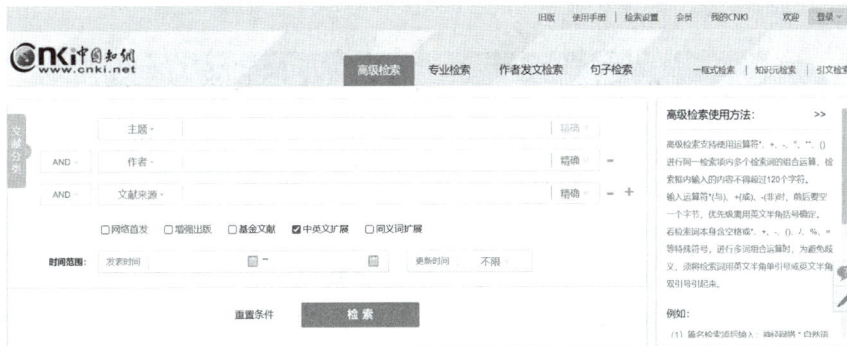

图 5－26 CNKI 高级检索界面

（1）检索条件输入区

1）检索项　打开下拉菜单查看可供选择的检索字段，包括主题、篇关摘、篇名、关键词、摘要、全文、分类号等。点击检索项后"+"增加检索行；点击"-"减少检索行，最多支持10个检索项的组合检索。

2）逻辑　不同检索项之间需选择布尔逻辑检索"AND""OR""NOT"，其运算优先级，按从上到下的顺序依次进行。同一检索项支持使用运算符＊、＋、－、''、""、（）进行多个检索词的组合运算，检索框内输入的内容不得超过120个字符。输入运算符＊（与）、＋（或）、－（非）时，前后要空一个字节，优先级相同，如果需改变优先级，可用英文半角括号确定。

3）匹配　有"模糊"和"精确"两项选择，表示检索结果与检索词的吻合程度，精确：是检索结果中包含与检索词完全相同的词语；模糊：检索结果包含检索词或检索词中的词。

（2）检索控制区　检索控制区的主要作用是通过条件筛选、时间选择等，对检索结果进行范围控制。

1）出版模式　包括网络首发和增强出版，可选择相应的复选框。

2）基金文献　选择文献是否有基金支持。

3）时间范围　包括发表时间和更新时间。发表时间：在检索中可以限定检索文献的出版时间，可限定文献发表时间范围到日，默认为不限定发表时间。使用时单击检索框可选择时间。更新时间：可以选择CNKI数据库最新更新的文献如最近一周、一个月、半年、一年或今年迄今的文献。

4）检索扩展　包括中英文扩展和同义词扩展，检索时默认进行中英文扩展，如果不需要中英文扩展，则手动取消勾选。

（3）检索步骤　在高级检索中，可将检索过程规范为三个步骤。

⇒ 案例引导

案例　利用CNKI检索2018至今发表的有关非手术治疗腰椎间盘突出症的文献。

操作步骤：

1. 在CNKI首页点击"高级检索"。

2. 选择发表时间为从2018年到检索日。

3. 在第一行中，检索项选择"篇关摘"字段，检索框中输入检索词"治疗"，"精确与模糊"选项选择"模糊"。

4. 在第二行中，检索项选择"篇关摘"字段，检索框中输入检索词"手术"，选择逻辑"NOT"，"精确与模糊"选项选择"模糊"。

5. 在第三行中，检索项选择"篇关摘"字段，检索框中输入检索词"腰椎间盘突出症"，选择逻辑"AND"，"精确与模糊"选择"模糊"。

6. 点击"检索"按钮，得到检索结果（图5-27）。

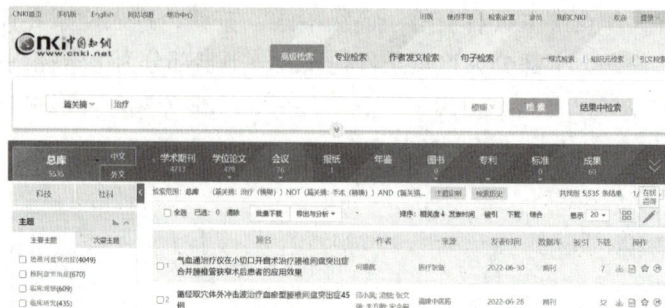

图5-27　CNKI高级检索举例

第一步：点击"检索设置"按钮，选择数据库，确定检索范围（可省略）。

第二步：根据检索要求，在第一行下拉框中选择合适的字段，在其后的检索框中输入一个检索词；选择逻辑关系，在第二行选择字段中输入另一个检索词，添加完所有检索项后，点击"检索"按钮，进行检索。

第三步：对检索结果的分组、排序，反复筛选得到最终结果。

3. 专业检索　专业检索比高级检索功能更强大（图5-28）。需要检索人员根据系统的检索语法编制检索式进行检索，适用于熟练掌握检索技术的专业检索人员。

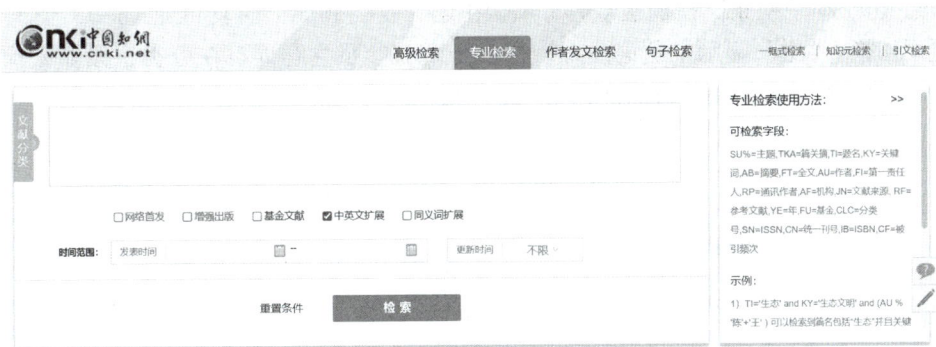

图5-28　CNKI专业检索

4. 作者发文检索　作者发文检索是通过作者姓名、单位等信息，查找作者发表的全部文献及被引下载情况。通过作者发文检索不仅能找到某一作者发表的文献，还可以通过对结果的分组筛选情况全方位的了解作者主要研究领域、研究成果等情况（图5-29）。

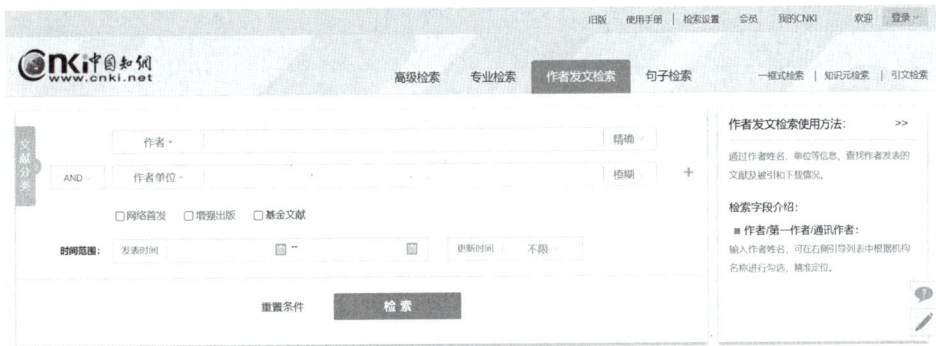

图5-29　CNKI作者发文检索

5. 句子检索　句子检索是通过用户输入的两个检索词，查找同时包含这两个检索词的句子。由于句子中包含大量的事实信息，通过检索句子，可以为用户提供有关事实或问题答案。

（二）中国医院知识总库的检索（中国医院数字图书馆）

1. 中国医院知识总库简介　《中国医院知识总库（CHKD）》是专门针对医务人员临床疑难病症诊断治疗，医学科研项目选题、设计、撰写论文、成果鉴定，医院管理人员决策经营，医院科技项目查新和科研绩效评价，医务人员继续医学教育等多方面的知识信息需要，开发的专业化知识资源总库，是CNKI系列数据库的重要专业知识资源总库之一。中国医院知识总库支持期刊、博硕士、会议、报纸、国家科技成果、年鉴、专利、国家标准、行业标准全文数据库的单库和跨库检索，拥有医学专业主题分类智能系统（MCI）、智能分组和排序、PubMed等外文库统一检索、库间引文链接、知识网络等功能，为医学及相关专业人员提供资源丰富、功能强大的智能检索平台，是卫生部指定的医学科技查新全文数据库。

2. 检索方式　中国医院知识总库的检索方式主要包括一框式检索、高级检索、医学主题文献库检索、专业检索、作者发文检索、句子检索、出版物检索、主题词注释库。CHKD最大特色是提供主题词检索，这与中国知网其他数据库检索不同。

3. 检索步骤 点击 CNKI 首页行业知识服务与知识管理平台下的"医疗"，进入中国医院知识总库。CHKD 的检索方式比较多，仅以高级检索和一框式检索为例予以介绍。

（1）高级检索 中国医院知识总库的高级准检索和 CNKI 的高级检索基本相同。在高级检索主题/主要主题字段输入检索词，右侧将出现默认主题和相关高频主题的推荐。根据主题词不同，有"本""扩"两种，或仅"本"一种检索模式，"本"指本位词精准检索，"扩"指扩展主题概念检索。精确检索时，默认主题"本"检索。模糊检索时，默认主题"扩"检索。且均可通过用户选择，进行"本""扩"或主题词切换。"注"显示主题词注释。"参"显示参照主题词。在分类字段输入检索词或分类号，右侧将出现默认类目和相关类目的推荐（图 5 - 30）。

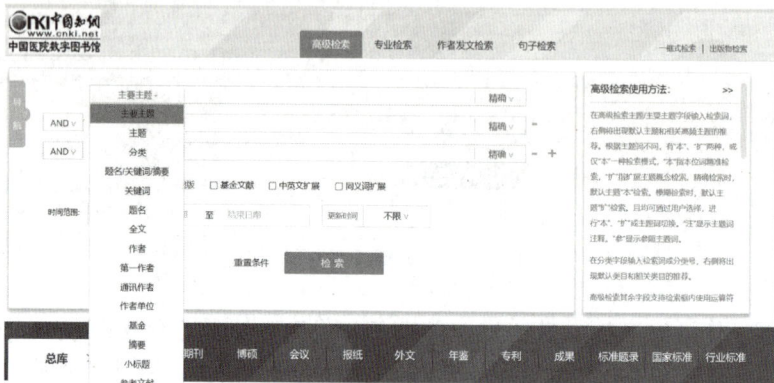

图 5 - 30 CHKD 高级检索

⇒ 案例引导

案例 利用 CHKD 检索 2016 年至 2022 年，山西医科大学牛静老师发表的有关"SPECT 鉴别甲状腺良恶性结节"的文献。

检索步骤：

1. 选择检索控制条件：发表时间从 2016 年至 2022 年。

2. 第一行中，检索项选择"主题"字段，检索框中输入检索词"甲状腺结节"，"精确与模糊"选项选择"模糊"。

3. 第二行中，检索项选择"题名/关键词/摘要"字段，检索框中输入检索词"SPECT"，选择逻辑"AND"，后面选择"模糊"。

4. 第三行中，检索项选择"作者"字段，检索框中输入检索词"牛静"，选择逻辑"AND"，后面选择"精确"。

5. 第四行中，检索项选择"作者单位"字段，检索框中输入检索词"山西医科大学"，选择逻辑"AND"，后面选择"模糊"。

6. 点击"检索"按钮（图 5 - 31）。

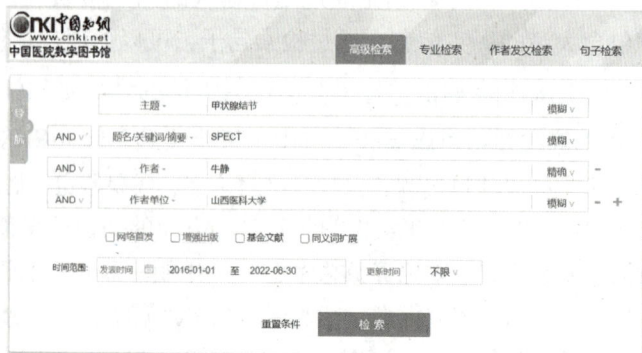

图 5 - 31 CHKD 高级检索举例

（2）一框式检索 一框式检索提供的特色检索项有智能检索、主要主题、主题。主要主题指文献主题词中核心主题词，主题指主题词检索，分类指分类检索，可以输入分类词或分类号。当在智能检索、主要主题、主题字段精确查找到主题词时，可以点击主题词右侧"注"查看主题词注释内容；点击主题词右侧"树"查看主题词知识导航，定位展示该主题词概念关系树状结构，同时可伸缩知识导航进行同位、上位、下位主题词的任意限定检索；点击主题词右侧"参"查看该主题词的参照词。下面以"糖尿病"为例演示其检索效果。

示例 检索项：主要主题；检索词：糖尿病。可以查到其主题词为："糖尿病【Diabetes Mellitus】"，并可以查看其注释、知识导航和相关参照（图 5 – 32）。

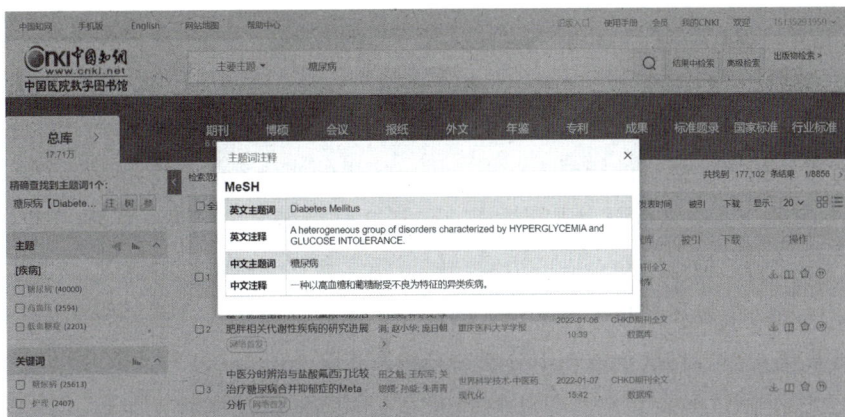

图 5 – 32 CHKD 一框式检索中的主题检索

主题检索还能提供当前检索式在"PubMed""BioMed Central""Medscape""Clinical Trails"等数据库检索结果链接。

（三）临床诊疗知识库

"临床诊疗知识库"深度挖掘了 CHKD 收录的海量学术文献并加以人工干预，以疾病、症状、检查、药品、指南、循证和病例文献为基础，通过整合设计、关联知识点、验证基本症状体征，向医护人员提供信息反馈和提示，减少医疗差错的发生概率，辅助诊断与治疗。在内容上提供辅助诊疗、疾病、药品、临床指南、临床路径、辅助检查、操作规范、麻醉、护理、循证文献和政策法规等模块的检索，并在每种细览页面提供相关临床文献扩展阅读（图 5 – 33）。

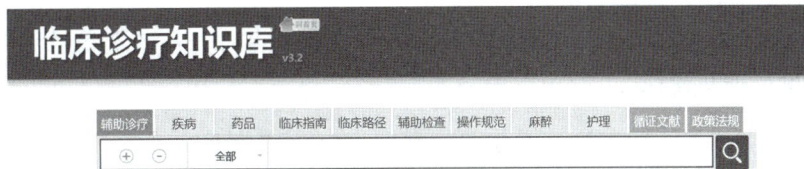

图 5 – 33 CHKD 临床诊疗知识库检索界面

（四）检索途径的选择

利用不同的检索途径（检索项），检索结果不同，检索时可根据需要选择，同时要注意多种检索途径的配合使用，以便提高查全率和查准率。

1. 主题 是在中国知网标引出来的主题字段中进行检索，该字段内容包含一篇文章的所有主题特征，同时在检索过程中嵌入了专业词典、主题词表、中英对照词典、停用词表等工具，并采用关键词截断算法，将低相关或微相关文献进行截断。

2. 篇关摘　是一个复合字段，在"篇名、关键词、摘要"三个字段进行检索。其查全率和查准率都比较高，是查询专业名词最常用的一种途径。

3. 关键词　检索范围包括文献原文给出的中、英文关键词，以及对文献进行分析计算后机器标引出的关键词。检索时应尽量不用复合词，可将复合词分解后组合检索或在结果中检索。

4. 篇名　可检索文献篇名、篇名的一部分、篇名中所含的字或词。期刊、会议、学位论文、辑刊的篇名为文章的中、英文标题。报纸文献的篇名包括引题、正标题、副标题。年鉴的篇名为条目题名。专利的篇名为专利名称。标准的篇名为中、英文标准名称。成果的篇名为成果名称。古籍的篇名为卷名。有的篇名不能很好地揭示其内容，仍会漏检，可进行摘要检索。其查准率很高。

5. 摘要　在原文的摘要中进行检索，是对关键词检索、篇名检索的一个补充，可提高文献的查全率。期刊、会议、学位论文、专利、辑刊的摘要为原文的中、英文摘要，原文未明确给出摘要的，提取正文内容的一部分作为摘要。标准的摘要为标准范围。成果的摘要为成果简介。

6. 全文　在文献的全部文字范围内进行检索，包括文献篇名、关键词、摘要、正文、参考文献等，是对文献全文进行最全面的检索。对于一些边缘学科或新学科，文献量少的课题，可明显地提高查全率与查准率。但对于一些历史发展较长，文献量大的专业，往往会检出大量无关的文献，误检率高，此时可进行二次检索或高级检索进行优化或利用分类途径检索。

7. 作者　检索某作者发表的文章。通过作者检索，可以系统地发现和掌握某些领域的知名学者、专家的研究动向，一定程度上可以引导查到同类或相关的文献。期刊、报纸、会议、学位论文、年鉴、辑刊的作者为文章中、英文作者。专利的作者为发明人。标准的作者为起草人或主要起草人。成果的作者为成果完成人。古籍的作者为整书著者。

8. 分类号　通过分类号检索，可以查找到同一类别的所有文献。期刊、报纸、会议、学位论文、年鉴、标准、成果、辑刊的分类号指中图分类号。专利的分类号指专利分类号。

9. 文献来源　指文献的出处。文献期刊、辑刊、报纸、会议、年鉴的文献来源为文献所在的刊物。学位论文的文献来源为相应的学位授予单位。专利的文献来源为专利权利人/申请人。标准的文献来源为发布单位。成果的文献来源为成果评价单位。

除以上检索途径外，还有作者单位、基金、参考文献、小标题等途径。

三、检索结果排序及显示

（一）检索结果处理及排序

《中国学术期刊（网络版）》在执行了首次检索后，会在"检索文献"按钮左侧出现"结果中检索"按钮，即二次检索。可重新在检索词输入框内输入限制的检索词，点击"结果中检索"，在检索结果范围内进行重新查找。

检索结果页面将检索结果以列表形式展示出来，并提供对检索结果进行分组分析、排序分析的方法，来准确查找文献。

检索结果分组类型包括主题、发表年度、研究层次、作者、机构、基金。

除了分组筛选，为检索结果提供了相关度、发表时间、被引、下载等排序方式。相关度：根据检索结果与检索词相关程度进行排序；发表时间：根据文献发表的时间先后排序；下载：根据文献被下载次数进行排序；被引：根据文献被引用次数进行排序。同时还可以设置每页显示的结果条数。

（二）检索结果显示

检索结果有列表、摘要和全文三种显示形式。

1. 列表显示　检索结果首先是以列表形式显示（图 5 - 34）。在同一界面显示多篇文章的题录，包括文章的篇名、作者、刊名、发表时间、被引、下载等内容。

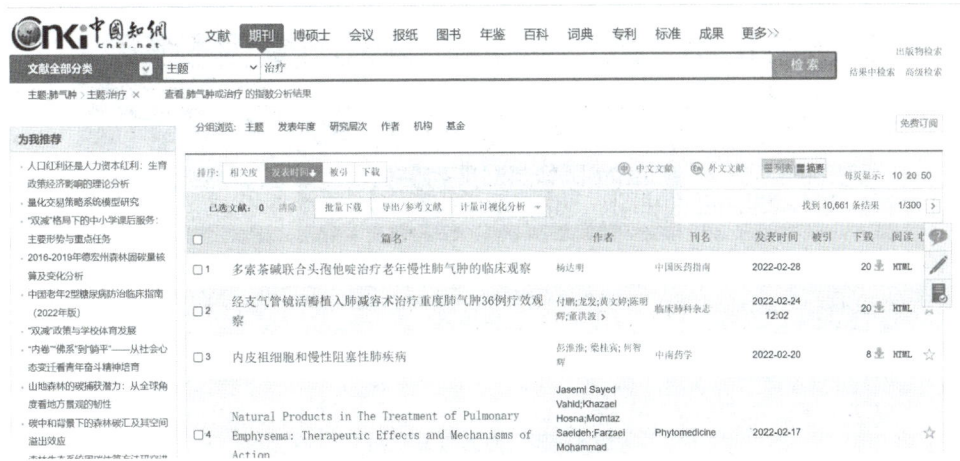

图 5 - 34　检索结果列表形式显示

2. 摘要显示　点击检索结果界面，则按摘要格式显示。在摘要显示格式下，除列表信息外增加了摘要等信息。

3. 全文显示　用户可以免费检索 CNKI 系列数据库中的题录和文摘信息，但如需下载全文则要按页付费或授权使用。浏览全文可以先下载 Cajviewer 全文浏览器或者 Adobe Reader 浏览器。在摘要状态下，点击"CAJ 下载"或者"PDF 下载"，可分别下载 CAJ 格式、PDF 格式的全文，也可以 HTML 阅读全文，手机阅读全文。全文打开后，页面显示该文献总页数、显示比例并有保存、打印、复制、放大、缩小、翻页、摘录等功能，可根据需要进行选择。

第三节　万方数据知识服务平台

万方数据知识服务平台是中国科技信息研究所、北京万方数据股份有限公司研制开发的综合信息服务系统。网址为：https：//www. wanfangdata. com. cn。万方数据于 1997 年 8 月在国际互联网上面向社会各界开放，该系统检索功能强大，拥有多个数据库，既可以单库检索，也可以跨库检索。

一、万方数据知识服务平台概况

万方数据知识服务平台包含期刊、学位、会议、科技报告、专利、标准、科技成果、法规、地方志、视频等十余种知识资源类型。该系统实行收费与免费两种服务方式，前者针对授权用户，检索时需要输入用户名及密码登录，可以浏览、检索、显示数据库中的全部信息，如题录、摘要、全文；后者针对非授权用户，浏览与检索功能同授权用户，但检索结果的显示信息简单，只显示题录及摘要信息，不能下载全文。

（一）万方数据知识服务平台主页简介

输入万方数据中心网站地址，登录到万方数据知识服务平台（图 5 - 35）。

万方数据主页界面的上方为检索区，默认检索页面为在全部资源中智能检索，检索范围为检索所有期刊、学位、会议、科技报告、专利、标准、科技成果、法规、地方志、视频；中间有创研平台、数字图书馆和科研诚信三个区域；下方是热门应用。

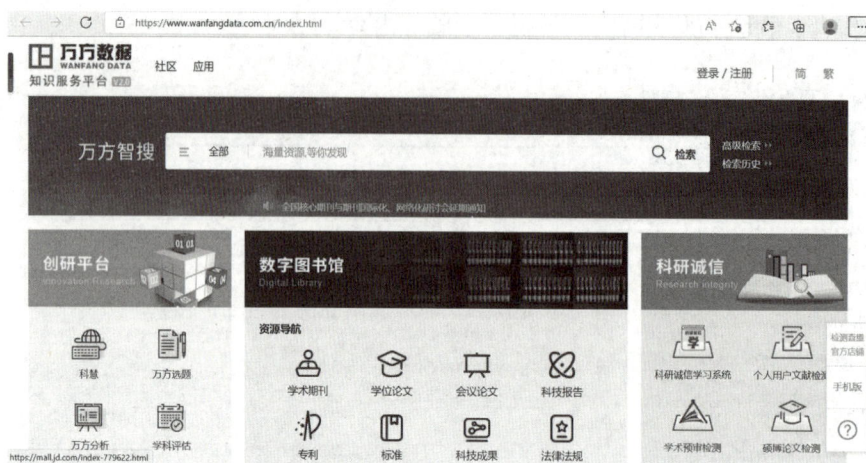

图 5-35 万方数据主页

（二）主要数据库介绍

1. 中国学术期刊数据库（China Online Journals，COJ） 中国学术期刊数据库是万方数据知识服务平台的重要组成部分，涵盖自然科学、工程技术、医药卫生、农业科学、哲学政法、社会科学、科教文艺等各个学科。收录始于 1998 年，包含 8000 余种期刊，其中包含北京大学、中国科学技术信息研究所、中国科学院文献情报中心、南京大学、中国社会科学院历年收录的核心期刊 3300 余种，年增 300 万篇，每天更新。

2. 中国学位论文全文数据库（China Dissertations Database） 收录了 1980 年以来，我国基础科学、理学、工业技术、人文科学、社会科学、医药卫生、农业科学、交通运输、航空航天和环境科学等各学科领域的高等院校、研究生院及研究所的硕士研究生、博士及博士后论文，内容包括论文题名、作者、专业、授予学位、导师姓名、学位授予单位、分类号、出版时间、摘要等信息，年增 35 余万篇。

3. 中国学术会议文献数据库（China Conference Proceedings Database） 收录的会议资源包括中文会议和外文会议，中文会议收录始于 1982 年，年收录约 2000 个重要学术会议，年增 20 万篇论文，每月更新。外文会议主要来源于 NSTL 外文文献数据库，收录了 1985 年以来世界各主要学协会、出版机构出版的学术会议论文共计 900 万篇全文，每年增加论文约 20 余万篇，每月更新。

4. NSTL 外文文献数据库 国家科技图书文献中心（National Science and Technology Library，NSTL）包括外文期刊论文和外文会议论文。收录了 1995 年以来世界各国出版的 2.9 万种重要学术期刊，部分文献有少量回溯。每年增加论文约百万余篇，每月更新。外文会议论文收录了 1985 年以来世界各主要学协会、出版机构出版的学术会议论文共计 766 万篇，部分文献有少量回溯。每年增加论文约 20 余万篇，每月更新。

5. 中外专利数据库（Wanfang Patent Database，WFPD） 涵盖 1.3 亿余条国内外专利数据。其中，中国专利收录始于 1985 年，共收录 3300 万余条专利全文，可本地下载专利说明书，数据与国家知识产权局保持同步，包含发明专利、外观设计和实用新型三种类型，准确地反映中国最新的专利申请和授权状况，每月新增 30 万余条。国外专利 1 亿余条，均提供欧洲专利局网站的专利说明书全文链接，收录范围涉及中国、美国、日本、英国、德国、法国、瑞士、俄罗斯、韩国、加拿大、澳大利亚、世界知识产权组织、欧洲专利局等十一国两组织数据，每年新增300万余条。

二、检索方法与技巧

万方数据提供了快速检索、高级检索、专业检索、作者发文检索四种检索方式。

（一）跨库检索——快速检索

主页检索区默认的是跨库检索的快速检索（图5-36），可对期刊、学位、会议、专利、科技报告、标准、成果、法规、地方志、视频等进行智能检索。

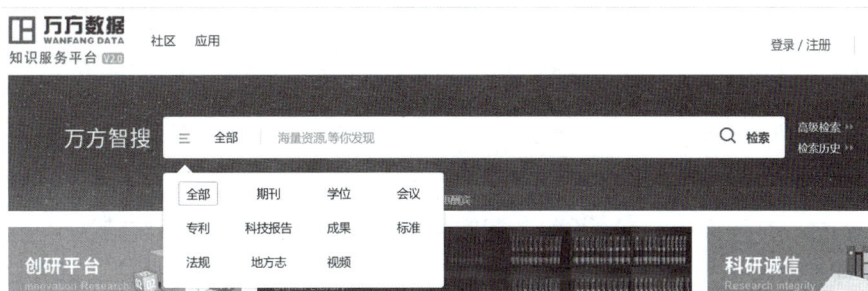

图5-36　万方数据快速检索

1. 全部　在快速检索中，默认的检索范围为全部数据库，检索字段默认全部字段，也可以选择题名、关键词、摘要、作者、作者单位中的某一字段检索。当输入多个检索词时，多个词之间用空格连接，为"逻辑与"的关系。检索结果默认按相关度排序。

2. 期刊　点击"期刊"即可进入如下检索界面（图5-37）。

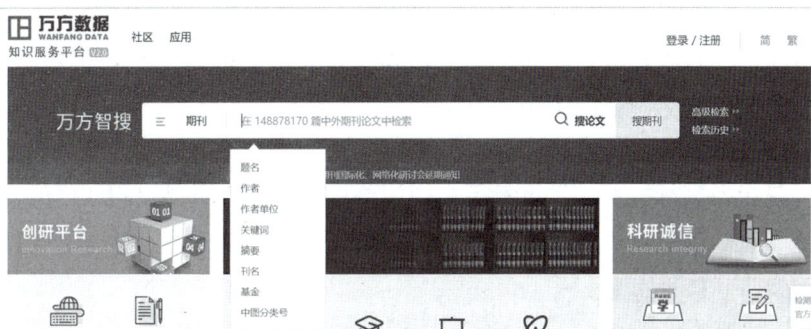

图5-37　万方数据快速检索-期刊

输入检索词，点击"搜论文"按钮，即在中外文期刊论文中检索；也可以选择题名、关键词、摘要、作者、作者单位、刊名、基金、中图分类号中的某一字段检索。

3. 其他　该检索方法下，还可以点击"学位""会议""专利""科技报告""标准""成果""地方志""法规""视频"等检索入口，以满足用户的不同需要。

（二）跨库检索——高级检索

点击主页中的高级检索按钮，进入高级检索。高级检索的功能是在指定的范围内，通过增加检索条件满足用户更加复杂的要求，检索到满意的信息（图5-38）。

进行检索前，需要添加相应检索条件，选择不同检索条件会得到不同检索结果，根据实际需求选择；还可以通过点击"＋"或"－"号来添加或者删除一组检索条件框（默认为三组，最多六组）。

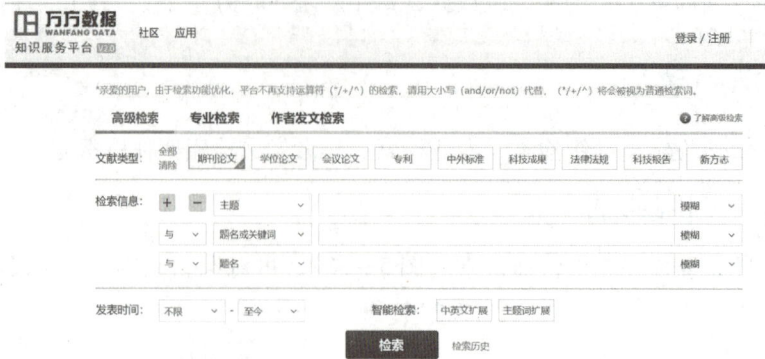

图 5 – 38　万方数据高级检索

检索步骤如下。

1. 选择文献类型　根据检索需要，可以选择期刊论文、学位论文、会议论文、专利、科技成果、中外标准、法律法规、科技报告、新方志等数据库中的任意一个或多个，系统默认为全部论文。

2. 选择检索字段　点击检索项的下拉列表，选择相应字段（如全部、主题、题名或关键词、题名、作者、作者单位、关键词等）进行检索。系统默认为主题字段，主题字段为复合字段，包含标题，关键词，摘要三个字段。全部字段包括所有可检索的字段。

3. 输入检索词　在文本框中输入所需的检索词。

4. 选择逻辑运算符　用于确定两个检索词之间的关系。选项有"与""或""非"。"与"：检索结果中同时包含所输入的两个检索词。"或"：检索结果中包含所输入的两个检索词或者其中的任意一个。"非"：检索结果中包含所输入的第一个检索词，但不包含第二个检索词。

5. 选择年限　在发表时间后，点击年限下拉列表框，选择查询年份，使其在限定的年份范围内检索。最早可选择的检索年代为 1990 年。系统默认为全部年限。

6. 选择匹配方式　有精确和模糊两种选项，精确是检索结果中包含与检索词完全相同的词语；模糊是指检索结果包含检索词或检索词中的词。

7. 智能检索　可选择中英文扩展和主题词扩展。

8. 检索历史　是指当执行检索时，检索历史中记录每一个检索步骤，用户可再利用检索式查看检索结果。

（三）跨库检索——专业检索

专业检索比高级检索功能更强大，但需要检索人员根据系统的检索语法编制检索式进行检索，适用于熟练掌握检索技术的专业检索人员（图 5 – 39）。

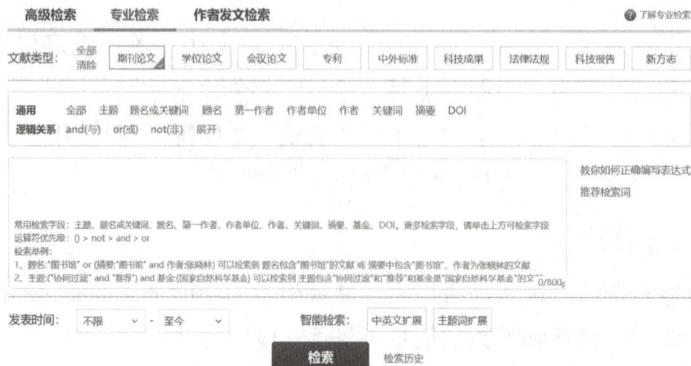

图 5 – 39　万方数据专业检索

(四) 跨库检索——作者发文检索

通过作者、第一作者、作者单位等检索字段查找作者发表全部文献的检索方式。用户选择文献类型后，根据所选字段名称输入检索词，可选择文献发表时间，点击"检索"后获得检索结果（图 5 - 40）。

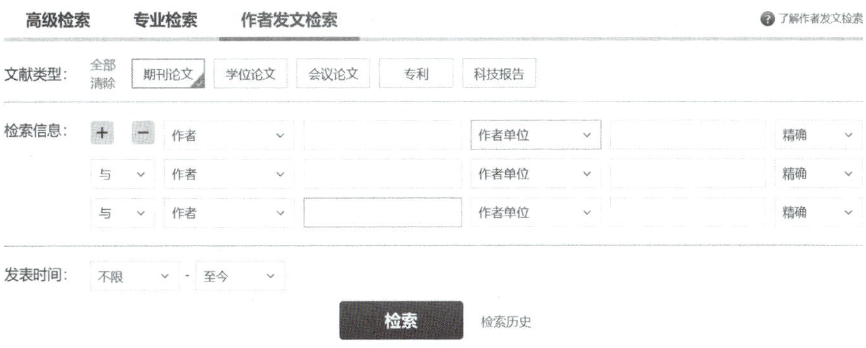

图 5 - 40　万方数据作者发文检索

三、检索结果的显示及处理

在期刊论文检索结果显示页面，系统默认为按相关度排序，可以切换为按出版时间、被引频次、下载量排列；每页显示 20 条，可以调节为 30 条或 50 条显示。检索结果页面分为两个部分：左侧为结果聚类分析区，中间为检索结果显示区（图 5 - 41）。

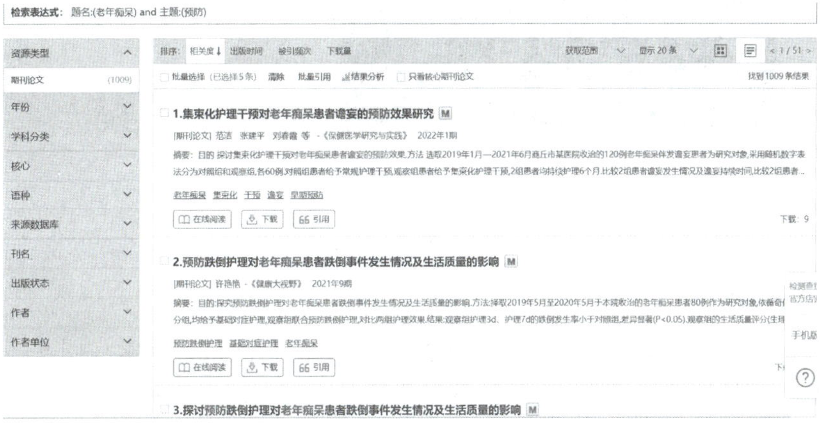

图 5 - 41　万方数据检索结果显示

1. 结果聚类分析区　可按资源类型、年份、学科聚类、核心、语种、来源数据库、刊名、出版状态、作者、作者单位显示。

2. 检索结果显示区　用户查看本次检索表达式、命中记录数和结果列表信息的区域，并可以使用翻页、导出、查看全文等功能。文献记录显示有"详细格式"和"简单格式"两种，默认为详细格式（图 5 - 41）。包括论文标题、作者、期刊名称、年月、关键词、摘要、"在线阅读""下载""引用"等。简单格式呈表格状显示，比详细格式少了关键词和摘要信息。在详细格式和简单格式下，均可直接点击论文标题，进入文献信息更详细的显示界面。

万方数据所有全文都支持 PDF 格式显示。如所在单位未购买该数据库，查看全文需要注册使用并收费。

四、万方医学网

万方医学网（http：//med. wanfangdata. com. cn）是万方数据对各类信息进行专业有效整合而开发的医学信息整合服务平台（图5－42）。截至2022年3月，万方医学网独家收录中华医学会、中国医师协会等权威机构主办的220余种中外文医学期刊，拥有1000余种中文生物医学期刊，4100余种外文医学期刊，930余部医学视频等高品质医学资源，该网站已成为中国医疗卫生专业人士查阅医学文献资源的重要网站，也是国内外医药企业进行品牌展示和学术推广的主要网络媒体新平台。

万方医学网有镜像版和手机版。万方医学网镜像版是为广大医院、医学院校等机构用户提供的信息解决方案。它收录的医学信息资源包括：中文医学期刊论文（含中华医学会独家期刊论文）、学位论文、会议论文、专利、标准、成果、法规以及医药企业等各类信息资源，同时涵盖了经济类、图书情报类、计算机技术类等600余种常用学科期刊资源。万方医学网手机版覆盖Iphone和Android两大手机客户端，用户能随时随地浏览万方医学网海量医学期刊资源。

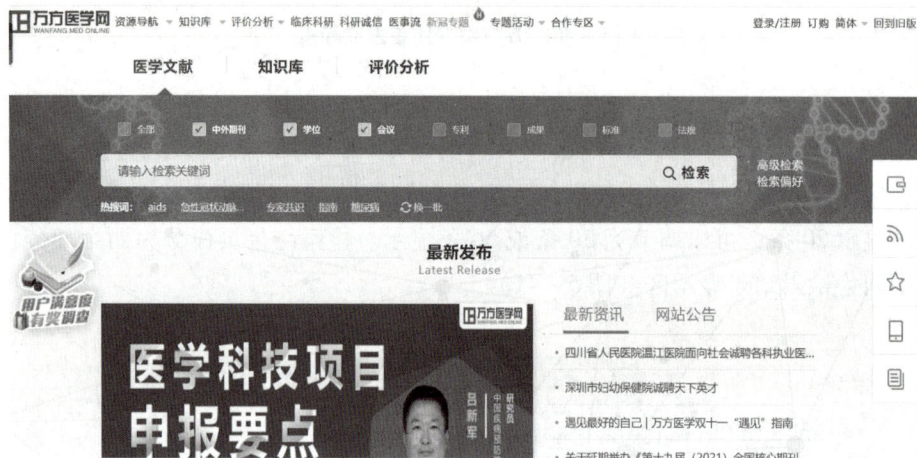

图5－42　万方医学网首页

（一）检索方法与技巧

1. 快速检索　进入万方医学网主页，默认的检索方式为一框式快速检索（图5－43）。快速检索是专为普通用户提供的检索方式，直接输入关键词进行检索。万方医学网的一框式快速检索可在医学文献、知识库、评价分析三大模块中进行，医学文献检索可在中外期刊、学位、会议、专利、成果、标准、法规等资源中检索，用户可以根据自己的需求选择相应的资源进行检索。当输入多个检索词时，多个词之间用空格连接，为"逻辑与"的关系。检索范围默认在全部字段中检索。检索结果默认按相关度排序。

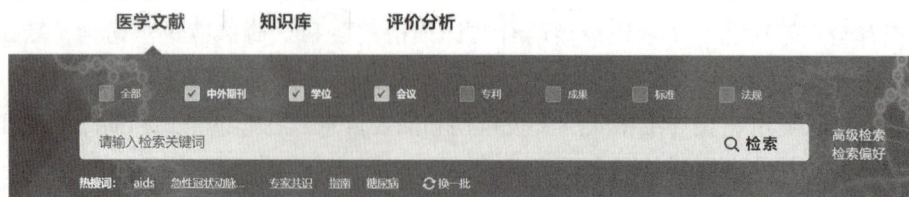

图5－43　万方医学网快速检索

2. 高级检索　在主页点击"高级检索",进入检索界面(图5-44)。

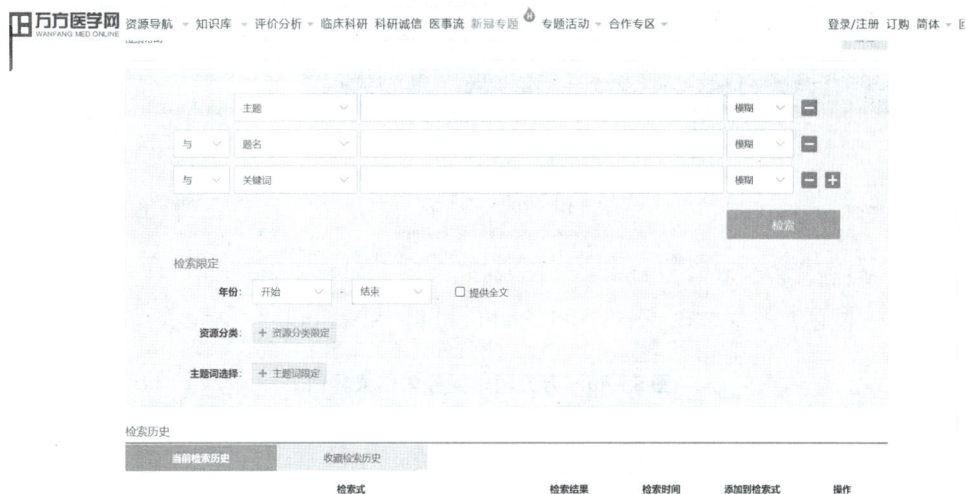

图5-44　万方医学网高级检索界面

高级检索可选择在期刊、学位、会议、专利、成果、标准、法规等数据库中进行检索。下面以期刊检索为例,介绍检索方法及使用。期刊检索主要在万方医学网收录的中外文期刊论文中进行检索,检出结果为中外文期刊文献(图5-45)。

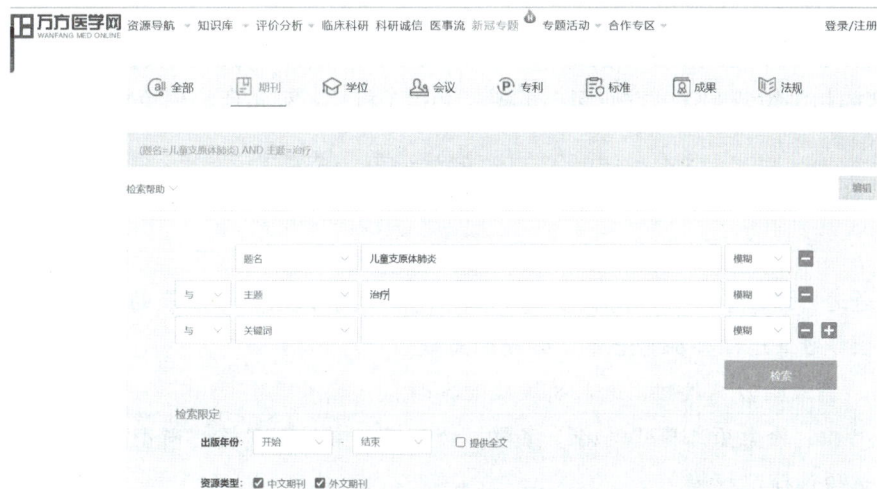

图5-45　万方医学网期刊检索

进行检索前,需要添加相应检索条件,还可以通过点击"＋"或"－"号来添加或者删除一组检索条件框(默认为三组,最多五组)。

步骤一:选择检索字段,输入检索词。点击检索项的下拉列表,选择字段(如全部字段、主题、题名、关键词、摘要、题名或关键词、作者、作者单位、期刊－刊名、期刊－第一作者、期刊－刊期、期刊－ISSN、期刊－CN、期刊－DOI号、期刊－PMID、期刊－扩展机构),用户可以按照自己的需要输入相应的检索词,并选择逻辑运算符,确定多个检索词之间的关系。

步骤二:检索限定,可限定出版年份、资源类型、期刊栏目、资源分类、主题词选择等。

步骤三:点击"检索"按钮,进入结果列表界面(图5-46)。

在结果列表界面中,除了检索结果列表之外,还有两块功能区,分别是"文献结果聚类分析区"

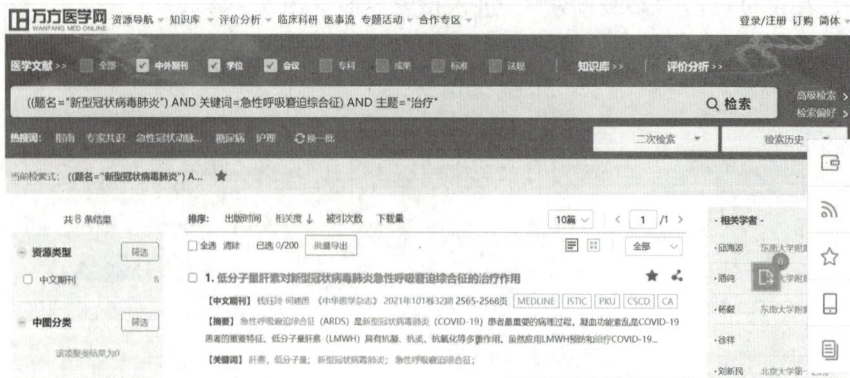

图 5-46 万方医学网检索结果界面

和"相关检索区",这两块的具体功能如下:

(1) 文献结果聚类分析区 该区分为资源类型、中图分类、年份、发布时间、关键词聚类、中文期刊-刊名、定制检索筛选项。各块功能如下。①资源类型:按照论文类型(期刊、学位、会议等)进行归类统计;②中图分类:是将检出的所有论文按照中图法的分类方式进行数据统计;③年份:按照论文发表时间进行归类统计;④发表时间:选定一个时间段进行数据统计;⑤关键词聚类:按照文献中出现的关键词进行聚类;⑥中文期刊-刊名:按照论文所属刊物进行归类统计,从高到低排列;⑦定制检索筛选项:不同的数据库中选项不同,在中文期刊中可选刊名、作者、作者单位、收录源、栏目名称、语种。

(2) 相关检索区 本区包括:相关专家、相关机构。①相关专家:主要是列举出所检出的论文中出现次数比较多的相关领域专家,方便用户了解;②相关机构:列举所检出论文中发文量较多的相关领域研究机构。

步骤四:选择论文,点击标题进入论文信息页面。

⇒ 案例引导

案例 通过万方医学网的"高级检索"查找中华医学会期刊上发表的有关"新型冠状病毒肺炎合并急性呼吸窘迫综合征的治疗"方面的文献。

1. 单击"高级检索"按钮,进入高级检索界面。

2. 第一行中,检索项选择"题名"字段,检索框中输入检索词"新型冠状病毒肺炎","精确与模糊"选项选择"模糊"。

3. 第二行中,逻辑关系选择"与",检索项选择"关键词"字段,检索框中输入检索词"急性呼吸窘迫综合征",后面选择"模糊"。

4. 第三行中,逻辑关系选择"与",检索项选择"主题"字段,检索框中输入检索词"治疗",后面选择"模糊"。

5. 资源类型中选择"中华医学会期刊"。

6. 点击"检索"按钮(图 5-46),显示检索到的文献。

(二) 检索结果显示及下载

期刊论文检索结果文摘格式显示界面中(图 5-47)包括如下几个功能区:论文概要,论文相关信息,参考文献与引证文献区,相似文献区,相似外文,相似会议,相似学位,相关检索区。其中相关检索区包括了相关作者、相关期刊。

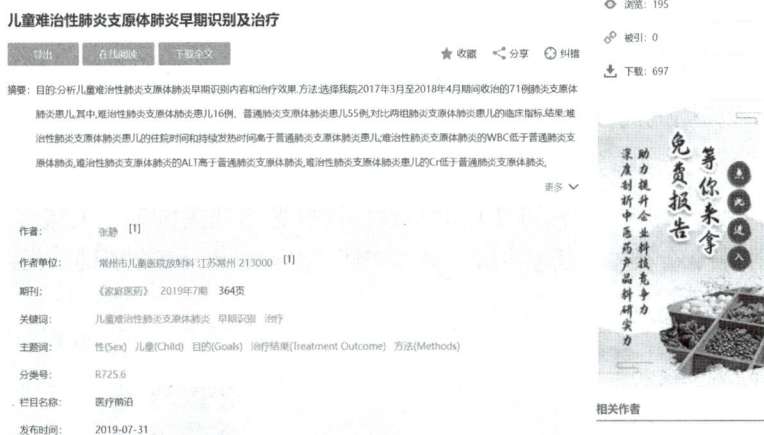

儿童难治性肺炎支原体肺炎早期识别及治疗

导出　　在线阅读　　下载全文

浏览：195
被引：0
下载：697

摘要：目的:分析儿童难治性肺炎支原体肺炎早期识别内容和治疗效果.方法:选择我院2017年3月至2018年4月期间收治的71例肺炎支原体肺炎患儿,其中,难治性肺炎支原体肺炎患儿16例,普通肺炎支原体肺炎患儿55例,对比两组肺炎支原体肺炎患儿的临床指标.结果:难治性肺炎支原体肺炎患儿的住院时间和持续发热时间明显高于普通肺炎支原体肺炎患儿,难治性肺炎支原体肺炎的WBC低于普通肺炎原体肺炎,难治性肺炎支原体肺炎的ALT高于普通肺炎支原体肺炎,难治性肺炎支原体肺炎患儿的Cr低于普通肺炎支原体肺炎.

更多

作者：　张静 [1]

作者单位：　常州市儿童医院放射科 江苏常州 213000 [1]

期刊：　《家庭医药》 2019年7期 364页

关键词：　儿童难治性肺炎支原体肺炎 早期识别 治疗

主题词：　性(Sex) 儿童(Child) 目的(Goals) 治疗结果(Treatment Outcome) 方法(Methods)

分类号：　R725.6

栏目名称：　医疗前沿

发布时间：　2019-07-31

相关作者

图 5 - 47　万方医学网期刊论文检索结果界面

确定检索到的论文符合要求后，用户就可以着手下载了，万方医学网的资源主要是付费资源，同时也提供部分免费资源供用户使用。

第四节　中文科技期刊数据库

一、概况

《中文科技期刊数据库》简称"中刊库"，是重庆维普资讯有限公司开发的全文数据库，包含了1989年至今的15200余种期刊（现刊9456种），部分期刊回溯至创刊年，截至2022年3月，文献总量7100余万篇，共分为8个专辑：社会科学、自然科学、工程技术、农业科学、医药卫生、经济管理、教育科学、图书情报。

除中刊库外，重庆维普资讯有限公司还开发了《机构智库》、《智立方知识资源服务平台》《维普考试服务平台》等产品。

本节主要对中刊库进行介绍，网址：http：//qikan. cqvip. com/（图 5 - 48）。

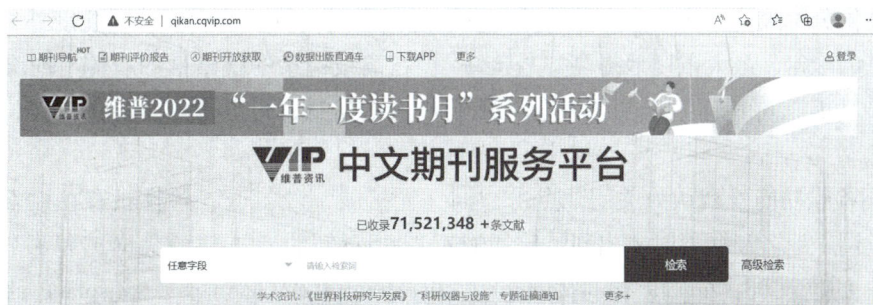

图 5 - 48　维普资讯中文期刊服务平台

二、检索途径及方法

（一）基本检索

1. 基本检索　维普期刊资源整合服务平台提供的默认检索方式，操作简单快捷。提供的检索字段共14项：任意字段、题名或关键词、题名、关键词、摘要、作者、第一作者、机构、刊名、分类号、参考文献、作者简介、基金资助、栏目信息。选择检索字段，在检索框中输入检索词，点击"检索"，即可得到检索结果。当检索结果不理想时，还可以通过"在结果中检索""在结果中去除"来进行二次检索。

2. 检索规则　检索框中输入的所有字符均被视为检索词，不支持任何逻辑运算；如果输入逻辑运算符，将被视为检索词或停用词进行处理。

（二）高级检索

1. 高级检索　高级检索（图 5－49）可使用的检索字段有题名或关键词、关键词、题名、摘要、作者、第一作者、机构、刊名、分类号、任意字段、参考文献、作者简介、基金资助、栏目信息（表 5－1）。

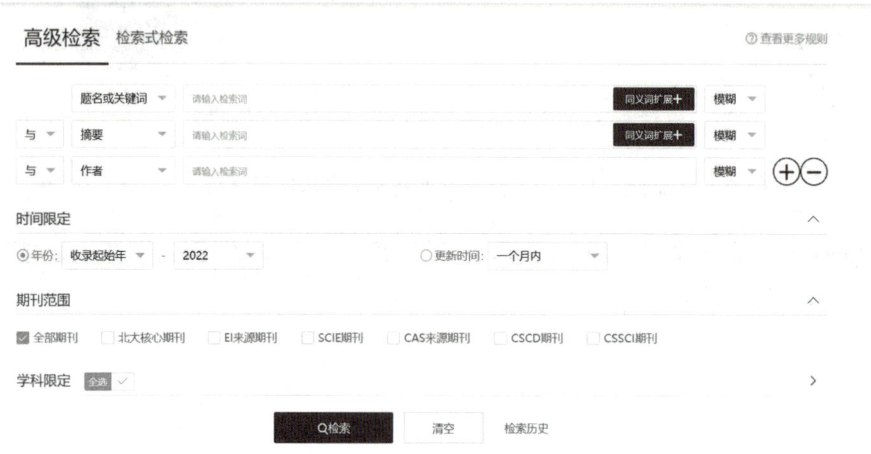

图 5－49　维普资讯高级检索界面

表 5－1　维普资讯字段标识对照表

代码	字段	代码	字段
U	任意字段	S	机构
M	题名或关键词	J	刊名
K	关键词	F	第一作者
A	作者	T	题名
C	分类号	R	摘要

高级检索提供分栏式检索词输入方法。除可分别选择逻辑运算、检索项、匹配度外，还可以进行相应字段扩展信息的限定，最大限度地提高"查准率"。在高级检索的检索框的右侧有时会出现按钮实现相对应的"扩展功能"，在前面的输入框中输入需要查看的信息，再点击相对应的按钮，即可得到系统给出的提示信息。

（1）同义词检索功能　默认为关闭，点击"同义词扩展＋"打开，并且只有在检索字段选择题名或关键词、关键词、题名和摘要时才出现。比如输入"肝移植"，点击"同义词扩展＋"按钮，即可检索出"肝移植"的同义词：hepatic transplantation、live transplantation、liver transplant、liver transplantation、liver transplantations、肝脏移植等，用户可以选择多个同义词，以扩大搜索范围。

（2）查看分类表　只有在检索字段选择分类号时才出现，可以直接点击按钮，会弹出分类表，可逐级点击添加类目进行检索。

用户可以进一步通过时间限定、学科限定、期刊范围限制检索范围，从而减小搜索范围，获得更符合需求的检索结果。

2. 检索规则

（1）检索框中可支持"并且"（AND/and/＊）、"或者"（OR/or/＋）、"非"（NOT/not/－）三种

简单逻辑运算。

（2）逻辑运算符 AND、OR、NOT，前后须空一格；逻辑运算符优先级为：NOT > AND > OR，且可通过英文半角（）进一步提高优先级。

（3）表达式中，检索内容包含 AND/and、NOT/not、OR/or、*、- 等运算符或特殊字符检索时，需加半角引号单独处理。如："multi - display" "C + +"。

（4）精确检索请使用检索框后方的"精确"选项。

（三）检索式检索

1. 检索式检索　可运用检索词、字段标识符、逻辑运算符等直接在检索框中编制检索式，然后通过时间限定、学科限定、期刊范围，相关检索条件进行限制选择，点击"检索"按钮即可。

2. 检索规则

（1）逻辑运算符 AND、OR、NOT 可兼容大小写，逻辑运算符优先级为：（）> NOT > AND > OR；所有运算符号必须在英文半角状态下输入，前后须空一格。

（2）英文半角""表示精确检索，检索词不做分词处理，作为整个词组进行检索，以提高准确性。

⇒ 案例引导

案例　利用中文科技期刊数据库查找有关过敏性结膜炎诊疗方面的文献。

检索式为：M =（变态反应性结膜炎 + allergic conjunctivitis + 过敏性结膜炎 + 变应性结膜炎）* M =（诊断 + 治疗 + 诊疗）

（四）期刊导航

点击"期刊导航"，期刊导航页提供三种搜索方式来查找所需期刊（图 5 - 50）。

1. 直接检索　如图 5 - 50 所示，通过输入期刊名称或 ISSN 号码，点击"期刊检索"按钮，即可进入刊名列表页，点击刊名即可进入期刊内容页。

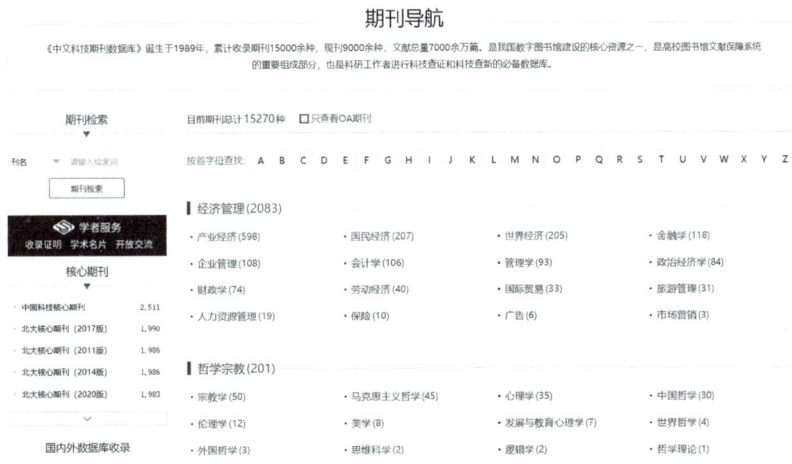

图 5 - 50　维普资讯期刊导航界面

2. 按字母顺序查找　点击期刊名称汉语拼音首字母进入期刊列表，如点击字母 Z，即可列出刊名拼音字母以 Z 为首字母的所有期刊列表。

3. 导航检索　根据学科分类在全部期刊或核心期刊范围内查找、根据国内外数据库收录情况查找、根据期刊地区分布进行查找。查到相应期刊后，点击刊名即可显示期刊详细信息，然后可进行单期浏览或直接检索。

（五）检索历史

系统自动保存最近的 20 条检索历史记录，包括编号、检索结果、检索表达式、删除检索式及操作（图 5 - 51）。用户可通过点击检索结果或检索表达式查看检索结果，对无用的检索表达式可选中后点击"删除"，进行删除。系统退出后，检索历史清除。

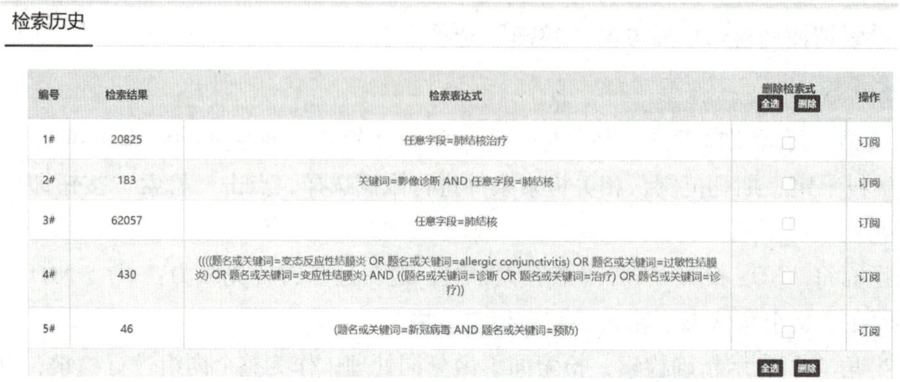

图 5 - 51　维普资讯检索历史界面

三、检索结果的显示和处理

检索结果的显示页面分两部分，上部分是检索区，供二次检索选择，下部分是检索结果的显示。

（一）二次检索

一次检索的结果中可能会遇到某些检出数据不是所需要的，说明检索条件限制过宽，这时就可以考虑采用二次检索。二次检索是在一次检索的检索结果中运用"与""非"进行再限制检索，其目的是缩小检索范围，最终得到期望的检索结果。

在检索结果显示界面左侧，有二次检索方式，可重新输入检索词，在检索框下有"在结果中搜索""在结果中去除"两项点击选择。

（二）检索结果的显示

1. 文摘格式　默认格式，显示文献的题录内容包括题名、作者、出处、部分摘要、关键词、被引量（图 5 - 52）。

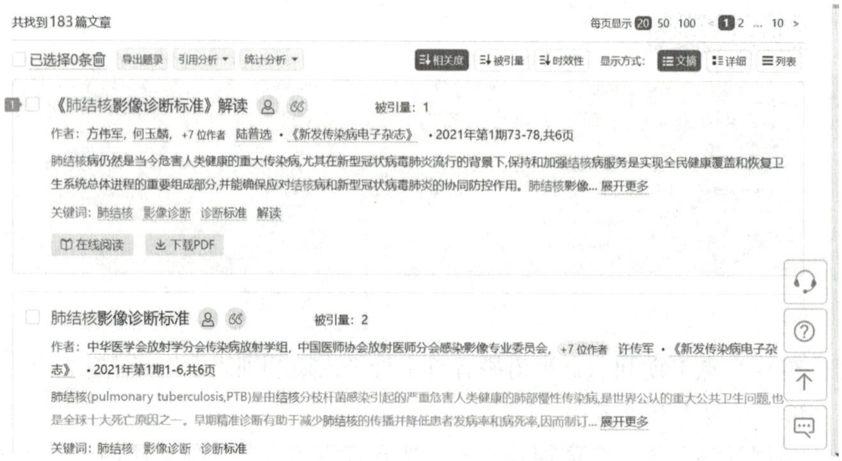

图 5 - 52　维普资讯检索结果的文摘格式

2. 详细格式　点击"详细"，显示文献的详细格式，在详细格式中除概要信息外，还有完整摘要、机构、基金、英文关键词、分类号。如果直接点击文献题名，则显示该文献的详细信息，显示的内容会更全。

3. 列表格式　点击"列表"，显示文献的列表格式，在列表格式中显示文献的题录内容包括题名、作者、出处、发文量、被引量等。

（三）检索结果的阅读、打印、获取

在检索结果显示页面，点击"在线阅读"或"下载 PDF"，即可打开或下载 PDF 格式的文献全文。对于不能直接下载的文献，维普公司采用"文献传递"的模式提供全文。

目标检测

答案解析

1. 通过 CBM，检索 2018 年至今，北京大学马姓作者发表的综述性文献。

2. 通过 CBM，查找小儿肺结核的分类号。

3. 通过 CBM，检索胡大一作为第一作者，在首都医科大学和北京大学工作期间，发表的关于心肌梗死方面的文献。

4. 通过 CBM，检索中草药治疗新型冠状病毒肺炎的文献。

5. 通过 CBM，检索发表在《中国高等医学教育》杂志上有关对分课堂或 PAD 教学模式的文献。

6. 利用中国学术期刊（网络版）检索：2018—2022 年核心期刊发表的关于卵巢早衰的治疗方面的论文。

7. 练习 CNKI 高级检索：2018—2022 年《中国预防医学杂志》中关于睡眠障碍与焦虑的关系的论文。

8. 利用万方数据库检索宋妍在《思想政治教育研究》学术杂志上发表的标题为"从抗疫精神读懂社会主义核心价值观"一文，请给出作者单位及该文章所在的期刊号，并说明检索策略。

9. 利用万方数据库检索 2021 年发表的，主题中包含"中国文化"或"传统文化"、关键词中包含"剪纸"的文章，并完成以下题目：①写出检索结果数目；②在检索结果中任选一篇文章，写出该篇文章的题名、作者、来源文献、发表时间、来源数据库。

10. 利用中文科技期刊数据库的期刊导航功能，写出适合本专业的两种核心期刊的刊名、ISSN 号、CN 号和主办单位，并写出最新一期是第几期、该期共收录多少篇文献。

11. 利用中文科技期刊数据库检索 2017—2022 年关键词为"过敏性结膜炎"的文献有多少篇？在结果中以关键词为"治疗"进行二次检索，结果有多少篇？打开任意一篇全文，熟悉浏览器的各种功能，练习文字识别功能（文本选择方式、栏选择方式、图像选取方式）。

（张素萍）

书网融合……

本章小结　　　　题库

第六章　外文数据库检索

📋 **学习目标** ⌁⌁

1. **掌握**　掌握外文数据库检索规则、检索方法与检索功能。
2. **熟悉**　熟悉外文数据库收录范围与提高检索效率的措施。
3. **了解**　了解外文数据库概况、临床咨询等辅助检索功能。

第一节　PubMed

一、概况

PubMed（https：//PubMed.ncbi.nlm.nih.gov/）是美国国家医学图书馆（National Library of Mdicine，NLM）下属的国家生物技术信息中心（National Center for Biotechnology Information，NCBI）开发的一个基于 Web 的生物医学文献检索系统，是 NCBI 检索体系 Entrez 的一个组成部分，自 1997 年 6 月起面向网上用户免费开放。

PubMed 收录了包括全世界 80 多个国家 5200 多种生物医学期刊在内的 3400 多万条文献记录，部分文献可回溯至 1781 年。PubMed 作为文摘型的检索系统，提供所有文献的题录或摘要信息；部分文献可直接获取全文，来自 NLM 开发的免费生物医学数字化期刊全文数据库 PubMed central（PMC）的文献，以及部分出版商提供的免费期刊文献等。

二、检索方法与技巧

（一）基本检索

基本检索是 PubMed 默认的检索方式。在 PubMed 主页的检索框中直接输入检索词进行检索（图 6 - 1）。基本检索支持布尔逻辑检索、自动词语匹配检索、精确检索、截词检索、著者检索、期刊检索等功能。

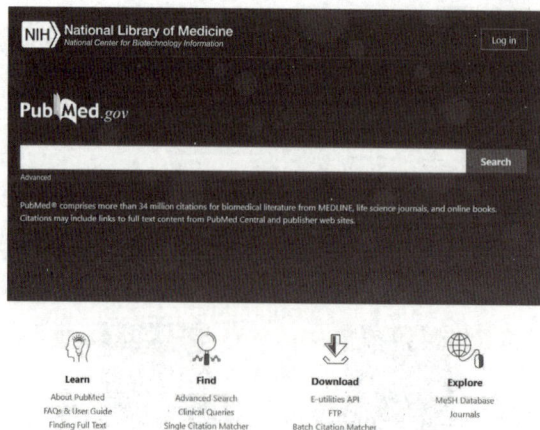

图 6 - 1　PubMed 基本检索

1. 布尔逻辑检索　PubMed 支持 AND、OR、NOT 三种布尔逻辑运算。检索框中直接输入几个检索词时，系统默认词语间是 AND 的关系。

2. 自动词语匹配　在检索框中输入未加任何限定的检索词时，系统会按照自动词语匹配的原理进行检索，将依次在主题转换表包括 MeSH（医学主题词）、期刊转换表、作者索引和研究者（协作者）索引等进行检索。如果在相应的转换表中找到匹配的词，系统将自动转换为相应的 MeSH 主题词、刊名或著者进行检索，同时将检索词限定在 All fields（所有字段）中进行检索，两者之间执行 OR 的布尔逻辑运算。如果多个检索词或短语词组，系统会继续拆分单词后分别在 All fields 中检索，单词之间执行 AND 布尔逻辑运算。

3. 字段检索　字段检索的基本格式为检索词［字段标识］，如 leptin［TI］。PubMed 的记录字段有 60 多个，其中主要字段见表 6-1。

表 6-1　PubMed 的主要记录字段

字段标识	字段名称	字段简要说明
AD	Affiliation 机构名称及地址	第一著者单位、地址、国别、电子邮箱等信息。如：Peking Union Medical College［ad］
AU	Author 作者	姓名常用一般的规范格式，即姓在前，用全称，名在后，用首字母。如：Smith J［au］。2002 年以后的文献记录支持作者全名检索
TI	Title 标题	可以是全部标题，可以是标题关键词。如：liver transplantion［ti］
TA	Journal 期刊	包括期刊全称、刊名缩写、ISSN 号等。如：J Biol Chem［ta］
DP	Publication Date 出版时间	出版日期，采用 YYYY/MM/DD［dp］的格式，如：2021/03/25［dp］
MH	MeSH Terms 主题词	MeSH 主题词。如 liver neoplasms［mh］。主题词与副主题词搭配，如：liver neoplasms/diet therapy
PT	Publication Type 文献类型	包括综述、临床试验等。如：review［pt］
LA	Language 文献语种	文献全文语种，如：Chinese［la］

4. 截词检索　使用截词符 *，截词检索最多可以检索 600 个词形变异，如果超过 600 个，系统将会给出提醒将词根加长以检索出所有包含该词根的检索词的文献。

5. 精确检索　使用""来实现精确检索。精确检索也称为强制检索，将检索词加上双引号进行检索时，PubMed 关闭自动词语匹配功能，直接将词语作为一个检索词进行检索，避免了自动词语匹配时将短语拆分可能造成的误检，可提高查准率。

6. 著者检索　在检索框中输入著者姓名，PubMed 会自动执行著者检索。著者检索时，一般采取姓在前用全称，名在后用首字母缩写的形式。2002 年后，也可以采用作者全称进行检索。

7. 期刊检索　期刊检索可使用期刊全称、期刊简称或期刊刊号（ISSN），在刊名后可加上字段限定"［journal］"或者"［ta］"，可提高期刊检索的查准率。

（二）高级检索

在 PubMed 主页点击 Advanced 进入高级检索（Advanced Search）界面（图 6-2）。高级检索界面由两部分组成：高级检索式构建器（PubMed Advanced Search Builder）、检索历史和检索细节（History and Search Details）。

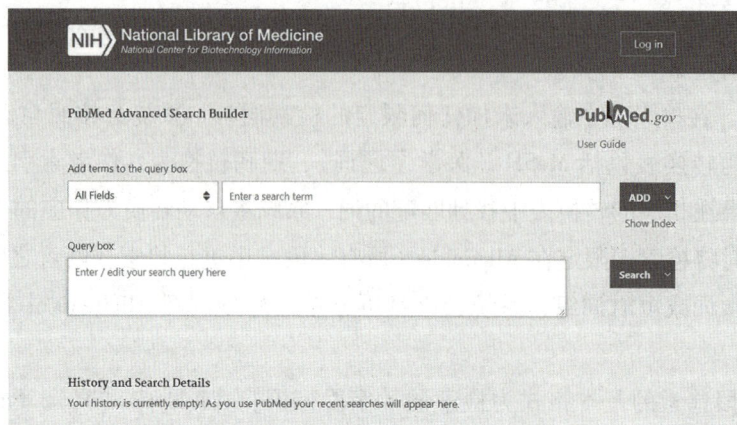

图 6 - 2   PubMed 高级检索界面

1. 检索式构建器（Add terms to the query box）   在检索式构建器中添加检索词，多个检索词时可点击 ADD 添加词语，同时选择布尔逻辑检索符号，在检索框中（Query box）自动显示检索式（图 6 - 3）。高级检索可以通过选择字段限制检索范围，提高查准率。检索式是按照构建器中的输入顺序自动生成，可对检索式进行编辑修改。

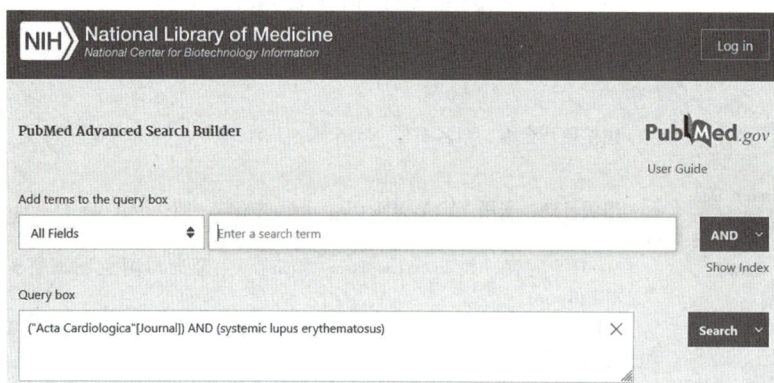

图 6 - 3   高级检索检索式构建

2. 检索历史和检索细节（History And Search Details）   检索历史记录了 PubMed 的所有检索过程。每条检索记录包括检索式序号、检索细节、检索式、检索结果及检索时间。

检索细节（Details）显示本次检索实际使用的检索式，即输入的检索式被 PubMed 进行自动词语匹配、检索语法转换后的详细信息。如果对系统自动转换的检索式不满意，可以把检索式复制到检索框后直接修改并再次检索。

⇒ 案例引导

  案例   利用 Pubmed 高级检索功能，检索期刊 Acta Cardiologica 中有关系统性红斑狼疮（systemic lupus erythematosus）的文献。

  1. PubMed 主界面点击"Advanced search"，进入高级检索界面。

  2. 在检索框中检索入口选择"Journal"，输入检索词"Acta Cardiologica"，点击"ADD"。

  3. 在检索框中选择入口"All fields"，输入检索词"systemic lupus erythematosus"，点击"ADD WITH AND"。

  4. 查看 Query box 中检索式（图 6 - 3），点击"Search"，进入检索结果界面。

（三）主题检索（MeSH Database）

在 PubMed 主页的 Explore 下点击 MeSH Database 进入主题词检索界面。主题词检索步骤主要有两步。

1. 查找主题词 在检索框中输入检索词，点击"Search"，在 MeSH 数据库中查找其对应的主题词。系统将检索出相关主题词，通过主题词解释选择该词对应的主题词（图6-4）。

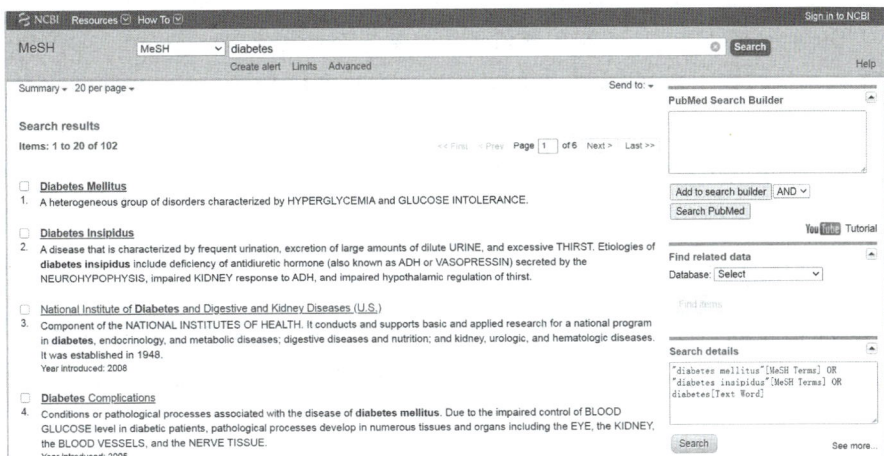

图6-4 主题词检索界面

2. 构建检索式 确定对应的主题词后，进入到主题词的详细信息界面（图6-5）。该页面上，可查询 MeSH 词含义、可组配的副主题词（Subheading）、款目词（Entry Terms）、树状结构号（Tree Numbers）等。主题词可以搭配副主题词检索，也可以单独检索。副主题词可以选择多个，多个副主题词之间是逻辑或的关系。此外，还可以选择限定为主要主题词检索（Restrict to MeSH Major Topic），不进行扩展检索（Do not include MeSH terms found below this term in the MeSH hierarchy）。

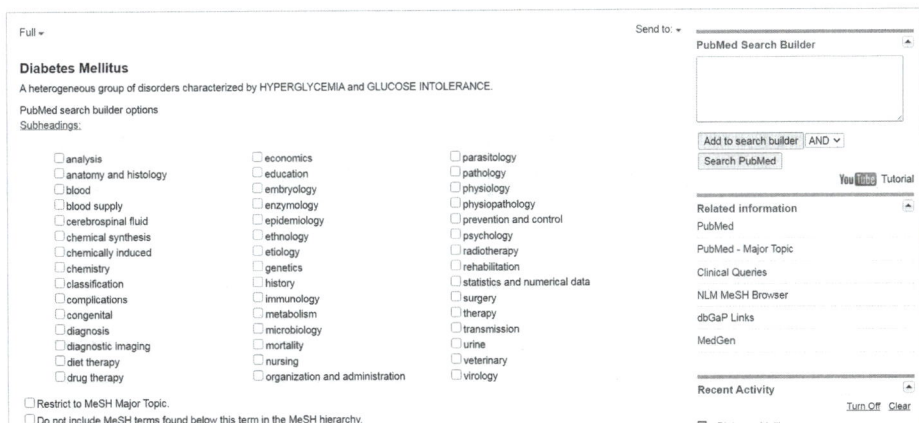

图6-5 主题词详细信息界面

如果还有其他主题词同时检索，可按照上述操作依次确定添加，注意多个主题词之间的逻辑关系，在"Add to Search Builder"右侧的下拉框中，根据实际情况选择相应的逻辑运算符（AND、OR、NOT），最后点击"Search PubMed"。

⇒ 案例引导

案例 利用 PubMed 检索有关糖尿病（diabetes）流行病学方面的文献。

1. PubMed 主界面点击"MeSH Database"，进入主题检索界面。

2. 在 Mesh 检索框输入检索词"diabetes"。

3. 点击"Search"，进入 search results 界面（图 6-4）。

4. 浏览系统提供的相关主题词，根据释义选择恰当的主题词 Diabetes Melitus。

5. 点击"Diabetes Melitus"，进入主题词详细信息界面（图 6-5）。

6. 在列出的副主题词中选择 epidemiology，然后点击"Add to Search Builder（And）"，在检索式构建器中出现相应检索式 Diabetes Mellitus/epidemiology [Mesh]。

7. 点击"Search PubMed"进入检索结果界面。

（四）期刊检索（Journals referenced in the NCBI Databases）

在 PubMed 主页的 Explore 下点击 Journals 进入期刊检索界面。期刊检索可查询 PubMed 及 Entrez 平台其他数据库所收录的期刊信息。可从主题（topic），期刊全称、刊名缩写、ISSN 等入手进行查询（图 6-6）。

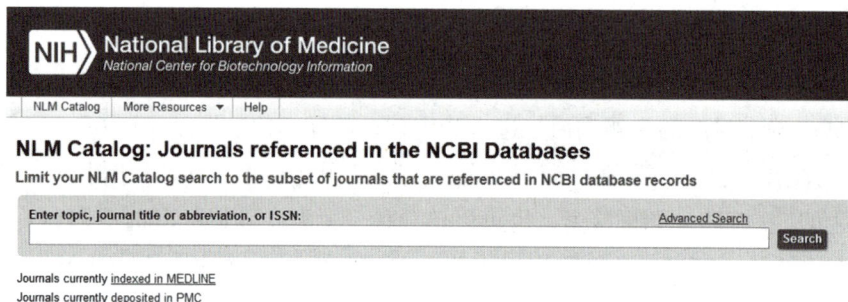

图 6-6 PubMed 期刊检索

（五）单篇引文匹配（PubMed Single Citation Matcher）

在 PubMed 主页的 Find 下点击 Single Citation Matcher 进入单篇引文匹配检索界面。单篇引文匹配检索主要用于从文献的基本信息（如刊名、出版日期、期刊的卷、期、起始页码、著者、篇名词）入手查找文献。

（六）批量引文匹配（PubMed Batch Citation Matcher）

在 PubMed 主页的 Download 下点击 Batch Citation Matcher 进入批量引文匹配检索界面。批量引文匹配检索主要用于批量核对文献信息。

（七）临床查询（PubMed Clinical Queries）

在 PubMed 主页的 Find 下点击 Clinical Queries 进入临床查询检索界面。临床查询是专门为临床医生设计的检索服务的。包括 Clinical Studies、COVID-19 两部分检索内容（图 6-7）。

1. 临床研究（Clinical Studies） 用于查找疾病的治疗（Therapy）、诊断（Diagnosis）、病因（Etiology）、预后（Prognosis）、临床预测指导（Clinical Prediction Guides）等方面的文献。同时综合考虑检索结果的查全率（broad）或查准率（narrow）。

2. COVID-19 文章 是为 2019 年出现的新型冠状病毒设定的专题检索。本专题有时间特定性，可能随着时间而更换。搜索内容包含新型冠状病毒的治疗（Treatment）、机制（Mechanism）、传播（Transmission）、诊断（Diagnosis）、预防（Prevention）、案例报告（CaseReport）、预测（Forecasting）等方面。

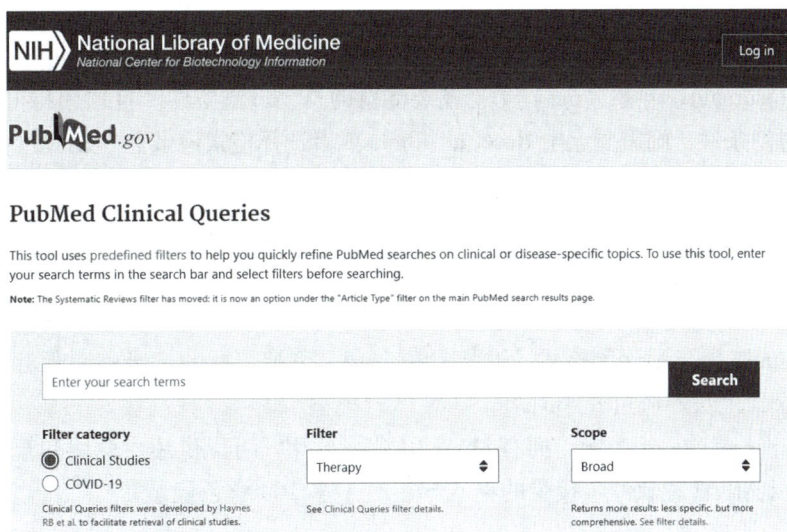

图 6-7　临床查询界面

三、检索结果与处理

（一）检索结果显示

1. PubMed 提供多种显示格式　系统默认为 Summary 格式，依次显示文献题名、著者、刊名、PMID号、文献类型、语种、摘要、是否有全文等内容，同时提供了结果的引用和共享服务（图 6-8）；除此之外，PubMed 检索结果的显示还可以选择 Abstract、PubMed、PMID 等格式。点击文献标题可以进入文献的 Abstract 格式，该格式下包含该文章的 Abstract、Similar articles、LinkOut、more resources 链接等信息。在检出记录的 Summary 和 Abstract 显示模式下，PubMed 提供了检出结果的引用和共享服务，点击 CITE，显示该记录的详细格式，包括 DOI 和 PMID 信息，选择 Share，可以分享到 twitter 和 facebook 中。

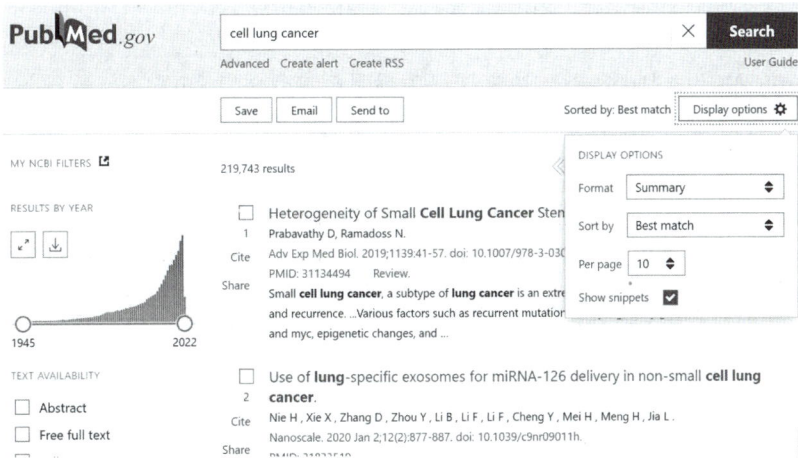

图 6-8　PubMed 检索结果显示

2. 检索结果的排序方式　PubMed 默认的是最佳匹配（Best match），另外还有最新入库时间（Most recent）、出版时间（Publication date）、第一作者（First author）、期刊（Journal）等方式。

（二）检索结果筛选

PubMed 检索结果界面的左侧显示过滤类型的选项。主要有结果年度发表（results by year）、文本的可获取性（text availability）、文献属性（article attribute）、文献类型（article type）、出版时间（publication date）等，如果查看更多的过滤条件，可点击"additional filters"，如物种（species）、语种（languages）、性别（sex）、期刊（journal）、年龄（age）等。需要注意的是，过滤条件一旦选用将持续有效，如果后续检索不需要所选的过滤条件，则需要点击 Reset all filters 或者选择检索记录上方显示的 Clear all。

（三）检索结果输出与保存

在检索结果页面，有 Save、Email、Send to 的选择，用于保存和输出检索结果。

使用 Save，可以将检出的记录，全部或部分下载到一个文本文件（File）。点击 Email 可以将选择的检出记录（最多 200 条）通过电子邮件发送用户的邮箱。点击 send to，可选择 Clipboard、My Bibliography、Collections、Citation manager 等格式。选择 Clipboard，可把选择的记录临时保存在剪贴板中，最多可以保存 500 条记录，最长不超过 8 小时。

My Bibliography，Collections 功能，拥有 MyNCBI 账号的用户可以供用户调用和管理。Citation manager 功能，可将记录以文献管理软件可接受的格式导出（最多 10000 条记录）。

（四）Log in

PubMed 可为登录 NCBI 用户提供各种个性化服务，如邮件提醒 Create alert、个性化过滤器 Manage Filters 等。从 2021 年开始 NCBI 将过渡到联合帐户登录，之前在 NCBI 注册的用户名和密码将消失。联合帐户即用户使用第三方服务账号登录 NCBI，如 eRA Commons、Google、Facebook、大学或机构的个人账号。

1. 邮件提醒　在 PubMed 检索结果页面，点击"Create alert"可以保存当前检索式，根据需要设置系统自动定期进行检索，将系统新入库数据的检索结果发送至指定邮箱。设置的检索频率可以是每天、每周或者每月一次，检索结果为从上次检索到本次检索期间新增加的相关文献。邮件提醒服务方便用户跟踪课题的最新文献信息。

2. 个性化过滤器　对于在 PubMed 检索过程经常用到的限定条件，例如文献语种、文献类型、文本获取等，可以设置个性化的过滤限定条件，将相应的过滤器添加到个人账号的过滤器设置中。点击检索结果页面右上角的"Manage Filters"链接，即可进入 My NCBI – Filters 选择设置个性化过滤器。

第二节　Embase

Embase（Excerpta Medica Database）是全球最大最具权威性的生物医学与药理学文摘数据库，也是全球最大的医疗器械数据库，由荷兰 Elsevier 公司独家出版，其前身为"荷兰医学文摘"。Embase 针对生物医学和药理学领域信息提供基于网络的数据检索服务，包含已发表的、同行审阅中的文献以及会议摘要。涉及学科广泛，涵盖了药物研究及药理学、实验与临床医学、生物医学工程与技术、生物医学各基础学科、卫生政策与管理、药学经济学、环境与职业卫生、兽医、法医学和替代医学等，为药物警戒、循证医学、医学决策提供文献支持。Embase 网络数据库有跨库检索功能，可同步检索 Embase 和 MEDLINE 数据库，并且有较成熟的主题词表——Emtree。

一、概况

Embase 将 1974 年以来的 Embase 生物医学记录与 1966 年以来的 Medline 记录相结合并去重，共包含 95 个国家及地区出版的 8600 多种刊物，其中 2900 种期刊在 Medline 中无法检索到，覆盖了各种疾病和药物信息，尤其涵盖了大量北美洲以外（欧洲和亚洲）的医学刊物，从而真正满足了生物医学领域的用户对信息全面性的需求。

数据范围涵盖了 1947 年以来的 4100 多万条文献记录，收录了 2009 年以来全世界 11500 多个会议的

360 万份会议摘要。并且持续以每年 150 万条、每日 6000 条记录的速度更新递增。

Embase 所有文章都使用 Elsvier 的生命科学词库 – Embase Indexing and Emtree 进行深度索引，包括药品、疾病和医疗器械数据等，确保有价值的生物医学证据最大程度被发现和获取。检索时系统可使用 Emtree 进行自动转换，意味着无论搜索者使用哪个术语，例如维生素 C 可以使用 vitamin C（同义词）或 ascorbic acid（首选术语），都可获得几乎相同的结果。

与 Medline 数据库相比，Embase 具有以下特点：①Embase 涵盖了 Medline 全部记录以及无法在 Medline 中检索到的 2900 多种期刊。②Embase 涵盖了更多的欧洲和亚洲文献，且药学和药理学方面的文献收录范围非常广泛；而 Medline 更侧重收录北美文献。③Embase 采用 Emtree 进行主题标引，Medline 采用 MeSH 进行主题标引，所有的 MeSH 术语都包含在 Emtree 词典里，用 MeSH 术语也能轻松找到 Embase 的记录，相比 MeSH，Emtree 的标引具有更大的广度和深度，也就具有更高的查全率。

Embase 网址为 https：//www.embase.com/。

二、检索技术

Embase 检索功能强大，支持多种检索技术，主要包括以下方面。

（一）布尔逻辑检索

运算符 "AND" "OR" "NOT"，可以组合运算，运算顺序从左至右，不区分布尔算符优先级，使用 （ ） 可以优先运算。例如：（A AND B） OR （C AND D） 运算结果等同于 A AND B OR （C AND D）；（A OR B） AND （C AND D） 运算结果等同于 A OR B AND C AND D。

（二）截词检索

"＊"（代替一个或多个字母），如 cat＊，可以检到'cat''cats''catalyst''catastrophe'等；"？"（单字母截断），wom？n，可以检到'woman''women'；"$"（代替 0 – 1 个字母），如：group $可以检到'group''groups'等。

（三）短语检索

可以使用单引号或双引号或连字符，如：'heart attack' 或"heart attack" 或 heart – attack，均表达短语检索。

（四）邻近运算符

"NEAR/n" 和 "NEXT/n"，分别表示在一个记录中两个词之间的距离在 n 个字以内，词序可颠倒或必须一致：如：drug＊ NEAR/2 adverse。

（五）字段限制符

字段限制符冒号 "："，表达式为检索词在前字段在后，中间使用 "："连接："au、ab、ff、ti、pt"（作者、摘要、著者单位、文献题名、来源类型）等共 45 个，组合形式如 zhang：au、'shandong first medical university'：ff 等。

三、检索方法与技巧

Embase 检索功能主要包括 Search、Emtree、Journals、Results、My tools 等五大部分，Search 检索方式包括快速检索、PICO 检索、高级检索、药物检索、疾病检索、设备检索以及文章检索等。几种检索方式互不独立，同一检索词可以根据语义及性质选择不同检索途径，如检索词为某一疾病，可选择疾病检索或高级检索；若同样为某一药物，可选择药物检索或高级检索。也可使用检索符号对检索结果作进一步限定。

Embase 主页上方右侧标题栏提供五大检索功能选项：Search（检索），默认选项；Emtree（主题词检索入口）；Journals（期刊查找）；Results（结果显示区）；My tools（个性化结果保存）（图 6 – 9）。

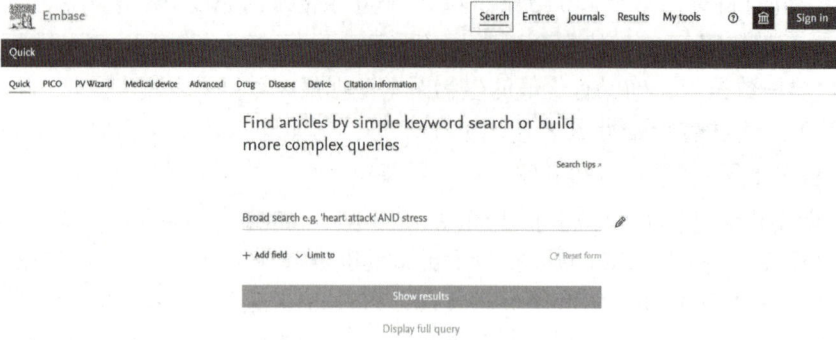

图 6-9　Embase 主页显示区

（一）search 检索

提供多种检索方式，从左向右依次为 Quick（快速检索）、PICO（PICO 检索）、PV Wizard（药物警戒向导检索）、Medical device（医疗设备检索）、Advanced（高级检索）、Drug（药物检索）、Disease（疾病检索）、Device（设备检索）、Citation information（引文检索）等，主界面默认为快速检索界面（图 6-10）。下面重点介绍 Quick、PICO、Advanced、Drug、Disease 以及 Citation information 等六种检索方式。

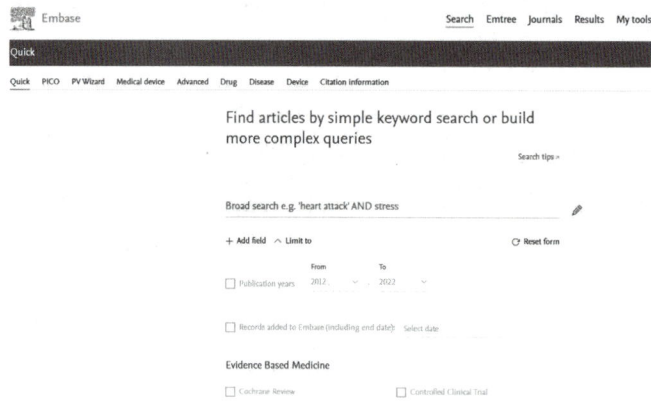

图 6-10　Embase 快速检索界面

1. Quick（快速检索）　快速检索界面主要由两部分组成，检索词输入区和条件限定区。检索字段默认 Broad search，在 34 个字段和全部字段中检索，可以输入任意的单词、词组或检索表达式，支持截词和布尔逻辑运算。比如检索" lung cancer " AND therapy；也可以单击右侧小铅笔按钮，打开字段选项，选择合适字段，通过 **+ Add field**，实现多个字段的逻辑运算，不同行间选择合适的布尔逻辑符 "AND/OR/NOT" 运算；限定区可以从两个方面进行限定：时间的限定，分为出版时间和录入到 Embase 的时间；Evidence Based Medicine 的限定，包括：Cochrane Review（Cochrane 综述），Controlled Clinical Trial（对照临床试验），Systematic Review（系统综述），Randomized Controlled Trial（随机对照试验），Meta Analysis（*Meta* 分析）等。例如检索 Embase 近两年收录的关于肺癌的治疗的随机对照实验（图 6-11）。

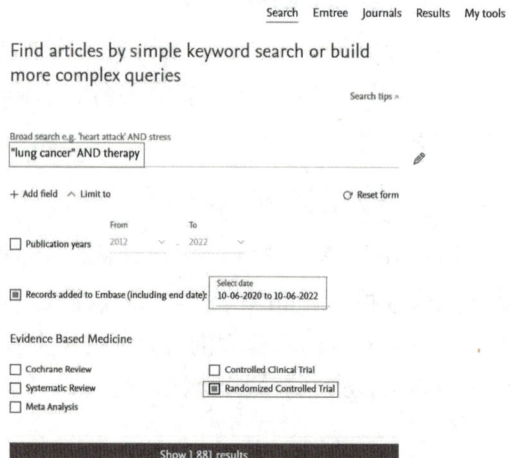

图 6-11　Embase 快速检索示例

2. PICO（PICO 检索） PICO 是基于循证医学（EBM）理论的一种将提问信息格式化的检索方式。P、I、C、O 分别为 population，interventions，comparisons，outcomes 的缩写。

（1）问题的对象 Population，即患者或研究对象。

（2）干预措施 Intervention，即一种暴露因素、一种诊断技术、一种治疗方法等。

（3）对比措施 Comparison，即比较因素，也可以是安慰剂。

（4）结果 Outcome，即干预措施的临床结局。

PICO 检索可以帮助科研人员直接进行循证医学证据的查询。检索界面有四个检索框，对应四个要素：Population，Intervention，Comparison，Outcome，可用 PICO 法构建检索课题。

⇒ **案例引导**

案例 检索糖尿病患者［患者类型］服用二甲双胍［干预措施］和使用安慰剂［对照措施］对肾脏疾病［临床结局］的影响？

1. 分析课题，找到合适的检索词：

糖尿病患者（diabetes mellitus），二甲双胍（Metformin），安慰剂（placebo），肾脏疾病（kidney disease）。

2. 在 PICO 界面四列运算分别输入：

P：diabetes mellitus；I：Metformin；C：placebo；O：kidney disease。

3. 全部词语通过 Emtree 扩展全部树，使用相关同义词。

4. 检出结果 893 条（图 6 - 12）。

5. 进入结果页面，进行二次过滤或组合运算。

6. 单击 View Full Text，打开全文数据，可以进行浏览下载等操作。

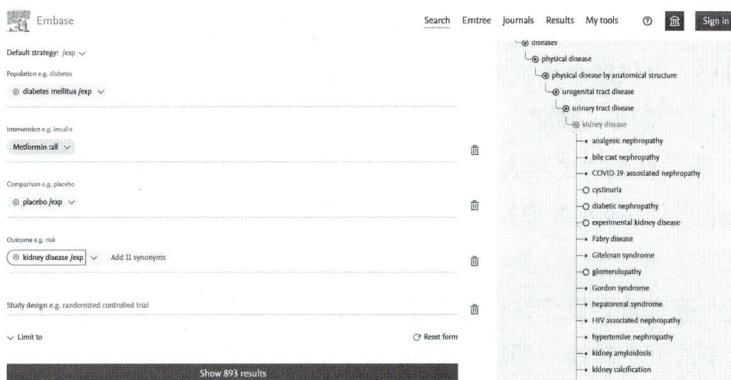

图 6 - 12 Embase PICO 检索示例

3. Advanced Search（高级检索） 高级检索界面有一个检索框，可输入检索词或布尔逻辑组配的表达式，系统运行与快速检索类似（图 6 - 13）。

（1）检索选项 检索框下方有各种限定选项，包括词汇转换选项、时间、数据库来源、字段、快速限定、循证医学资源、出版类型、语种、性别、年龄和动物，具体功能如下。

1）Embase mapping options（词汇转换选项） 转换 Emtree 中对应的首选术语（叙词），同时在所有字段使用自由词检索，用 Emtree 中的下位词进行扩展检索，尽可能广泛的搜索（Extend your search：Explode）；或者选择仅检索以检索词为重要内容的文献（加权检索）（Extend your search：As major focus）。

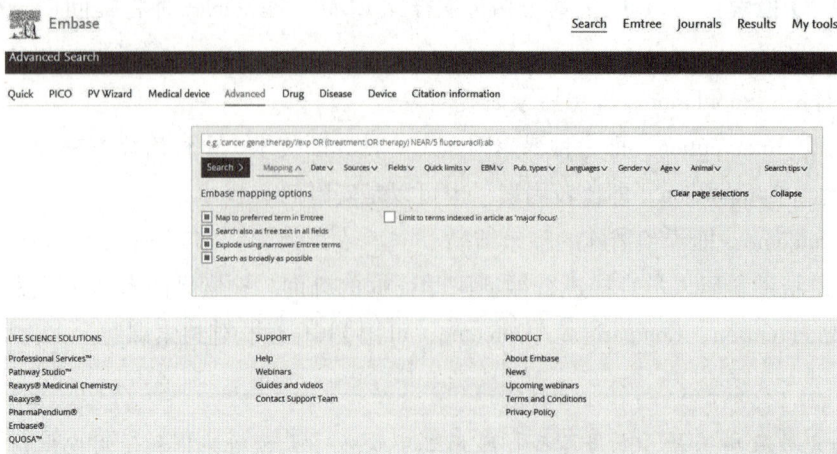

图 6 – 13　Embase 高级检索页面

2）Date（时间）　有出版年和录入 Embase 的起止日期。

3）Sources（来源）　可单独限定 Embase 和 MEDLINE 等。

4）Fields（字段）　提供 45 个字段全称和缩写，输入检索词，点击合适的字段选项，实现检索词的限定检索，如：lung cancer：ti。

5）Quick limits（快速检索）　提供人类、临床研究、临床实验号码、处理中的文献等限定。

6）Evidence Based Medicine（循证医学资源）　可限定 Cochrane 综述、系统综述、*Meta* 分析、随机对照试验等。

7）Publication types（出版类型）　可限定期刊文章、会议论文、社论、书信等。

8）Article languages（文章语种）　提供包括中文在内的 61 个语种限定。

9）Gender（性别）　提供医学研究对象的男性、女性单独限定。

10）Age（年龄组）　提供"胚胎：妊娠早期""胎儿：第二/第三孕期""新生儿：最多 1 个月""婴儿：1 至 12 个月"等，直至"老年人：80 岁以上"，可限定任一或多个年龄段。

此外，还有 Animal（动物研究类型）等，可限定动物细胞、动物实验、动物模型和动物组织。

（2）检索方法

1）分析检索问题　确定重要概念，选择检索词，进行字段限定，编辑逻辑运算式。

2）选择默认状态下的词汇转换　即转换 Emtree 中对应的首选术语（叙词），同时在所有字段使用自由词检索，用 Emtree 中的下位词进行扩展检索，尽可能广泛地搜索，不加权。

3）选择限定　对时间、数据库来源、字段、人类研究、循证医学资源、出版类型、语种、性别、年龄和动物研究等的限定。

4）检索　点击"Search"，进入结果页面。

4. Drug Search（药物检索）　药物检索有一个检索框，可输入药物或物质名称或分子式等，自动转换功能将建议 Emtree 中对应的字或词组，系统运行与快速检索类似（图 6 – 14）。

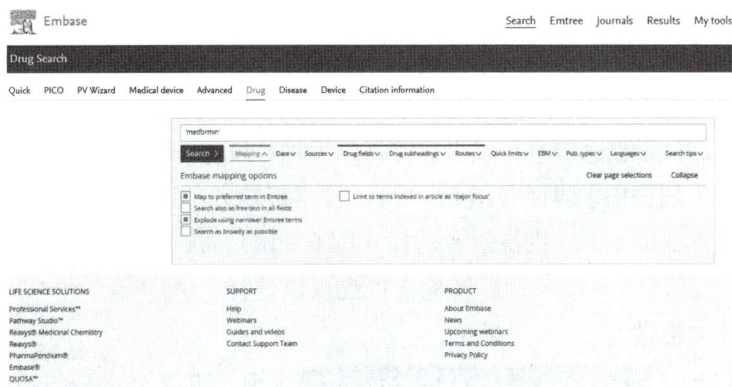

图 6 – 14　Embase 药物检索页面

5. Disease Search（疾病检索）　疾病检索模式同药物检索，可输入疾病名称或症状，自动转换功能将建议 Emtree 中对应的字或词组，系统运行与快速检索类似（图 6 – 15）。

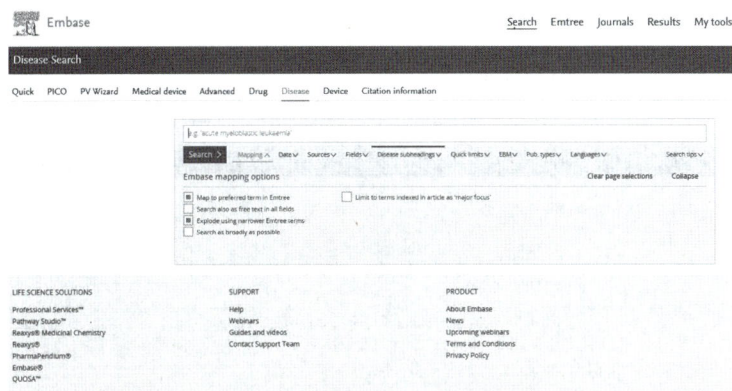

图 6 – 15　Embase 疾病检索页面

6. Citation information（引文检索）　对文献篇名、发文作者和文献发表的原始期刊进行检索（图 6 – 16）。作者检索时，姓在前用全称，名在后用首字母。也可只输入作者的姓或"姓 + 第一个名的首字母"进行检索。输入时姓与名之间空一格，名与名之间用"."或空格分隔。如检索作者胡大一（Hu dayi），可输入"Hu D. Y.""Hu D Y""Han D."或 Hu，输入姓名拼写方式不同，检出结果也会有所区别。期刊检索时，可输入刊名全称、缩写、ISSN 或分类编号。如检索 British Medical Journal，可输入"British Medical Journal"，"Br. Med. J."，0959 – 8146 或"09598146"。

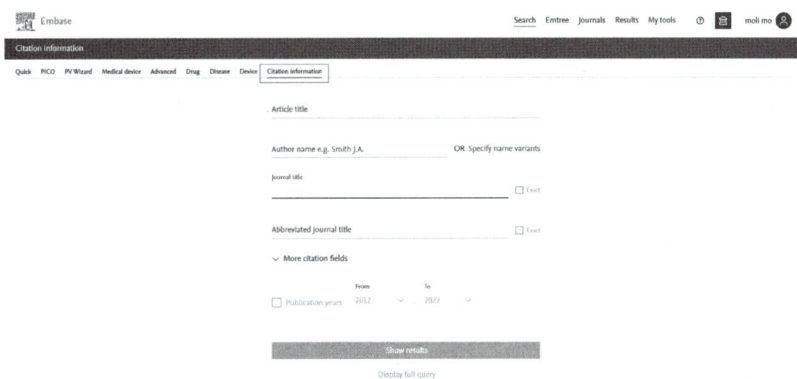

图 6 – 16　Embase 引文检索界面

（二）Emtree 检索

Emtree 是一个生命科学叙词表，是关于生物医学及相关生命科学的受控词汇表，涵盖 80000 多个主题词（首选标准词）和 290000 多个同义词（目前，MESH 主题词大约 30000 个），对最新的药物、疾病、医疗器械和基本生命科学概念等进行索引，并每年添加，Emtree 每年更新 3 次。

单击 Emtree，进入主题词检索界面（图 6-17）。检索框输入"lung cancer"，系统自动根据 Emtree 词表推出一系列相关的标准词术语，供检索者选择（图 6-18），选中一条，单击，进入 Emtree 树状结构表选项（图 6-19），默认 ■ Explode，扩展检索，也可以选择 □ As major focus，加权检索。此时，可以选择两种检索方式完成检索。

1. 进入疾病检索 默认 Take this query to Disease Search > 选项，进入 Disease Search，建立检索式 1ung cancer/exp，然后可以进行一系列相关限定，比如：检索最近两年出版的肺癌药物治疗方面的综述文献，得到的检索结果：'lung cancer'/exp/dm_dt AND [review]/lim AND [2020-2022]/py，文献数 2,785，完成主题检索。

2. 建立检索式 单击 Add to Query Builder > ，进入主题词检索框页面，点击下方的 Search > ，进入结果页面；也可以点击下方的 Take to Advanced Search > ，进入 Advanced Search 页面，再次进行出版时间、副主题词选项、文献类型等一系列的相关限定，得到检索结果。

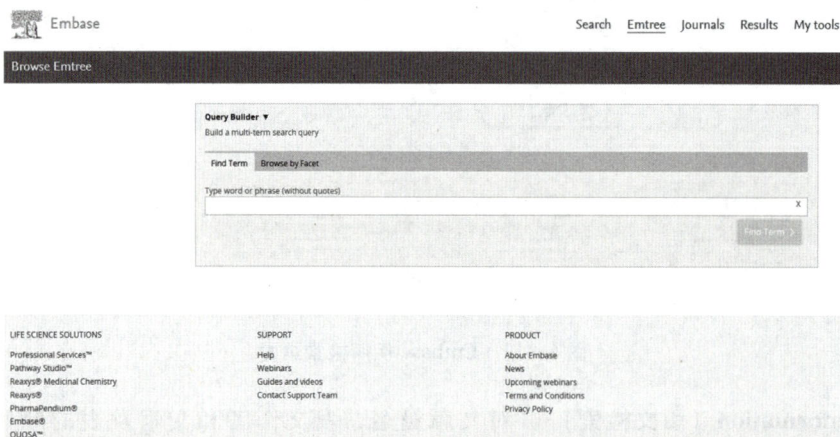

图 6-17　Embase Emtree 检索界面

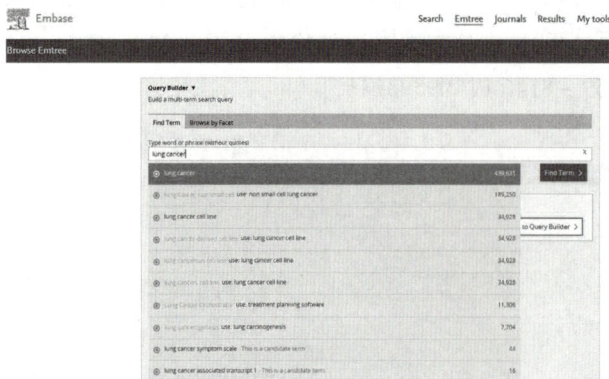

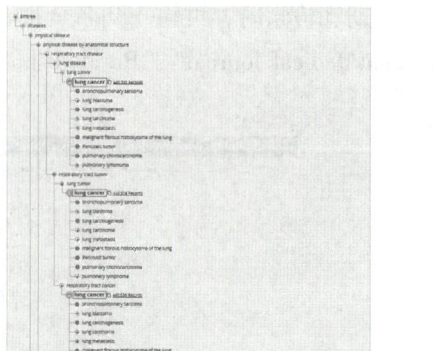

图 6-18　Embase Emtree 检索术语表　　　**图 6-19　Emtree 树状结构选项**

（三）Journals 检索

以 Browse Journals （刊名浏览）的形式提供了查找期刊的方式，所收录的 8600 种期刊按照刊名首字母的顺序进行排列，用户只需根据刊名首字母依次浏览查找即可（图6－20）。比如查找期刊"Nature"，按照N→Nature→ Volume（所有卷号排列）→单击目标卷号Volume606（2022）→显示 Nature/Volume606（2022）→下面显示两期→ Issue 7912 → Issue 7913 →单击7913 期→进入 Advanced 界面→生成运算式→再按照高级检索规则进行限定即可完成查找。

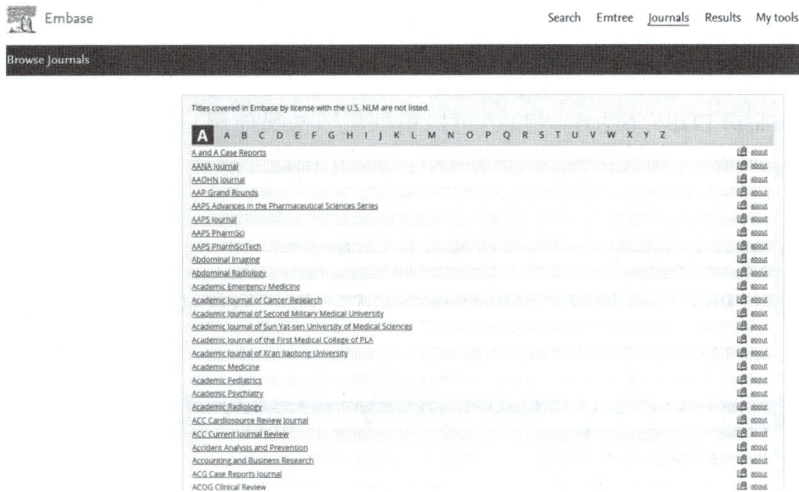

图6－20　Embase 期刊查找页面

四、检索结果及处理

（一）Results

主界面（图6－21）显示 History（检索历史），包括检索式和 Results（结果）；左侧是 Results Filters（结果过滤）区，包括 Sources（来源）、Drugs（药物）、Diseases（疾病）、Devices（设备）、Floating Subheadings（副主题词）、Age（年龄）、Gender（性别）、Study types（研究类型）、Publication types（出版类型）、Journal titles（期刊名）、Publication years（发表年）、Authors（作者）、Conference Abstracts（会议简要）、Drug Trade Names（药物商品名）、Drug Manufacturers（药物制造商）、Device Trade Names（设备商品名）、Device Manufacturers（设备制造商）等17个字段的筛选，可分别选中某些过滤条件，最后点击"Apply"，显示过滤后的结果。

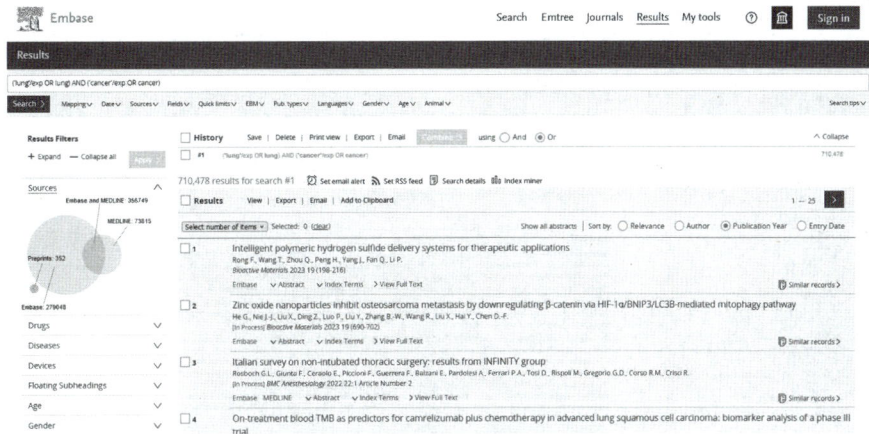

图6－21　Embase 结果显示页面

1. 检索历史 包括检索式序号、检索表达式和命中结果数，单击结果数，显示文献信息详览：包括题名、作者、出处、Abstract（摘要）、Index Terms（Emtree 标准词索引）、View Full Text（全文链接）、Similar records（相关文献链接）等选项；检出结果 Sort by（排序）：Relevance（相关度）、Author（作者姓名）、Publication Year（出版年）、Entry Date（录入 Embase 时间）四个选项，默认按照出版年排序。

2. 全文链接 进入 History，单击检索式结果数，得到默认以 Publication Year 排序的文献，选中一篇，单击 View Full Text，得到全文显示页面（图 6 – 22），左侧显示原文形式的全文文本，右侧是 PDF 格式的下载版（Download PDF）（图 6 – 23），可以根据需要选择使用。

3. 逻辑运算 选中两个以上检索式，点亮 AND 或 OR 按钮，单击按钮"Combine"，实现检索式的布尔逻辑组合运算。

4. 结果过滤 点击左侧过滤区，完成对结果的再次限定。

5. 结果保存 点击 Print view 按钮，可以打印检索式；点击 Save 或 Email 按钮，保存检索结果，但需要先完成个人账户注册登录。

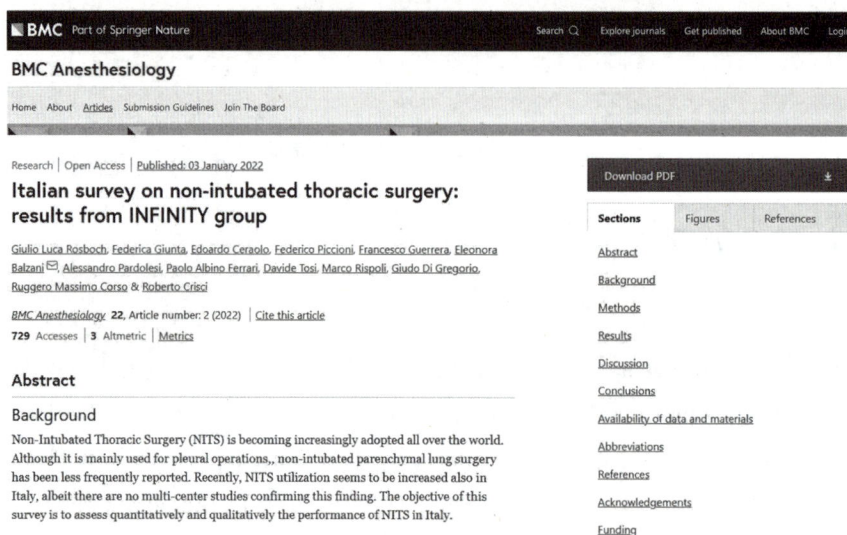

图 6 – 22 Embase 全文显示页面

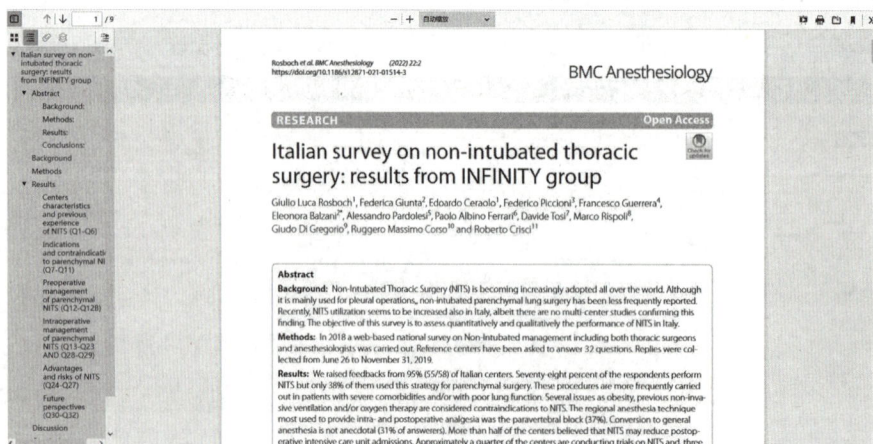

图 6 – 23 Embase PDF 格式下载版

（二）My tools

直接进入 Clipboard（粘贴板）（图 6 - 24），完成对已保存结果的检索、浏览、下载、分享等一系列个性化服务。

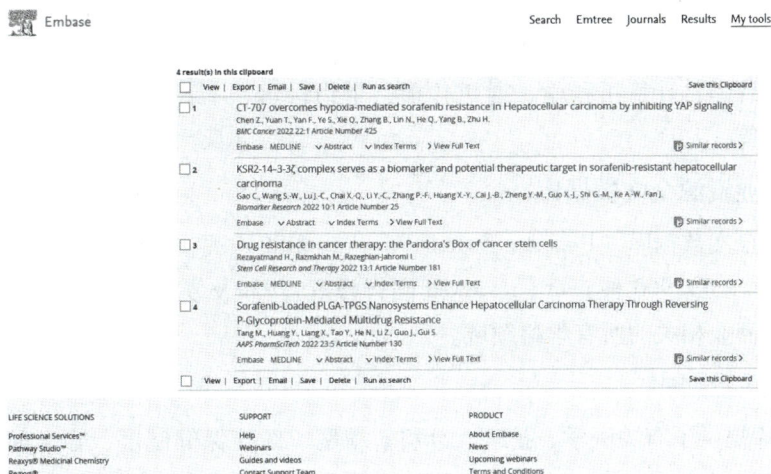

图 6 - 24 Embase My tools 粘贴板显示

知识链接

Emtree 与 MeSH 的区别与联系

MeSH：主要用于 NLM 生物医学文献的索引编目以及检索利用，MeSH 属于层级制医学受控词表，当属词表之典范，创建于 1940 年，MeSH 在 2018 年新增主题词 1000 余个，目前近 3 万个，副主题词 76 个，并且采用倒置式主题词的形式，便于集中同类学科；增补概念周更新。

Emtree：属于生物科学和相关生命科学领域的一种层级结构受控词表，创建于 1988 年，借鉴了 MeSH 的树状层级结构，采用自然语序，共收录 86000 个首选术语，近 400，000 个同义词，66 个药物副标题和 14 个疾病副标题，仅主题词就约为 MeSH 的 2.8 倍，化学品和药物所占比例最重，达到 39.4%；其次则为疾病（desease）和设备（medical device OR device）主题词；每年更新 3 次。

Emtree 与 MeSH 的关联：Emtree 将 MeSH 词汇完全收入后大多作为入口词或同义词，为用户从 Pubmed 转到 Embase 提供了方便；在药物方面，其同义词数量总体上超过 MeSH，Emtree 的主题词标引粒度更细，所以检全率更高。同时，在 MeSH 中，设备是不能作为主题词的，这也成为 Emtree 独具的优势。

结论：对于查找文献，Emtree 深度广度上占绝对优势，MeSH 查准率更胜一筹。

第三节 EBSCOhost 数据库

一、概述

EBSCO 公司成立于 1944 年，是全球最大的集成数据库出版商和期刊代理商之一。EBSCO 检索平台提供一站式检索服务，目前该平台上可以检索的数据库有 22 个主题数据库。

EBSCOhost 包含的数据库主要有以下几个。

（一）综合学科学术资源全文数据库

综合学科学术资源全文数据库（Academic Search Ultimate，ASU）提供 17100 多种期刊的索引及摘要，其中超过 11000 种为全文期刊，包含 6100 多种为专家评审且无时滞期刊；此外，还收录有 900 多种非刊类全文文献，包括全文图书专著以及百余种会议论文、百科和专题报告全文等。几乎覆盖所有学术研究领域，包括教育学、计算机科学、通讯传播、生物科学、工程学、物理学、化学、语言学、艺术、医学、种族研究等。

（二）综合性商业资源全文数据库

综合性商业资源全文数据库（Business Search Premier，BSP）现收录 6700 多种期刊索引及摘要，其中全文期刊近 3800 种（近 1900 种 peer – reviewed 同行评审）。涉及领域包括管理、市场、经济、金融、会计、国际贸易等与商业相关的所有学科领域。

（三）MEDLINE 数据库

MEDLINE 数据库提供了有关医学、护理、牙科、兽医、医疗保健制度、临床前科学及其他方面的权威医学信息。国家医学图书馆创建的 MEDLINE 允许用户搜索来自 5600 多种当前生物医学期刊的摘要。

（四）ERIC

ERIC（Educational Resource Information Center）是美国教育部教育科学研究所赞助的教育资源信息中心，是教育文献和研究的在线资源。该数据库提供对当前教育期刊索引和教育资源索引中包含的期刊信息的访问。内容包括期刊文章、研究报告、课程和教学指南、会议论文以及书籍。

（五）Teacher Reference Center

Teacher Reference Center 收录 220 多份同行评审期刊的索引摘要。主题涵盖评估、最优方法、当代教育研究、继续教育、课程研发、基础教育、高等教育、教学多媒体、语言艺术、学校管理、教师教育等。

二、检索方法与技巧

（一）EBSCOhost 检索界面

EBSCOhost 数据库主页（图 6 – 25）主要包括工具区、检索区。

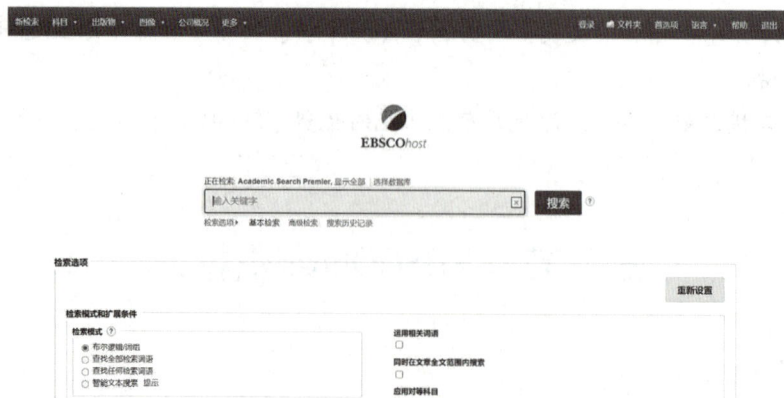

图 6 – 25　EBSCOhost 数据库主页

1. 工具区　工具区位于检索页面的最上端，主要包括以下按钮。

（1）新检索　返回预设的默认检索页面。

（2）科目　选择子数据库相应的词表进行检索。

（3）出版物　检索相应子数据库的发表期刊。

（4）图像　检索图像信息。

（5）文件夹　显示读者在系统文件夹中保存的检索式、检索结果等信息。

（6）首选项　设定使用偏好。用户可以根据需求设置检索结果列表显示格式，也可以设置打印、电子邮件、保存导出格式等信息。

（7）语言　提供中文、英文等多种语言界面。

（8）帮助　为用户提供在线浏览和检索的使用手册。

选择不同数据库，工具区按钮有所不同。

2. 检索区　数据库检索范围，主要包括以下内容。

（1）选择数据库　点击检索框上方的"选择数据库"即可弹出选择数据库窗口（图6-26），勾选数据库名称左边的"□"即为选定数据库，点击确定按钮后即可对所选数据库进行检索。

（2）基本检索　提供关键词、主题及出版物检索等功能。

（3）高级检索　提供关键词、主题及出版物检索等功能。

（4）搜索历史记录　显示历史检索记录，如检索词、检索选项、操作等信息。

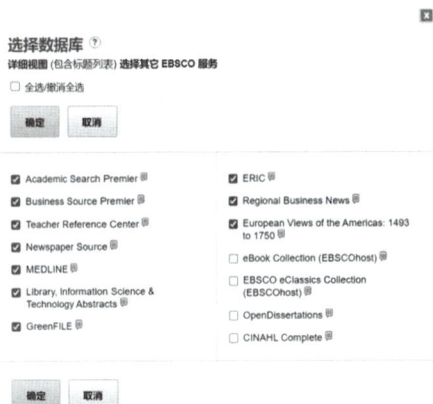

图6-26　EBSCOhost 选择数据库

（二）EBSCOhost 检索方法

EBSCOhost 数据库主要有"基本检索"和"高级检索"两类检索方式，选择不同的子数据库会有不同的检索方式，如主题检索、图像检索、出版物检索等。

"基本检索"和"高级检索"检索框下面有限定条件的设置选项：

检索模式可以选择：布尔逻辑/词组、查找全部检索词语、查找任何检索词语、智能文本搜索。如果 EBSCOhost 要将同义词或单复数一同检索，则勾选"□运用相关术语"；如果检索词较冷僻，可勾选"□同时在文章全文范围内搜索"，系统会检索所有全文文献。

限制结果栏目中，可以设置全文文献、学术（同行评审）期刊、出版时间，输入出版物类型，可以选择图像快速查看以及查看类型。

特殊限制条件用于不同子数据库的设置。

1. 基本检索　基本检索窗口中，可输入单词、词组或短语，点击"搜索"按钮，系统自动执行检索并输出检索结果。

检索框下方有检索选项，主要包括检索模式和扩展条件、限制结果以及不同子数据库的特殊限制条件（图6-27）。

2. 高级检索　高级检索默认提供三个检索框，可以点击检索框右侧的＋、—号增加或删除检索框。每个检索词可设定检索字段，检索词之间选择合适的布尔逻辑运算符，点击 Search 进行检索。

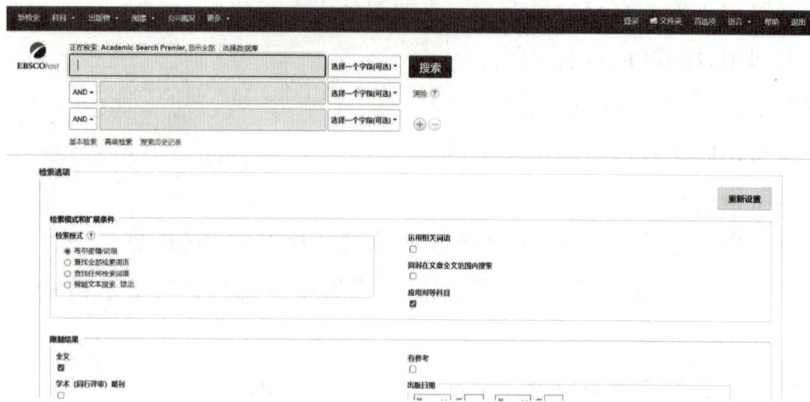

图 6 - 27　EBSCOhost 基本检索

⇨ 案例引导

案例　在 MEDLINE 内检索高血压与血液黏度相关性的文献。

1. 在 EBSCOhost 主界面点击"选择数据库",勾选"MEDLINE"。

2. 点击高级检索进入高级检索界面。

3. 第一个检索框中输入"Hypertension",检索字段选择"AB 摘要"或"MM Exact Major Subject Heading"。

4. 第二个检索框中输入"Blood Viscosity",检索字段选择"AB 摘要"或"MM Exact Major Subject Heading"。

5. 逻辑关系选择"AND",点击"搜索"(图 6 - 28)。

6. 进入检索结果页面。

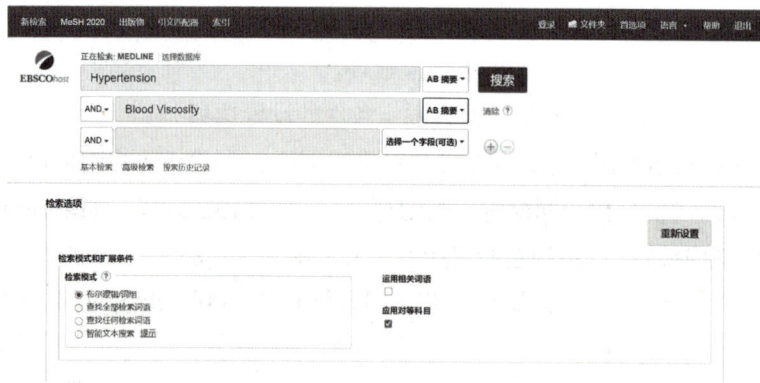

图 6 - 28　EBSCOhost 高级检索示例

3. 主题检索　在基本检索或高级检索界面点击"科目",选择 MEDLINE 数据库进入主题检索界面(图 6 - 29),利用规范化的主题词进行检索。

以 MEDLINE - MESH2021 为例,点击进入医学主题词表查找页面(图 6 - 30),输入检索词,如"kidney neoplasms(肾肿瘤)"后点击"浏览",即可看到相关主题词(图 6 - 31),选中想要检索的主题词,后面"展开"选框被选中表示检索本主题词以及其下位词,否则表示只检索主题词本身。"主要概念"选框被选中表示本主题词作为主要主题词,否则本主题词为次要概念也被检索出来。主题词可组

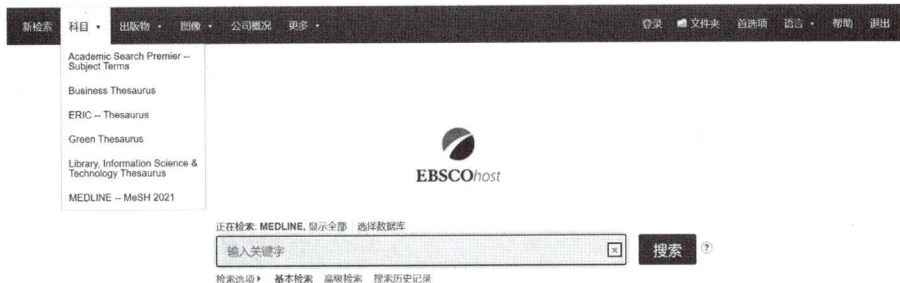

图 6-29　EBSCOhost 选择科目 MEDLINE 界面

配的副主题词列在后面，用户可以选择一个或多个副主题词。如果要同时检索其他主题词，点击下端的"浏览其他词语"后按照上述操作进行即可加入右侧检索式，选择逻辑算符后点击"搜索数据库"呈现检索结果。

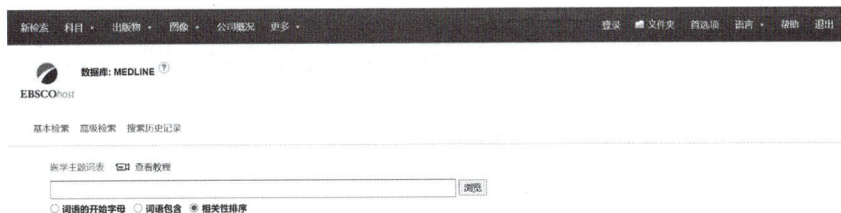

图 6-30　EBSCOhost 医学主题词表检索入口

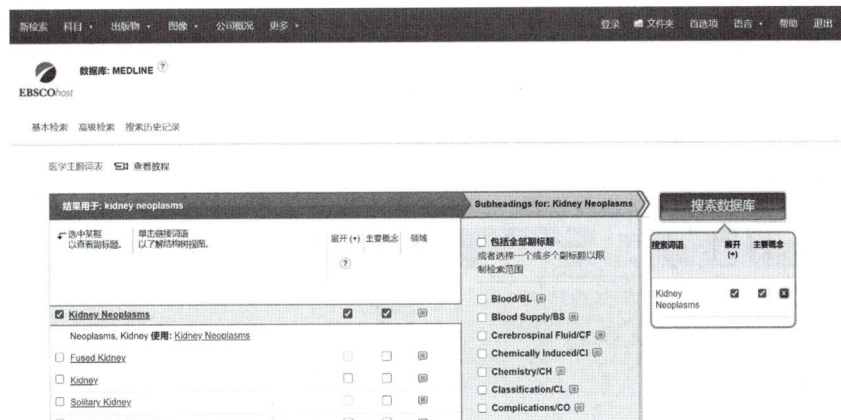

图 6-31　EBSCOhost 医学主题词表

4. 出版物检索　在基本检索或高级检索页面点击"出版物"，进入出版物检索页面（图 6-32）。

出版物检索是用来查找 EBSCOhost 收录期刊的目录列表，如果按字母顺序排列查找，点击与出版物名称首字母相同的字母进行浏览检索，或在"浏览出版物"检索框中输入检索词，并选择匹配方式：按字母顺序、主题和说明、匹配任意关键字进行检索，在检索结果列表中显示标题和书目记录，点击标题显示详细信息（图 6-33）。

5. 图像检索　在基本检索或高级检索页面点击"图像"按钮，显示"Image Quick View Collection"数据库，点击进入图像检索界面（图 6-34）。Image Quick View Collection 提供了从文章中析出的图表、图解、插图、地图等。

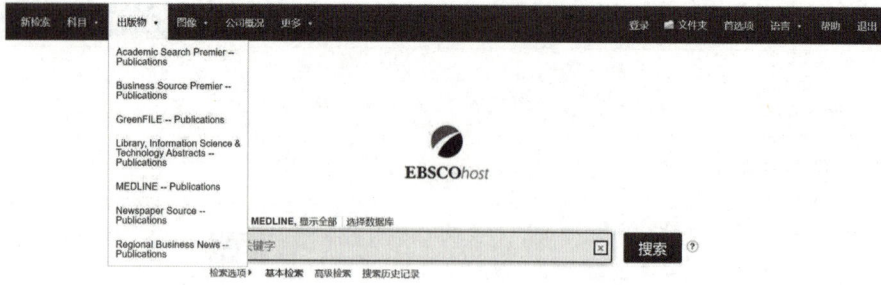

图 6 – 32　EBSCOhost 出版物检索

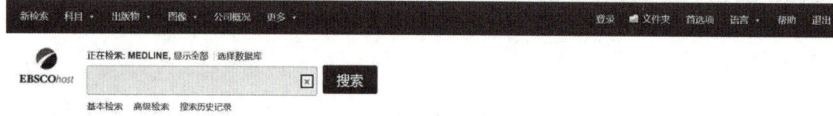

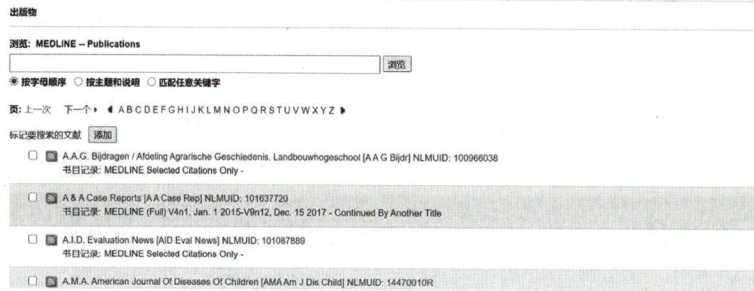

图 6 – 33　EBSCOhost 收录 MEDLINE 出版物检索

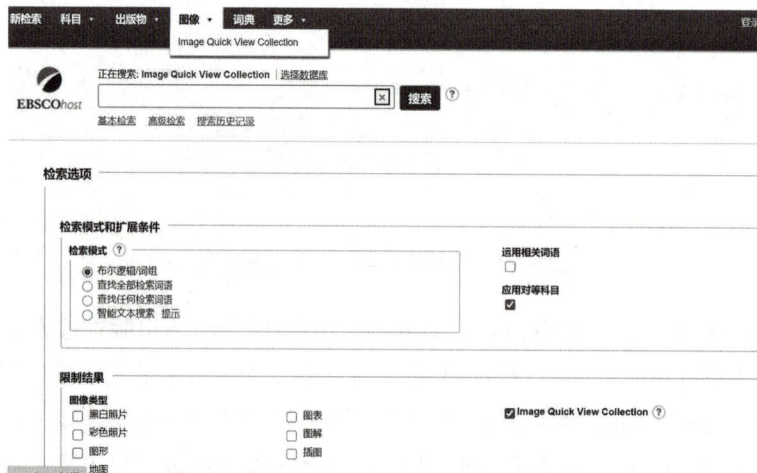

图 6 – 34　EBSCOhost 图像检索

三、检索结果输出

（一）检索结果显示

命中的文献首先以题录方式显示，显示内容包括文献题名、著者、刊名、日期、收录数据库、摘要（部分）、全文链接（格式有 HTML 全文和 PDF 全文）（图 6 – 35）。每条题录后都有"添加"按钮，点击后就会将该篇文献添加到文件夹中，以便集中处理检索结果。检索结果左侧聚类区，用户可以选择相应分类，缩小结果范围。

在检索框下方有"搜索检索记录"按钮，点击后可显示所有执行过的检索历史记录。

检索结果显示格式：检索结果可以按照日期或相关性排序，页面选项可以设置结果格式、图像快速查看、每页显示数量、页面布局等，共享按钮包括添加至文件夹、创建快讯和永久链接。

文摘格式显示：点击文献题名，可以看到该文献的详细信息，包括题目、作者、来源、出版物类型、语言、期刊信息、印记名称、摘要、参考文献等。左侧有在 HTML 全文和 PDF 全文超级链接按钮，点击就可打开全文。右侧是功能工具区，包括：添加至文件夹、打印、电子邮件、保存、引用、导出、添加注释、永久链接等（图 6 – 36）。

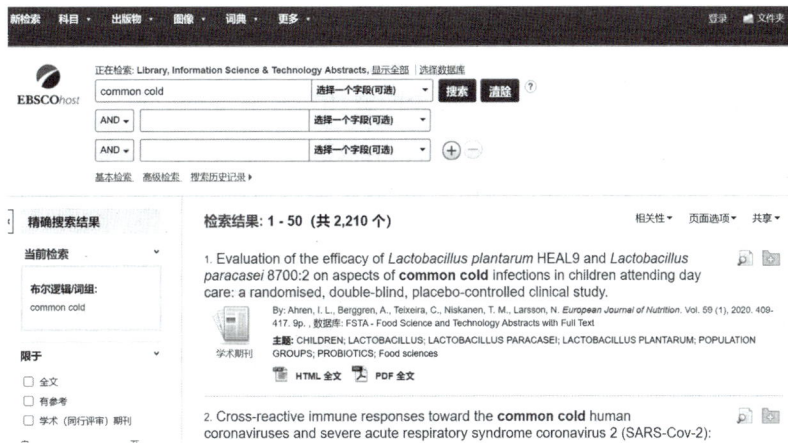

图 6 – 35　EBSCOhost 检索结果

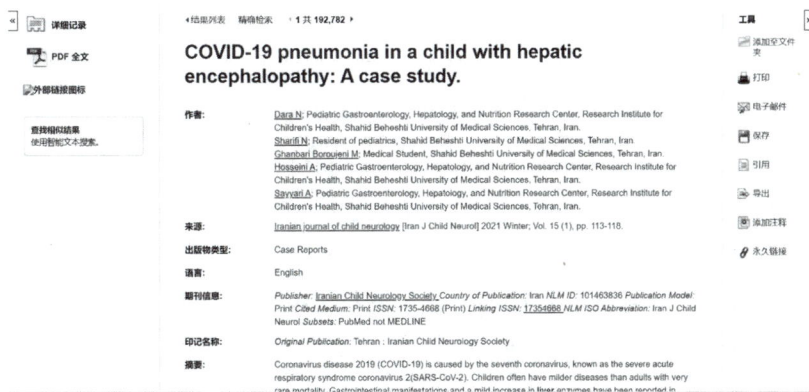

图 6 – 36　EBSCOhost 文献详细信息

（二）文件夹与 MyEBSCO

EBSCO 数据库检索系统中有一个临时的个人收藏夹。在检索的过程中，用户可以随时将需要进一步处理的文章，单击文章相关栏右侧的"添加至文件夹"链接，将该结果保存到个性化文件夹，以便检索完成后集中处理。在检索结果页面，文章题目右边文件夹点击后变为黄色，表示该文章在文件夹中，点击通用工具栏的文件夹可显示所有加入到文件夹的文献记录（图6-37）。

此外，用户还可创建个人帐户 MyEB-SCO，用来存储检索结果、检索式、定制期刊目次等。

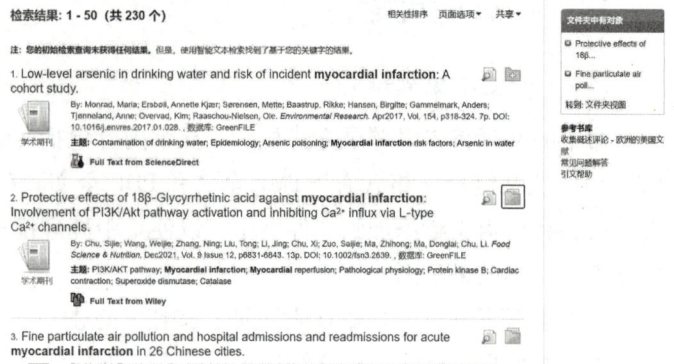

图 6-37 文件夹

第四节　Elservier ScienceDirect

一、概况

荷兰爱思唯尔（Elsevier）出版集团是全球最大的科技与医学文献出版发行商之一，已有180多年的历史。ScienceDirect（简称SD）系统是 Elsevier 公司的核心产品，自1999年开始向读者提供电子出版物全文的在线服务，包括 Elsevier 出版集团所属的4600多种期刊和33000多种电子图书等，涉及四大学科领域：物理学与工程、生命科学、健康科学、社会科学与人文科学，数据库收录文章总数已超过1500万篇。ScienceDirect 收录了不少高质量的学术期刊，包括《The Lancet》（《柳叶刀》）、《Cell》（《细胞》）等著名期刊。

二、检索方法与技巧

ScienceDirect 数据库提供浏览和检索两种途径查找文献。

（一）浏览途径（Browse）

ScienceDirect 提供了书刊题名和学科分类两种浏览途径。

1. 点击主页最上方"Journals & Books"或者在主页的最下方，找到按书刊题名浏览（Browse publications by title），先点击书刊题名的首字母，再按照字母顺序找到所需要的书刊。

2. 按学科分类浏览（Explore scientific，technical，and medical research on ScienceDirect）从学科分类列表中找到相应的学科，点击浏览该学科的书刊，书刊均按照题名的字母顺序进行排序，在书刊列表中找到所需的书刊即可（图6-38）。

无论使用哪种浏览方式，均可通过 Publications type 对出版物类型进行限定；通过 Access types 下拉菜单可对全文访问类型进行限定，其中 Open Access 表示该刊为开放获取期刊；Contains Open Access 表示该刊包含开放获取论文。开放获取期刊或者期刊中的开放获取论文都无须购买即可免费访问全文。

（二）检索途径（Search）

ScienceDirect 提供了两种检索途径，分别为快速检索（Quick Search）和高级检索（Advanced Search）。

1. **快速检索**　几乎所有页面均有快速检索工具栏。快速检索提供了关键词、作者、刊名/书名、

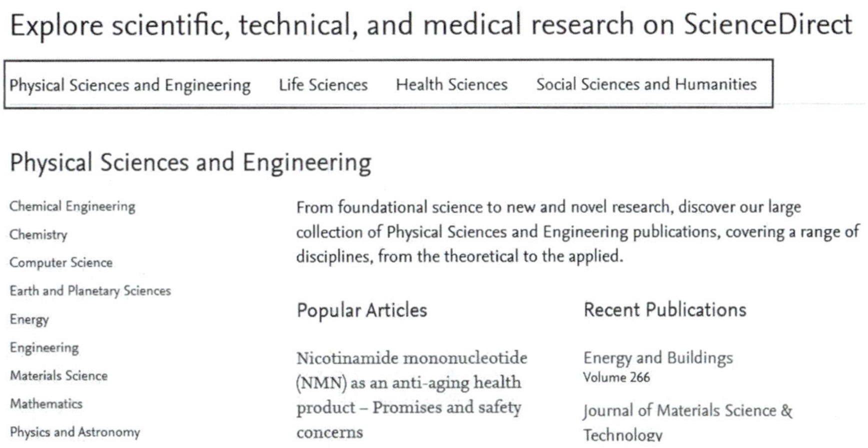

图 6 – 38　ScienceDirect 学科分类浏览界面

卷、期、页码等检索入口。用户可根据已知条件或检索要求在相应的检索框输入检索词进行检索。

2. 高级检索　高级检索提供开放式表单，允许通过一条或多条检索需求在 ScienceDirect 中查找相关文档。用户可以在搜索中使用多个布尔逻辑运算符和嵌套检索式。两个检索输入框之间默认为逻辑与运算；可限定检索内容、学科及年限（图 6 – 39）。由于近年来 ScienceDirect 数据库不断增加回溯数据，目前大部分刊物可回溯到创刊年，所以检索时间最早可限定到 1823 年。

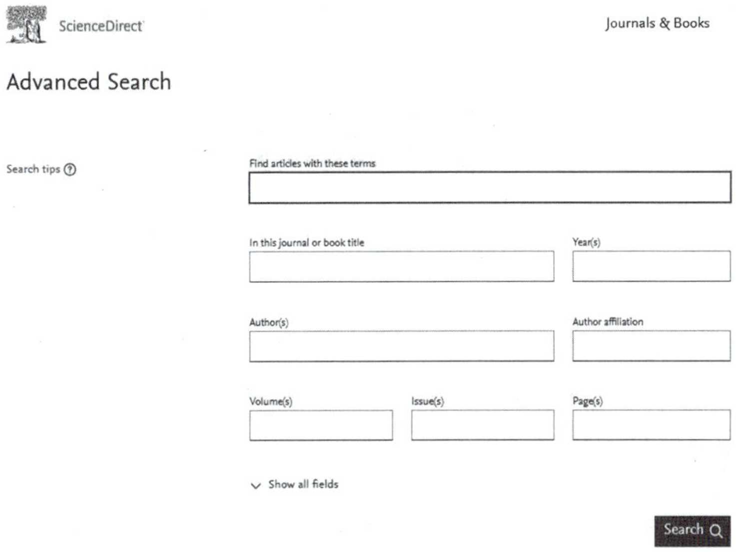

图 6 – 39　ScienceDirect 高级检索页面

检索技巧：

（1）年份输入：所有年份必须为四位数，如 2020 或 2021 – 2023。

（2）在 Volume 和 Issue 字段中，仅输入数值，如 5 或 7 – 11。

（3）使用页码时，仅使用起始页码、终止页码，或起止页码都用，如 23 或 1 – 5 等。

（4）支持的布尔逻辑运算符包括 AND、OR、NOT 和连字符（或减号），连字符（或减号）被认为是 NOT 运算符。优先级为 NOT > AND > OR。

（5）布尔逻辑运算符必须全部大写。

（6）复杂检索式可以使用括号，以便清晰明确，示例：（a OR b）—AND（c OR d）

（7）精确检索的符号为""，精确检索中会忽略标点符号。搜索"heart – attack"和"heart attack"会返回相同的结果。

（8）精确检索包含复数和拼写变形："heart attack"包含"heart attacks"，"color code"包含"colour code"。

（9）下标和上标字符需输入在与其他字符相同的行内。搜索化学符号"H_2O"，请输入 H2O。

（三）检索结果显示和处理

执行检索后，检索结果一般按照相关度排序（Sort by Relevance），也可选择按时间排序（Sort by Date）。检索结果页面只显示文献的题录信息，每条题录下提供了若干个超链接，主要是：Download PDF（下载链接）、Abstract（摘要）、Extracts（文献摘录）、Figures（图表）、Export（导出）以及 Full text access（全文获取标识）。题名上方是文献类型和获取方式。获取方式图标表明对该文献的全文访问权限，主要包括"open archive（开放获取）"和"full text access（全文访问）"两种。

另外，在检索结果页面的左侧还有精炼过滤器（Refine by），将检索结果按出版年代、来源出版物、出版物类型、出版物名称和主题进行分类筛选，用户可在此基础上进一步限制检索。此外，用户还可把选中文献的题录输出到本地文件输出（Export），若需导入文献管理软件，则以 RIS、BibTeX、Text 格式输出。

（四）个性化服务

ScienceDirect 提供了个性化服务。用户需要先免费注册账号，登录后即可享受多种个性化服务，包括保存检索式、邮件提醒服务、把关注的书刊添加到 Favorite Journals/Books 等。需要注意的是，ScienceDirect 系统登录后，在检索结果数的下方，有"Set search alert"，可创建检索跟踪，定期跟踪检索课题。

目标检测

答案解析

1. 利用 PubMed 检索有关 circRNA 与肿瘤发生研究进展的文献。
2. 利用 PubMed 检索手术治疗 Williams – Campbell Syndrome 的文献。
3. 利用 EBSCOhost 检索自闭症儿童早期大脑过度发育 sMRI 研究的文献。
4. 利用 EBSCOhost 检索 2 型糖尿病患者血清肿瘤标志物含量影响因素的文献。
5. 利用 Embase 检索儿童精神分裂症的诊断和治疗。
6. 利用 Embase 检索你所在学校的任意一位教师发表的文献。
7. 利用 Embase 检索检索近三年关于抑郁症的治疗的文献。
8. 利用 ScienceDirect 检索 2015 年以来有关精准医学方面的综述性文献。
9. 利用 ScienceDirect 检索 2020 年以来发表的西咪替丁治疗胃溃疡的相关文献。

（张雪艳　张　宁　楚存坤）

书网融合……

本章小结   题库

第七章　特种文献检索

PPT

📖 **学习目标**

1. 掌握　专利的概念、分类、《IPC》分类法的使用；中国国家知识产权局的检索功能；学位论文、标准文献的常用检索方法。

2. 熟悉　欧洲专利局、美国专利局等国外专利信息网的智能、高级和分类三种检索方式。

3. 了解　SooPat、佰腾等专利网站的使用；标准文献的概念和特点；万方数据知识服务平台中标准文献的检索；NSTL 中外标准数据库的检索功能。

特种文献（Special Categories of Document）是指普通图书、期刊之外的资源类型，是本学科本专业最先进最前沿的，也是代表当前最高水准的文献资源，在出版发行和获取途径两方面都较为特殊，有的难以搜求（如科技报告），有的能提供解决纠纷的法律依据（如专利文献）。

特种文献一般包括学位论文、会议论文、专利信息、标准文献、科技报告、科技档案及政府出版物七大类。它们的特点是种类繁多、内容广泛、数量大、报道快、参考价值高，是非常重要的信息源，在科技信息检索中占很大比例。本章主要介绍学位论文、会议论文及专利信息的检索。

第一节　专利信息检索

专利是属于保护知识产权的内容。知识产权是人们在科学、技术、文化等意识形态领域中所创造的精神产品如技术发明、创新、著作等，在法律的保护下享有的专有权，它是一种无形的财产，通常分为工业产权和版权两大部分。专利权、商标权（专利、商标、服务标记、厂商名称、货源名称或原产地名称和制止不正当竞争等）等属于工业产权的范畴；而版权则是作者依法对自己在文学、艺术、科学和工程技术等方面创作的作品（科技论著、文学作品、音乐作品等）所享有的专有权利。

知识产权虽然受法律的保护，但却受到国界与时间的限制，即在一个国家授予的知识产权，只在该国家有效，受法律保护，若想在其他国家受到保护，则需另行申请并批准。各国法律均规定了知识产权的保护期限，如超过保护期，则自动失效，成为人类共同的财产，谁都可以无偿使用。

近年来，随着知识产权的观念逐渐为人们所接受，申请专利的技术成果普遍受到重视，人们可以从专利文献中了解和借鉴新的发明构思，了解最新技术信息。学会利用专利检索系统，迅速、准确地获得专利信息，可以掌握国内外同类技术、产品的发展动态，预测技术发展趋势。

一、专利和专利文献

（一）专利

专利是指在建立了专利制度的国家中，通过其政府机构（专利局）以法律形式授予发明人在一定时期内对该发明创造享有的独占权或支配权。

专利包括专利权、获得专利权的发明创造、专利说明书三重含义。一是专利权，属知识产权保护的对象，具有排他性、时间性和地域性。排他性，也称独占性、专有性，即专利权人对发明创造享有独占性的制造、使用、销售的权利，其他任何单位或个人未经专利权人许可不得生产、经营、制造、使用、销售其专利产品或者使用其专利方法；地域性，即一个国家依照本国专利法授予的专利权，仅在本国法律管辖范围内有效，对其他国家的专利权不承担保护义务；时间性，是指专利权人对其发明创造所拥有的法律赋予的专有权只在法律规定的时间内有效，期限届满后，专利权人对其发明创造不再享有制造、使用、销售的专有权，其发明创造就成了社会的公共财产，任何单位或个人均可无偿使用。二是获得专利权的发明创造，则指的是用以申请专利权的发明创造实物本身。三是专利说明书，是申请人用以说明发明的内容和权利要求的法律文件和技术，主要作用：①清楚、完整的公开新的发明创造；②请求或确定法律保护的范围。目前，各国的专利说明书的结构已趋于统一。它由三部分组成：题录部分、正文部分和附图部分。题录部分载有与一项发明及法律相关的各种著录项目，它一般印在说明书扉页上。正文部分包括有序言、发明细节叙述（技术公开）和权力要求书三部分。专利说明书的最后一部分是附图。附图是原理图或示意图，一般不反映尺寸比例，主要作用是解释发明内容。

（二）专利的种类

根据被保护的发明创造的实质内容，专利的种类包括发明专利、实用新型专利、外观设计专利三种。

1. 发明专利　是指对产品、方法或其改进所提出的新的技术方案，是属于改造客观世界的成就。保护期为 20 年。产品发明如机器、仪器、设备等，方法发明如制造方法等。

2. 实用新型专利　是指对产品的形状、构造及其结合所提出的适于实用的新的技术方案。实用新型专利比发明专利在技术水平的要求上要低一些，大多是一些比较简单或改进的技术发明，申请和审批手续简单。保护期 10 年。

3. 外观设计专利　是针对产品形状、图案、色彩或其结合所做出的富有美感并适于工业应用的新设计，保护期 15 年。

注意：以上保护期限均自申请日起计算。

我国于 1984 年 3 月通过《中华人民共和国专利法》，并于 2020 年 10 月进行了第四次修正，自 2021 年 6 月 1 日起施行。根据我国专利法的规定，违反国家法律、社会公德、妨碍公共利益的发明创造；科学发现；智力活动的规则和方法；疾病的诊断和治疗方法；动物和植物品种；用原子核变换方法获得的物质；对平面印刷品的图案、色彩或者二者的结合做出的主要起标识作用的设计等方面不能授予专利权。

（三）专利的相关概念

同一项发明向不同国家申请专利，会产生以下类型的专利。

1. 基本专利　指申请人就同一个发明在最先的一个国家申请的专利。

2. 等同专利　指申请人在第一个国家以外的其他国家申请的专利。

3. 同族专利　某一发明其基本专利和一系列等同专利的内容几乎完全一样，它们构成一个专利族系，属于同一族系的专利称同族专利。

至少拥有同一个优先权，在不同国家或国际专利组织多次申请、多次公布或批准的内容相同或基本相同的一组专利文献，称为专利族（Patent Family）。同一专利族中的每件专利文献被称为专利族成员（Patent Family Members）。同一专利族中的专利文献之间互为同族专利。

4. 非法定专利　第一个专利获得批准后，就同一专利向其他国家提出相同专利的申请，必须在 12

个月内完成，超过 12 个月则不被受理，称为非法定专利。

（四）授予专利权的条件

授予专利权的发明创造，应当具备新颖性、创造性和实用性。

1. 新颖性　是指申请专利的发明必须是前所未有的。有三种不同的新颖性：①世界新颖性或称绝对新颖性，即发明在申请日以前在世界范围内未在出版物上公开发表或以其他方式为公众所知，也未被人们公开使用；②本国新颖性或称相对新颖性，发明在本国范围内未公开发表和公开使用即可；③混合新颖性，在世界范围内未公开发表，在本国内未公开使用的发明都具有新颖性。我国专利法采用的就是最后这种新颖性。

2. 创造性　也称非显而易见性。我国专利法规定，创造性是指同申请日以前已有的技术相比，该发明有突出的实质性特点和显著的进步。

3. 实用性　是指申请专利的技术能够制造或使用，并且能够产生积极的社会效果，而且可以多次再现。

（五）专利文献

专利文献是实行专利制度的国家及国际性专利组织在审批、公布专利过程中产生的官方文件及有关出版物的总称，是科技文献的一个重要组成部分。包括专利说明书、专利公报、专利文摘、专利索引、专利分类表等。其中专利说明书是专利文献的核心部分，上面记载着发明的实质性内容及付诸实施的具体方案，内容具体、附图详细，对制定设计方案、技术路线和解决具体技术问题很有参考价值。专利文献内容新颖，反映新技术快，实用性强，融技术、法律、经济信息为一体。具有以下作用：①提供技术信息，可使人们了解到世界上的新技术，利用它解决技术难题，进行技术预测，开发新技术领域。也可由此触发灵感，启发人们进行新的发明创造；②提供法律信息，能提供发明所有权和权利要求范围的法律状况。可以利用法律信息来判断自己的发明是否可以申请专利或专利能否顺利通过审查；③提供经济信息，可供人们了解某专利技术在世界范围的覆盖面、专利权人、有效期及实施情况，从而综合分析该专利的技术实力、投资规模、市场销售等情况，规避专利引进陷阱，有效利用无效专利等。

为了便于专利文献的管理，世界上绝大多数实施专利制度的国家均采用世界知识产权组织（WIPO）制定的国际专利分类法（International Patent Classification，IPC）来对专利文献进行管理。IPC 于 1968 年 9 月 1 日公布第一版。它采用功能和应用相结合的原则，按发明的技术主题设置类目，对统一专利的技术内容，为专利信息的分类、检索和利用提供了极大的方便，已成为世界各国分类和检索专利信息的重要工具。IPC 采用分类等级结构，将技术内容分为部（Section）、大类（Class）、小类（Subclass）、大组（Group）和小组（Subgroup）五级结构。

IPC 按专利用途共分为八个部，20 个分部。部的类号用大写字母 A～H 表示，以八个分册形式出版。

A 部：人类生活必需（Human Necessities）

B 部：作业运输（Operations and Transporting）

C 部：化学、冶金（Chemistry and Metallurgy）

D 部：纺织、造纸（Textiles and Paper）

E 部：固定建筑物（Fixed Construction）

F 部：机械工程、照明、加热、武器、爆破（Mechanical Engineering、Lighting、Heating、Weapons、Blasting）

G 部：物理（Physics）

H 部：电学（Electricity）

每个部下为分部，分部没有类号，只列分部名称。例如，A 部有 4 个分部：农业、食品与烟草、个人与家用物品、保健与娱乐。

分部下设大类，大类的标志由部类号加上 2 位阿拉伯数字组成。如：A61 为医学或兽医学；卫生学。

大类下有若干个小类，小类类号由大类类号加上一个大写字母（A、E、I、O、U、X、Z 除外）组成。例如：A61K，表示 A 部医学大类下的医用、牙科用或梳妆用的配制品小类。A61P 表示 A 部医学大类化合物或药物制剂的治疗活性小类。

每个小类细分成许多组，包括大组和小组。大组类号由小类号加上 1 ~ 3 位阿拉伯数字，后加/00 组成。例如：A61K35/00 表示含有原材料或其与不明结构之反应产物的医用配制品。小组类号由大组类号加上一个除 00 以外的至少两位的数字组成，即用斜线后面的 2 ~ 5 位数字表示。例如 A61K35/78 来源于植物的材料，即我们常说的中药。但斜线后的数字在分类表中不表示任何进一步细分的等级关系。

综上所述，一个完整的 IPC 类号由代表部、大类、小类、大组、小组的符号组成，共分 5 级：

A	61	K	35（35/00）	/78
部	大类	小类	大组	小组
1 级	2 级	3 级	4 级	5 级

查找专利文献的详细分类号，可使用国家知识产权局（中国专利局）编译的《国际专利分类表》A ~ H 八个分册。另有《IPC 使用指南》第九分册出版，指导使用 IPC。

《IPC》只用于发明专利和实用新型专利的分类与检索。外观设计专利的分类与检索须使用《国际外观设计专利分类表》（International Industrial Design Classification）（图 7 - 1）。

标签：国际外观设计分类表

- 目录

01 类 食品

01－01 烘制食品、饼干、面制点心、通心粉及其它谷类食品、巧克力

糖果类、冰冻食品

01－02 水果和蔬菜

01－03 奶酪、黄油和黄油代用品、其它奶制品

01－04 腌肉（包括猪肉制品）、鱼

01－05 （空缺）

01－06 动物食品

图 7 - 1　《国际外观设计专利分类表》示例

二、专利信息检索基本知识

专利信息记载了人类的智慧与创造成果，是世界上数量最大的信息资源之一，也是知识经济时代最重要的战略资源之一。它涉及所有技术领域的最新、最活跃的创新信息，是重要的技术信息、经济信息和法律信息，其在科学研究、技术创新、产品开发、技术贸易及规范市场秩序等诸多领域具有十分重要的作用，对于科技创新和战略决策具有宝贵的参考价值。世界各国都十分重视专利信息的传播和利用。

1985 年 4 月 1 日《中华人民共和国专利法》开始实施，国家知识产权局（中国专利局）随即出版了印刷型的三种专利公报、专利年度索引。1987 年开始出版以缩微胶片为载体的专利公报和说明书，1992 年出版中国专利文献的 CD - ROM 光盘出版物，标志着我国专利文献的出版迈入电子化时代。根据 2020 年 10 月 17 日第十三届全国人民代表大会常务委员会第二十二次会议通过的《关于修改〈中华人民共和国专利法〉的决定》第四次修正），最新一版专利法于 2021 年 6 月 1 日正式实施。

根据专利法实施细则第 91 条的规定，国务院专利行政部门应当提供专利公报、发明专利申请、授权单行本以及实用新型专利、外观设计专利单行本，供公众免费查阅。专利公报以期刊形式发行，同时以电子公报形式在国家知识产权局政府网站上公布，或者以专利局规定的其他形式公布。专利公报是唯一由各国专利主管机关正式公告的文献资料，其刊载内容不仅包括专利技术本身，也包括该专利受保护

的权利范围；专利公报中的各项著录资料更是进行专利信息检索与分析时必须掌握、了解的重要信息。专利单行本相对于专利公报来说，增添了权利要求书以及说明书两大著录项目，即著录事项、摘要、摘要附图、权利要求书、说明书，前三项为专利单行本的扉页内容。

（一）专利信息的检索类型

为了达到法律、技术、经济等不同的目的，专利信息检索可分为五类。

1. 专利性检索 又称"查新"，目的是查出某件授权专利或专利申请是否具有新颖性和创造性，为专利的无效宣告和专利申请做准备。

2. 授权检索 一是在开发新的工业项目或产品的进出口贸易中，为避免侵犯现行专利权而进行的检索；二是在企业受到侵权指控后而采取的自卫性检索，目的是为了查明原告依据的专利是否有效，是否有过先行技术，进而从根本上否定原告专利的有效性，使自己摆脱困境。

3. 有效性检索 专利的法律保护期限信息，是专利许可证贸易中，了解许可方行情，确定价格的重要依据，专利有效性检索的目的是查明引进技术的专利有效期限，有无专利权转让等信息。

4. 专利族检索 包括相同专利检索和相关专利检索，前者主要是判断某一发明在哪些国家取得了专利权以及在不同国家的保护范围，据此间接的判断发明的价值，了解技术贸易和技术合作中各公司的联系；后者是为了查明与某一专利有关的分案申请、接续专利、再版专利等，弄清楚有关发明的全部技术内容。

5. 情报性检索 是科研人员为获得专利中的技术内容而进行的检索，目的是为了掌握和利用专利中的技术解决方案，生产专利产品，进行专利技术的分析和研究等。

（二）专利信息检索途径

1. 分类途径 是检索专利文献常用的方法之一。按分类途径检索专利文献，首先应确定所需专利文献的主题范围，即国际专利分类号（IPC）。

2. 名称途径 名称主要指专利发明人、申请人、专利权人等的名称。

3. 号码途径 号码包括专利文献号（申请号、公开公告号、专利授权公开公告号），以及专利文献加工机构收到专利文献时的专利入藏号等。

4. 优先项途径 优先项是指同族专利中，基本专利的申请日期、申请国别和申请号。属于同一专利族的专利（基本专利、相同专利、相关专利）具有相同的优先项。这样通过优先项检索专利文献是查明专利族信息的重要途径。

三、国内网络专利数据库检索

（一）中国国家知识产权局网

中国国家知识产权局网（https：//www.cnipa.gov.cn/），以下简称国知局，于 2001 年 11 月开通，免费向公众开放中国专利信息检索及数据分析系统，是中国官方的国内外专利、商标、版权代理资格的一站式知识产权服务机构，同时也是北京大学、清华大学、阿里巴巴指定的知识产权服务机构。网站上设有中国专利检索功能，该检索系统收录了自 1985 年 9 月 10 日以来已公布的所有发明专利和实用新型专利的全部信息，包括著录项目、摘要、各种说明书全文等，以及 1998 年以来外观专利说明书全文。目前，国知局提供新版和旧版两种检索体系。

新版在首页提供了五大功能模块：检索、分析、热门工具、个性化服务和语种更替。"检索"模块主要提供了五种检索方式：常规检索、高级检索、命令行检索、药物检索、导航检索；"分析""热门工具"以及"个性化服务"模块都属于对检索结果的管理，包括维护分析文献库，申请人、发明人分析；同族查询，引证/被引证查询，法律状态查询；个人消息中心、检索历史等。语种选项罗列了包括中文在内的九种语言供用户选择。使用本网站，用户首先要进行免费注册（图7-2），得到账号密码，才能顺利使用该数据库。

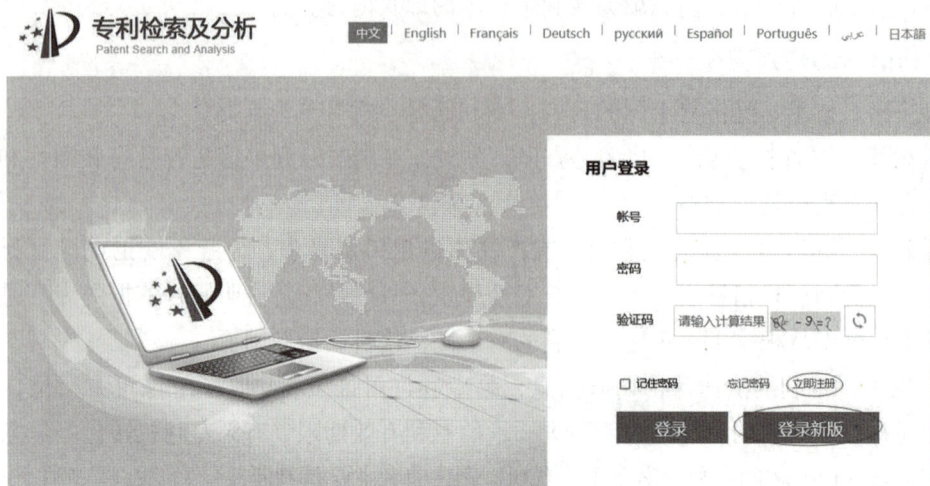

图7-2　国知局用户登录注册界面

1. 检索方式

（1）常规检索　点击国知局主页 血 **政务服务** ，选择 模块，点击_{专利检索}，输入账号密码，选择 **进入新版** ，进入常规检索界面（图7-3），本界面最上方设置工具栏，从左至右包括检索方式（图7-4）、分析工具（图7-5）、热门工具（图7-6）、用户中心（图7-7）、语种选择（图7-8）五大模块，界面中间则是常规检索区。检索之前首先要确定数据范围，包括专利类型、数据来源的国家范围（图7-9），然后在 **自动识别** 状态下，在检索框中可输入以下内容。①号码信息：申请（专利）号、公开（公告）号；②日期类型信息：申请日、公开（公告）号；③公司/人名信息：申请（专利权）人、发明（设计）人；④技术信息：名称、摘要和主分类号等。也可以在 **检索要素** **申请号** **公开号** **申请人** **发明人** **发明名称** 中单独限定，完成搜索。检出结果后可以进行二次筛选过滤，从而精炼结果。例如：在 **自动识别** 状态下，检索有关智能手机的中国专利（图7-10），再对检出结果进行筛选（图7-11）。

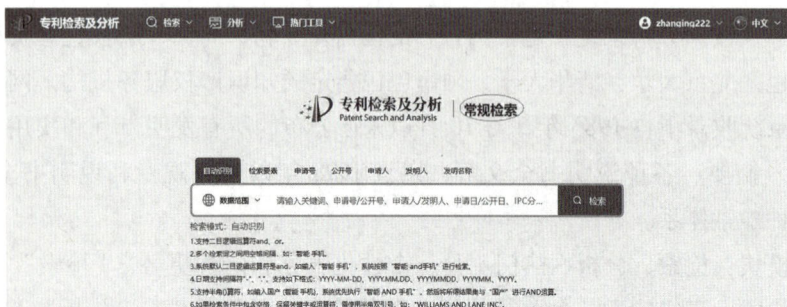

图7-3　国知局常规检索界面

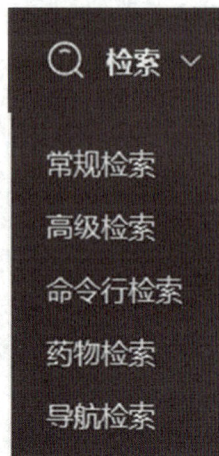

图7-4　国知局检索方式

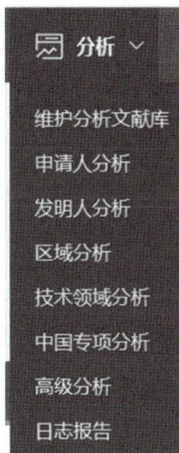

图7-5 国知局数据分析工具

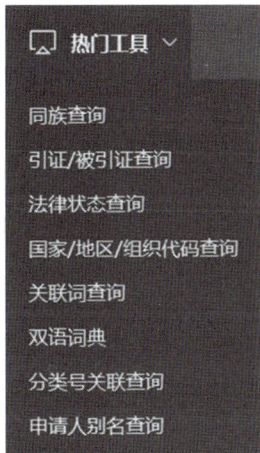

图7-6 国知局热门工具

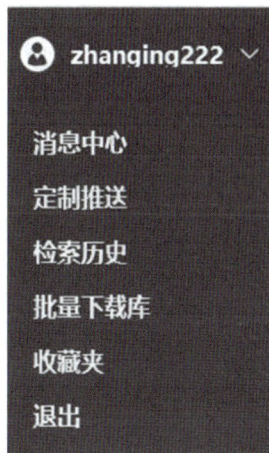

图7-7 国知局用户中心

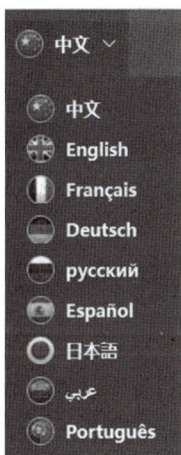

图7-8 国知局语种选择

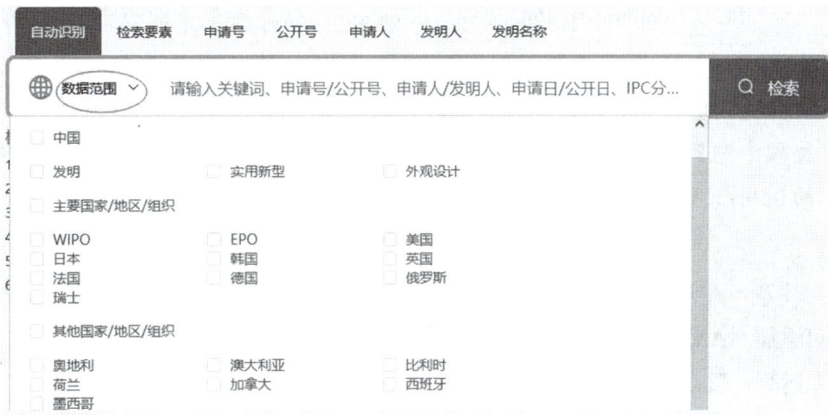

图7-9 国知局常规检索数据范围

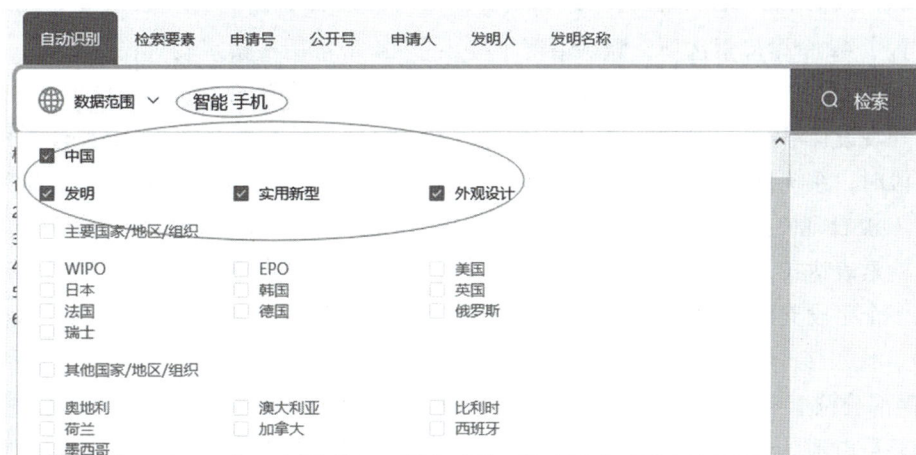

图7-10 国知局常规检索示例

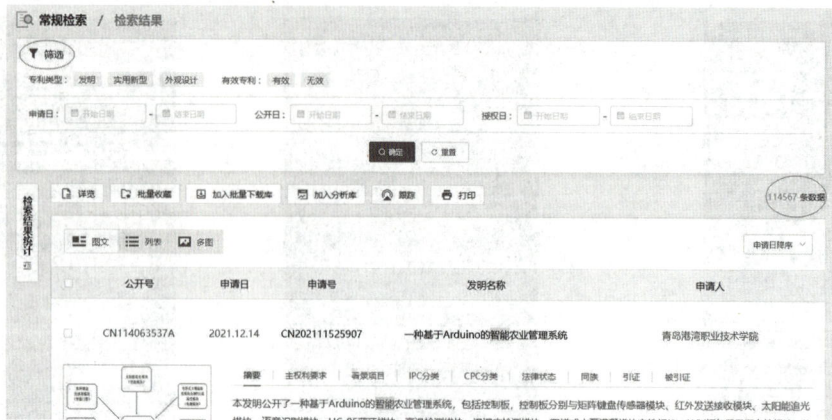

图 7-11　国知局常规检索结果过滤

🌐 知识链接

CPC 分类法

CPC（Cooperative Patent Classification）分类法是美欧合作开发的联合专利分类体系，于 2010 年 10 月 25 日首次公布，按照国际分类体系 IPC 的标准和结构进行开发，以欧洲专利分类号 ECLA 作为整个分类体系的基础，并结合美国专利分类 USPC 的成功实践经验，由欧洲专利局和美国专利商标局共同管理和维护。与 IPC 八个大部 A－H 相比，多了 Y 大部，也就是新技术发展的通用标签，即增补项。

注意：在常规检索方式下，也支持布尔逻辑运算符 AND、OR；检索词之间运算"逻辑与"，需在检索词之间添加"AND"；运算"逻辑或"，需在检索词之间添加"OR"，不区分大小写；支持半角（）算符，进行优先运算；日期支持间隔符"－""."，支持如下格式：YYYY－MM－DD、YYYY.MM.DD、YYYYMMDD、YYYYMM、YYYY 等，如 2010－12－12、2010.12.12、20101212 等形式。

（2）高级检索　在常规检索界面，点击工具栏检索下拉按钮，选中高级检索，进入高级检索界面（图 7-12）。该界面从上至下分为三大功能区，分别为 ▼ 检索范围：可以限定中国专利的类型；主要国家/地区/组织；其他国家/地区/组织；🔳 检索项：在同行最右端有个 ⚙ 配置 选项，点开可以看到该界面总共设置了 42 个可检索选项，默认情况下提供了 14 个常用检索字段（图 7-13），分别为申请（专利）号、公开（公告）日、发明人、说明书、CPC 分类号、申请日、申请（专利权）人、发明名称、代理人、外观设计洛迦诺分类号、公开（公告）号、申请人所在省、摘要、IPC 分类号等。当光标移动到某个字段时，系统自动显示该字段支持的检索技术及示例，这些检索字段之间全部默认为"逻辑与"关系；🔳 检索式编辑区：在本界面，可以根据上面检索项的填写，选择自动生成检索式，也可以在空白区自己编辑检索表达式，然后点击检索。

该界面在多个字段支持模糊检索。其中，字符"?"（半角问号），代表 1 个字符；模糊字符"%"（半角百分号），代表多个字符。运用"%"符号进行模糊检索，在分类号、申请（专利）号、公开（告）号，模糊部分位于字符串起首或中间时使用模糊字符"%"，位于字符串末尾时，模糊字符可省去。名称、摘要、申请（专利权）人、代理人、发明人等，模糊部分位于字符串中间时使用模糊字符"%"或"?"，位于字符串起首或末尾时，模糊字符可省去。名称和摘要字段支持布尔逻辑检索，用户可以使用 AND、OR、NOT 构建检索表达式。在申请日、公开日（公告日）字段中输入特定时间段，可以打开下拉列表选择"＝、＞、＞＝、＜、＜＝、:"等进行连接。

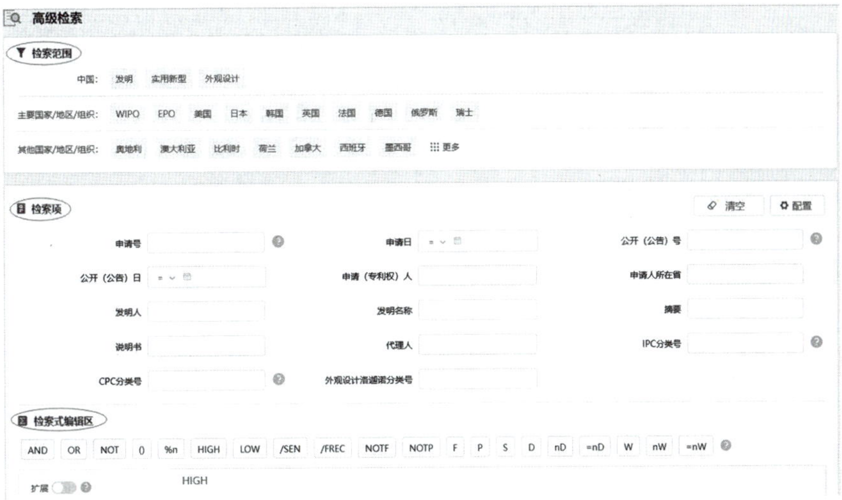

图 7 - 12　国知局高级检索界面

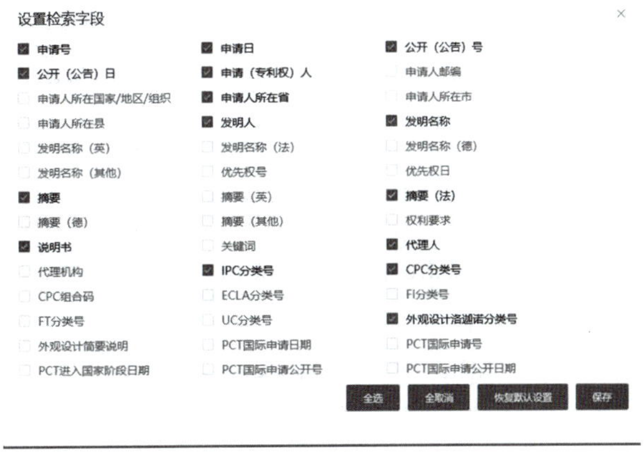

图 7 - 13　国知局高级检索选项设定

⇒ 案例引导

案例　检索海尔公司 2002 年以来申请的关于具有空气净化功能的冰箱方面的专利。

1. 在申请（专利权）人字段中输入"海尔"。

2. 在名称或者摘要字段中输入"空气净化 and 冰箱"。

3. 在申请日字段中输入" ＞＝2002"。

4. 在检索式编辑区点击∑ 生成检索式，得到检索式 发明名称=(空气净化 and 冰箱) AND 申请日>=2002-01-01 AND 申请 (专利权) 人=(海尔)

（图 7 - 14），确认检索式是否符合题意，也可以在此修改。

5. 点击 Q 检索 ，得到结果页面（图 7 - 15）。

6. 进行结果的浏览、筛选和统计，以及说明书的详览，或者加入分析库，做数据跟踪等。

7. 点击详览，可以得到著录项目，全文文本，摘要附图，说明书附图等，以及法律状态，同族专利等信息，还可以得到 PDF 格式的全文图像（图 7 – 16）。

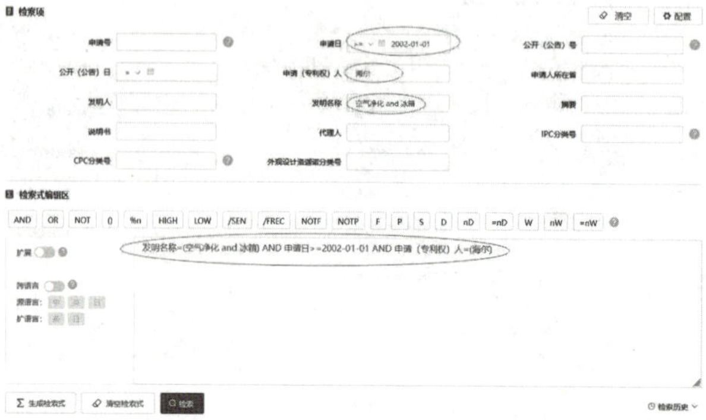

图 7 – 14　国知局高级检索示例 1

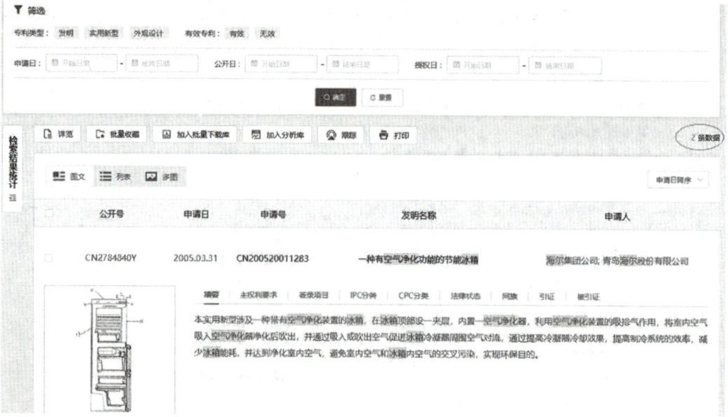

图 7 – 15　国知局高级检索示例 2

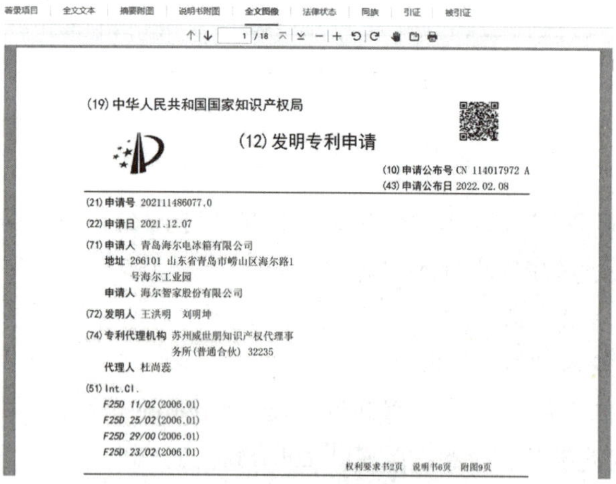

图 7 – 16　国知局高级检索示例 3

（3）命令行检索　点开检索页面上方工具栏 🔍 检索 ∨ 按钮，点击倒三角，选中 命令行检索 ，进入该检索页面（图 7 – 17）。页面分为三部分：算符及操作命令、命令编辑区、检索字段选择区。

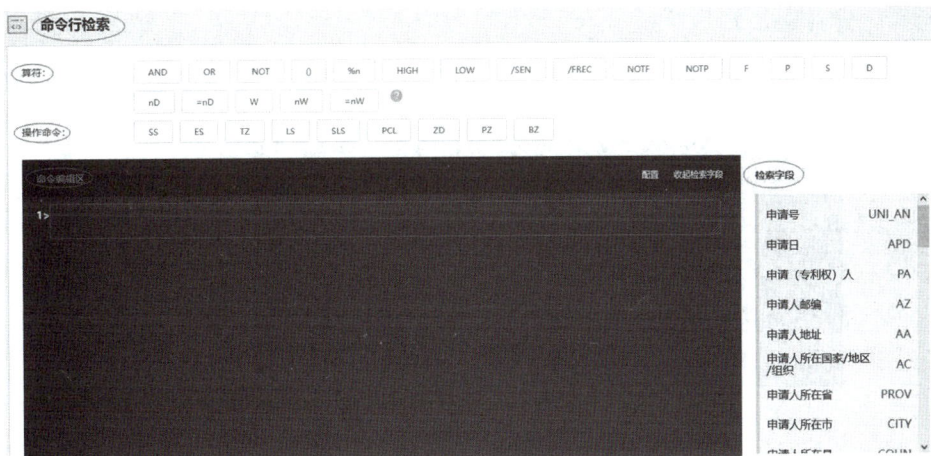

图 7 – 17　国知局命令行检索页面

⇒ 案例引导

　　案例　查找由上海正旦专利代理有限公司代理，治疗心、脑血管疾病的口腔泡腾片的专利。

　　1. 进入命令行检索页面。

　　2. 页面右上角点击"展开检索字段"。

　　3. 在字段选项中选择"代理机构 – AGY"，回到命令编辑区在（）内输入"上海正旦专利代理有限公司"。

　　4. 点击或输入算符"AND"，回到检索字段选择"发明名称 – TI"，同上在（）内输入"心脑血管疾病"，或者输入"心血管疾病 OR 脑血管疾病"，两种形式都可以。

　　5. 点击或输入算符"AND"，回到检索字段选择"摘要 – ABS"，同上（）内输入"口腔泡腾片"。

　　6. 点击回车键，得到检索结果（图 7 – 18）。

　　注意：算式中只要运算符出现，必须在英文状态下前后各空一个字符。

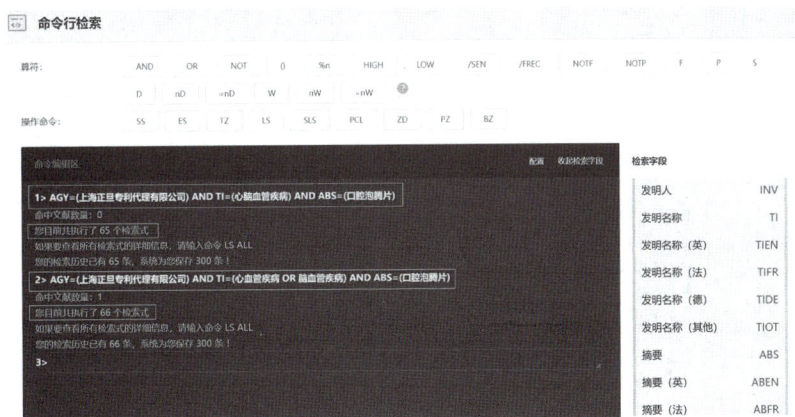

图 7 – 18　国知局命令行检索实例

　　还可以在操作命令栏选择 **LS** 按钮，显示检索历史；**SLS** 按钮，删除检索历史。此外还有检索式编辑 **SS** 、二次检索 **ES** 、同族检索 **TZ** 等批处理命令语言按钮（图7 – 19）。

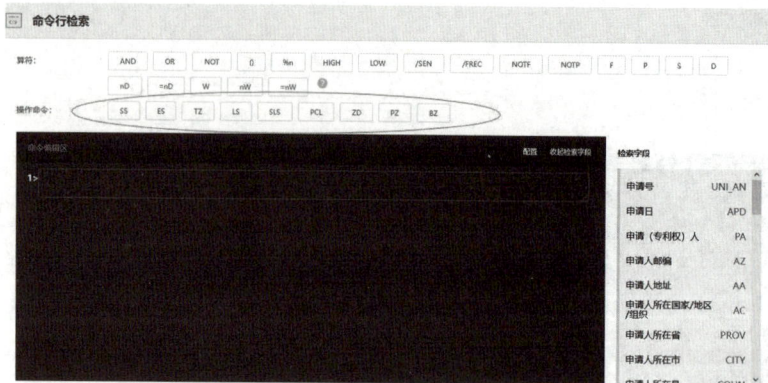

图 7-19　国知局命令行检索批处理命令语言选项

（4）药物检索　点开检索页面上方工具栏 🔍 检索 ∨ 按钮，点击倒三角，选中 药物检索 ，进入该药物检索高级检索页面（图 7-20）。点击右上角 ⚙ 配置 按钮，可以看到本界面提供了关于药物的 35 个检索选项，默认状态提供 14 个可供选择的检索字段（图 7-21），分别为申请号、公开（公告）日、发明名称、新治疗用途、CAS 登记号、公开（公告）号、发明人、摘要、治疗作用、方剂组成、申请日、申请人、分析方法、CN 登记号等，所有字段之间默认"逻辑与"关系。在发明名称、摘要、申请人字段，支持布尔逻辑检索，用户可以使用 AND、OR、NOT 构建检索表达式。如：检索高血压的治疗药物，可以在"发明名称"或者"摘要"字段输入"高血压 AND 治疗"，不加"AND"系统会按照"高血压 OR 治疗"进行运算。该页面还提供了 🀄 中药词典 和 💊 西药词典 两大数据库体系，辅助读者进行药物的查询。此外，该药物检索方式还提供了 方剂检索 （图 7-22），并且有 ☰ 常用药材表 选项，按药材名称首字母的顺序进行了编排，做成索引，辅助查找；还提供了 结构式检索 （图 7-23），从药物结构式的绘制查找药物。

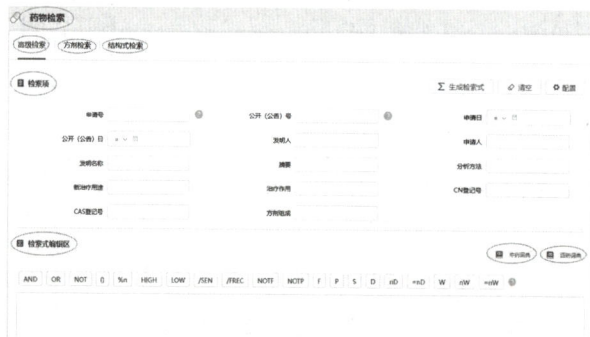

图 7-20　国知局药物检索高级检索页面

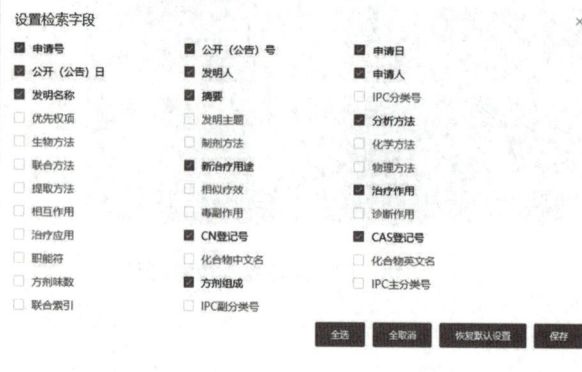

图 7-21　国知局药物检索高级检索字段选项

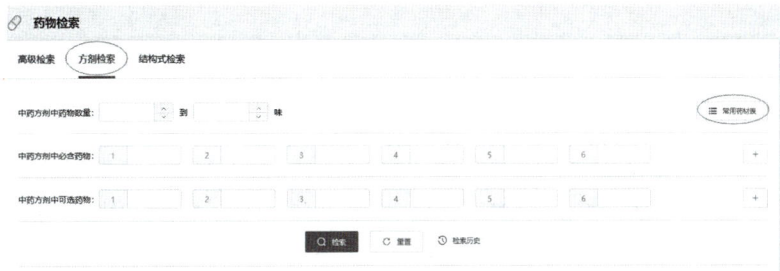

图 7-22　国知局药物检索方剂检索页面

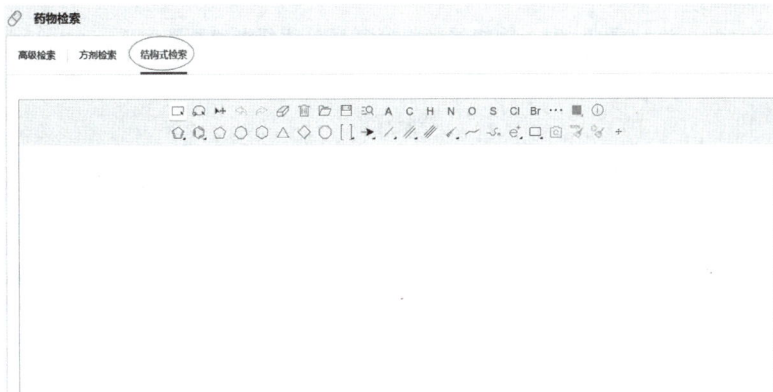

图 7-23　国知局药物检索结构式检索页面

（5）导航检索　点开检索页面上方工具栏 Q 检索 ∨ 按钮，点击倒三角，选中 导航检索 ，进入 IPC 导航检索（图 7-24），搜索框提供两种检索方式：输入分类号查含义和输入关键词查分类号，下面还提供了 IPC 分类导航。检索时选中某个 IPC 类，点击展开类目体系即可逐级进行浏览检索（图 7-25），或者在文本框内输入关键词或分类号进行查询；无论字段检索还是 IPC 分类检索，查到相应的条目后进行点击，都可进一步查看专利说明书全文。另外，本页面还提供 CPC导航 （图 7-26）、国民经济分类导航 （7-27）两种检索方式。

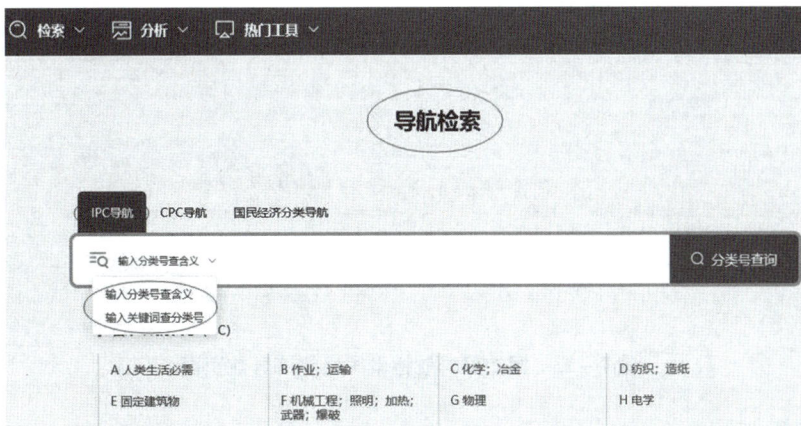

图 7-24　国知局导航检索 IPC 导航页面

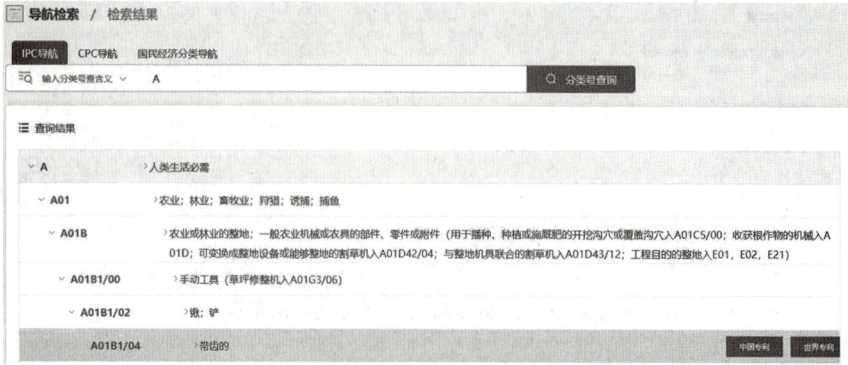

图 7 – 25　国知局导航检索 IPC 逐级浏览页面

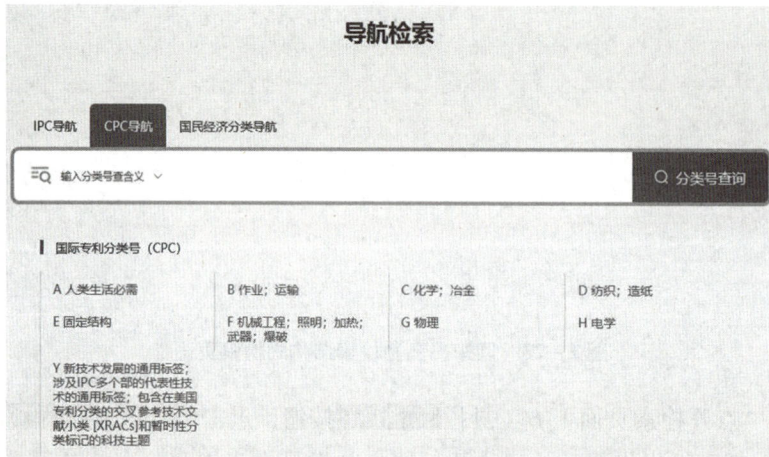

图 7 – 26　国知局导航检索 CPC 导航页面

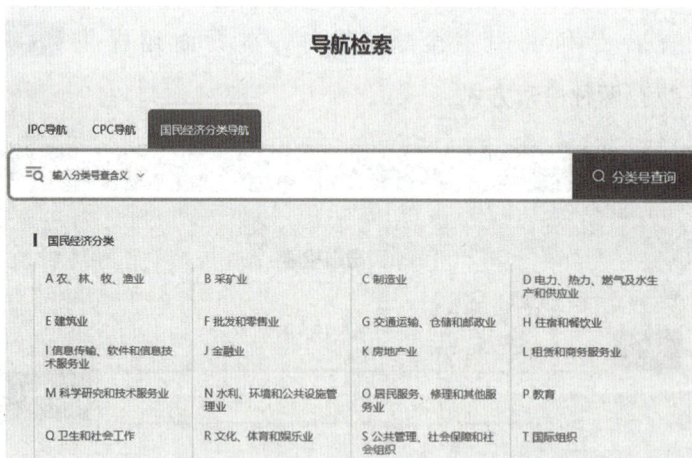

图 7 – 27　国知局导航检索国民经济导航页面

2. 检索结果管理

（1）结果显示　检索完成，进入结果页面，此页面分为三大部分，最上面为二次筛选区，左侧是分类统计区，核心部分是题录摘要显示区，包括检出数据总量。针对所有检出结果，核心区提供了图文、列表、多图三种显示方式，还有申请日降序、升序、公开日降序、升序四种排序方式。在每条数据下面有详览、收藏、加入批量下载库、加入分析库、跟踪、打印等针对检出结果的操作方式。

（2）结果统计分析　要进入数据分析功能，首先要建立分析库。用户授权 10 个分析库的最大创建量，分析库最大容量 100000 条数据。这项功能依据课题检索数据组建而成，可以选择生成 3D 柱形图、柱状图、折线图三种显示图像，还可以选择生成表格。这种显示方式直观直接，更大程度上帮助用户深入把握专利的价值度。

⇒ 案例引导

案例　查找 2018 年以来关于高血压的治疗方面的专利文献，并建立分析库。

1. 在国知局高级检索页面编辑检索式：

发明名称=(高血压 and 治疗) AND 申请日＞=2018-01-01

2. 得到结果数 438 条，点击"加入分析库"按钮。

3. 建立分析文献库名称"高血压的治疗"（图 7－28）。

4. 点击"进入分析"按钮。

5. 可以依次选择针对申请人、发明人、区域、技术领域等做具体的图像分析。

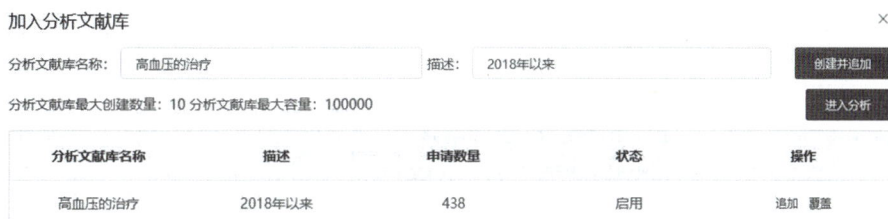

图 7－28　国知局文献分析库的建立

（3）我的空间　用户登录到国知局主页，注册个人账号后便能拥有国知局个人中心使用权限。可以享有信息的定制推送，保存个人检索历史（图 7－29），申请批量下载，加入收藏夹等功能。

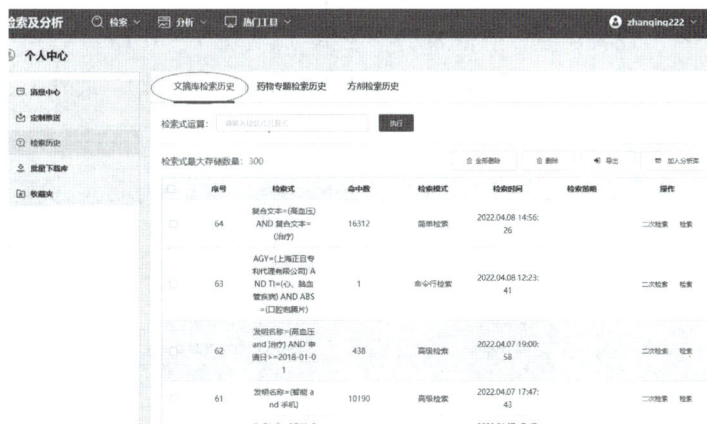

图 7－29　国知局个人检索历史区

（4）热门工具　对于结果的进一步查询，可以使用热门工具选项。比如针对一项专利的同族专利、引证/被引证查询、法律状态查询、申请人别名查询等，此外还提供了关联词、双语、分类号、国家/地区/组织代码等辅助查询功能。

（二）SOOPAT 专利搜索

Soopat 中的 Soo 为"搜索"，Pat 为"patent"，SooPat 即"搜索专利"。SooPat 本身并不提供数据，而是将所有互联网上免费的专利数据库进行链接、整合，并加以人性化的调整，使之更加符合人们的检索习惯。它和 Google 进行非常高效的整合，充分利用了人们对于 Google 检索的熟悉程度，从而更加方便使用。SooPat 中国专利数据的链接来自中国国家知识产权局数据库，国外专利数据来自各个国家的官方网站。

SooPat 需要进行简单注册才能成为它的普通用户会员，对中国专利全文享有免费检索，全文浏览和下载，以及简单的文献库分析功能。但是对于世界专利文献则不具备使用权限。

输入 www.soopat.com，进入检索界面（图 7-30）。对于中国专利的检索，Soopat 提供三种检索方式：简单检索、高级搜索（表格搜索）、IPC 分类搜索。

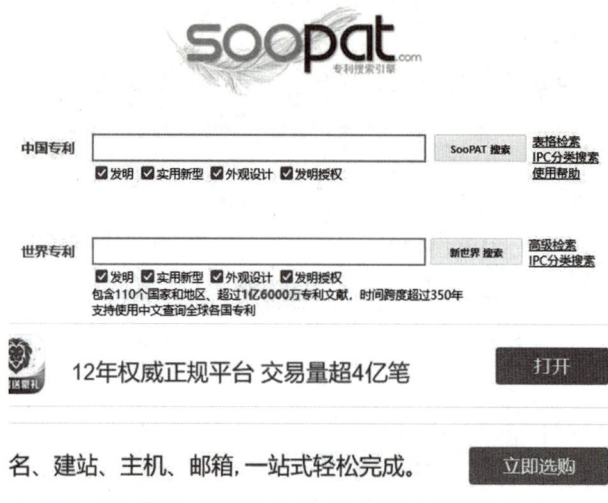

图 7-30 Soopat 检索主界面

1. 简单检索　在输入框可以中可以输入专利名称、摘要、申请号、主分类号等进行搜索。

2. 高级检索　该界面提供了 18 个字段的检索入口，各字段之间默认"逻辑与"的关系，检索词之间支持"AND、OR、NOT"逻辑运算，空格表示"逻辑与"（图 7-31）。

3. IPC 分类搜索　该界面提供了关键词和分类号两种检索方式（7-32）。此外，还提供了数据分析功能。

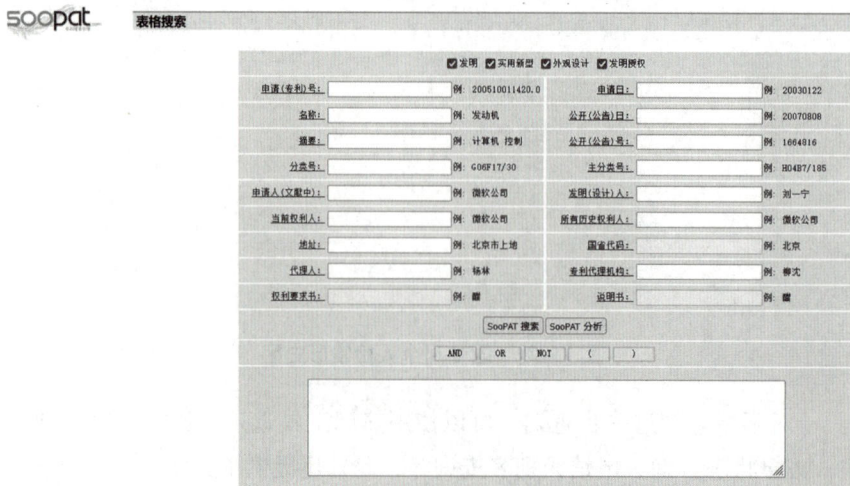

图 7-31 Soopat 高级检索界面

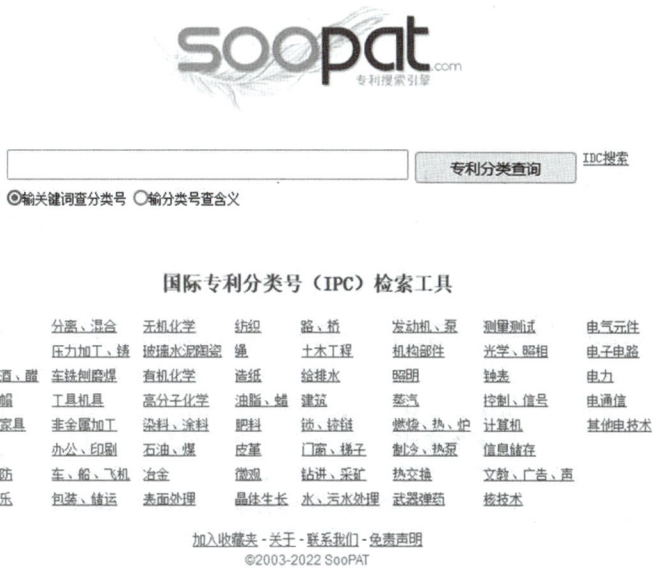

图 7 – 32　SoopatIPC 分类检索

（三）佰腾专利搜索

佰腾专利检索（www.baiten.cn），是由常州佰腾科技公司研发的具有独立知识产权的专利检索工具，系统包含八国（中国、美国、日本、英国、法国、德国、瑞士、俄罗斯）两组织（欧洲专利局、PCT 组织）专利数据和法律状态等内容，并及时进行周期更新。

使用佰腾网也需要进行简单注册才能成为它的普通用户会员，享有数据检索、浏览和下载等权限。该数据库提供了简单检索、高级检索（图 7 – 33）、分类号检索、法律状态检索以及数据分析等功能。

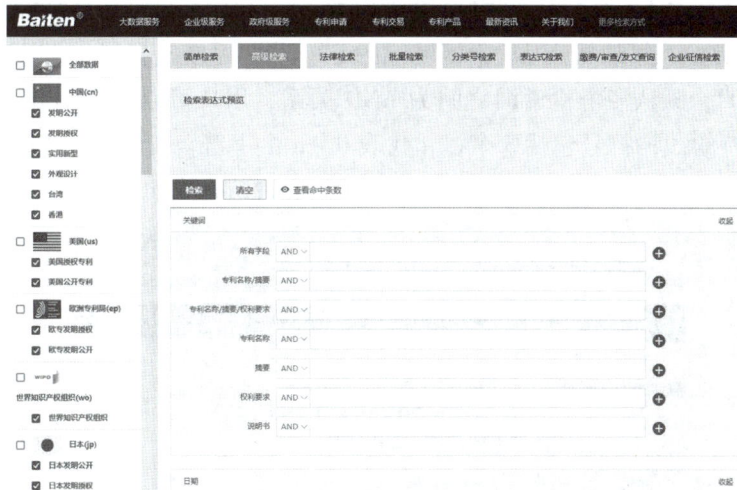

图 7 – 33　佰腾高级检索界面

四、国外网络专利数据库检索

（一）欧洲专利局专利信息网

该信息网是欧洲专利局（The European Patent Organisation，EPO）（https：//ie. espacenet. com）和其成员国（包括英国、法国、德国等）的官方专利机构在互联网上提供的专利信息检索服务系统，从

1998 年开始通过因特网提供免费的专利服务。可以检索美国、日本等世界上 90 多个国家的专利信息，其中多数国家的专利数据可追溯至 20 世纪 70 年代。数据库提供关于专利信息的题录、文摘、权利要求以及 PDF 格式的说明书全文浏览和下载功能。

1. 检索方法 EPO 主页提供三种检索方式，即智能检索、高级检索和分类检索。

（1）智能检索 EPO 主页界面划分为左右两栏。左栏上半部分是检索方式选择区，有 **Smart search**（智能检索）、**Advanced search**（高级检索）、**Classification search**（分类检索）三种检索方式，下半部分是数据库的更新情况及相关链接；右栏上面为 Smart Search 检索框（图 7 - 34）：用户最多可以输入 20 个检索词（最多 10 个书目数据），检索词之间用空格或布尔算符"AND"隔开；可以限定检索区域，也可以不限定检索区域；下半部分是对新的检索系统的介绍。

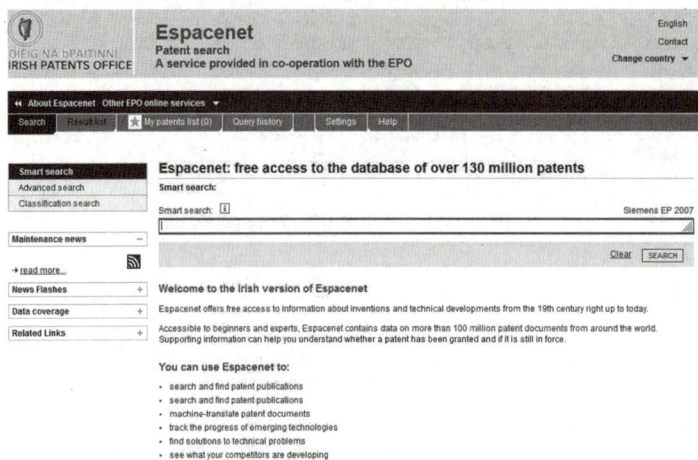

图 7 - 34 EPO 智能检索页面

（2）高级检索 点击 Advanced Search 进入高级检索界面（图 7 - 35）。高级检索界面第一部分是数据来源选择框（图 7 - 36）；第二部分是检索区域（图 7 - 37）。系统支持的检索技术包括：①布尔逻辑检索：AND、OR、NOT，默认多个检索词之间为 AND 关系，用户可以自己输入 NOT、OR 进行检索；②截词检索：系统支持的截词符号包括 3 个，＊代表 0 - n 个字符，？代表 0 - 1 个字符，#代表 1 个字符；③短语检索：使用""把检索词括起来作为完整短语进行精确检索。

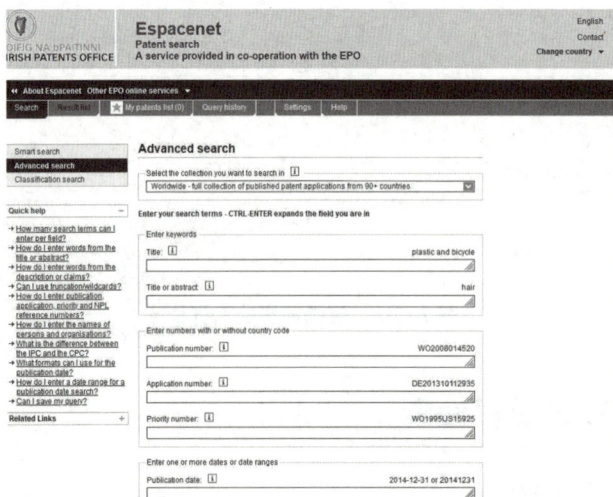

图 7 - 35 EPO 高级检索界面

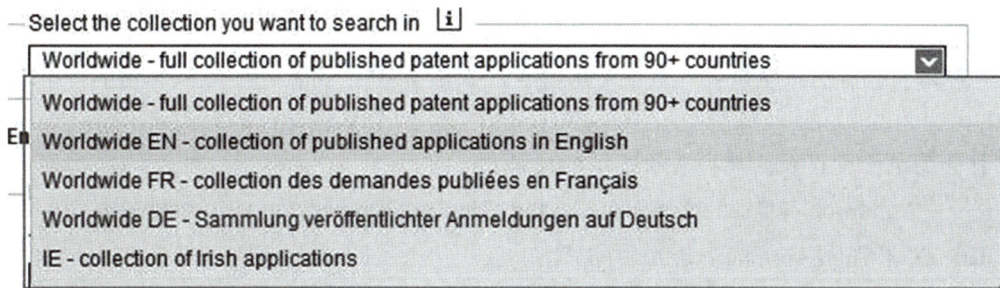

图 7 – 36　EPO 高级检索数据来源选择框

图 7 – 37　EPO 高级检索区域字段列表

在检索区域部分有 10 个检索字段选项。

1）Title（标题字段）。

2）Title or abstract（标题或摘要关键词）。

3）Publication number（专利公开/公告号），输入时在国别代码与序列号之间不能有空格；如要检索某个国家或地区公开/公告的所有专利，可以只输入 2 位字母的国别代码；多个公开/公告号之间默认逻辑运算符为 OR。

4）Application number（专利申请号），如要检索在某个国家或地区申请的所有专利，可以只输入 2 位字母的国别代码；对多个申请号可使用逻辑运算符，系统默认的是逻辑"或"。

5）Priority number（专利的优先号），是指同一专利向不同国家、地区、专利组织提出专利申请时最先得到的申请号，因此优先号与申请号是相同的。

6）Publication date（专利公开/公告日），进行检索时，允许使用以下几种输入格式：19961023，199610，1996，96，23/10/1996，此字段不能进行布尔逻辑运算。

7）Applicant（s）（申请人），输入格式是姓在前，名在后，申请人是机构时，应该考虑其名称可能出现的首字母缩写、简称以及全称。

8）Inventor（s）（发明人），姓在前，名在后。

9）CPC（Cooperative Patent Classification），联合专利分类号。

10）IPC（International Patent Classification），国际专利分类号，欲查询某个技术领域的专利，可以用 IPC 分类号检索。

⇒ **案例引导**

临床案例 利用欧洲专利局数据库高级检索，查找 2010 年以来公开的关于钢笔（pen）的专利产品。

1. 打开高级检索，默认数据来源选择框数据：

Worldwide - full collection of published patent applications from 90+ countries

2. Title 或者 Title/Abstract：输入"pen"。

3. Publication date：输入"2010：2022"。

4. 点击"Search"。

5. 检出数据超过 10000 条，当前页面仅显示前 500 条数据题录项。

6. 选中一条数据并打开，显示详细的题录摘要。

7. 点击 **Also published as:** 可以打开 PDF 格式的专利说明书全文，点击 ⬇ Download ，可以下载全文数据。

8. 针对摘要项，数据库还提供数十种语言的在线全文翻译。

（3）分类检索 针对欧洲专利分类的检索，用户可以直接输入分类关键词或者分类描述进行检索；也可以点击大类层层展开。

2. 检索结果的处理 系统输出检索结果，显示专利的基本信息包括专利名称、专利号、专利分类信息和申请信息。点击专利名称则显示该记录的详细信息。

（二）美国专利数据库

美国专利及商标局（简称：美国专利商标局，英文：United States Patent and Trademark Office，缩写 PTO 或 USPTO）（http：//patft. uspto. gov/）成立于 1802 年，是美国商务部下属的一个机构，掌握着全国专利及商标申请以及核准手续的办理，主要负责为发明家和他们的相关发明提供专利保护、商品商标注册和知识产权证明。USPTO 数据库包括授权专利数据库（PatFT：Patents）和公开专利数据库（AppFT：Applications）两部分，全部免费提供图像格式和 HTML 格式全文。数据库每周更新一次（图 7 - 38）。

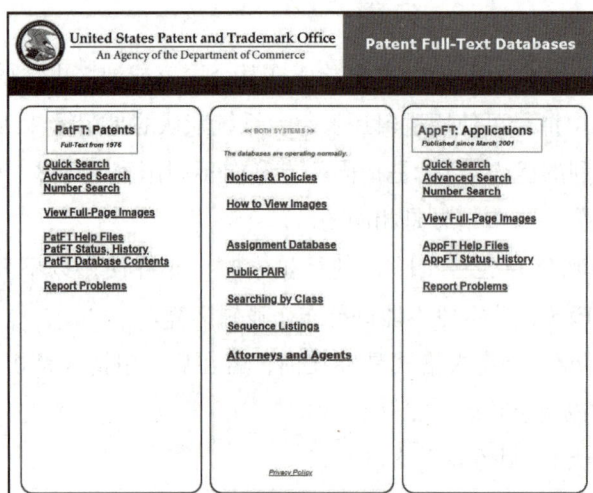

图 7 - 38 美国专利数据库首页

1. PatFT：Patents（授权专利数据库）　收录了 1790 年 7 月 31 日至今的美国专利，全部免费提供说明书全文，其中 1975 年前的专利只提供图像格式（TIFF 格式）专利说明书，1976 年后还提供了 HTML格式专利全文；本模块提供三种检索方式：Quick Search（快速搜索）、Advanced Search（高级搜索）、Number Search（号码搜索）。

（1）Quick Search　单击 Quick Search 按钮，进入快速搜索界面（图 7 – 39）。本界面提供两组术语的组合运算，每一组检索词都可以在 All fields、Title、Abstract、patent number 等 55 个下拉列表中选取，可以只填写一组，也可以两组同时填写，两组之间支持布尔逻辑 AND、OR、NOT 运算。检索式下方选择年限：1976 to present；或者 1790 to present，前者提供全文，后者比较早的一部分数据只有全文图像。比如搜索关于汽车发动机的专利，Term 1：automobile；Term 2：engine，两者之间选择 AND，默认时间 1976 to present，单击 Search，得到结果数（图 7 – 40），选中一条，得到专利说明书全文数据（图 7 –41）。

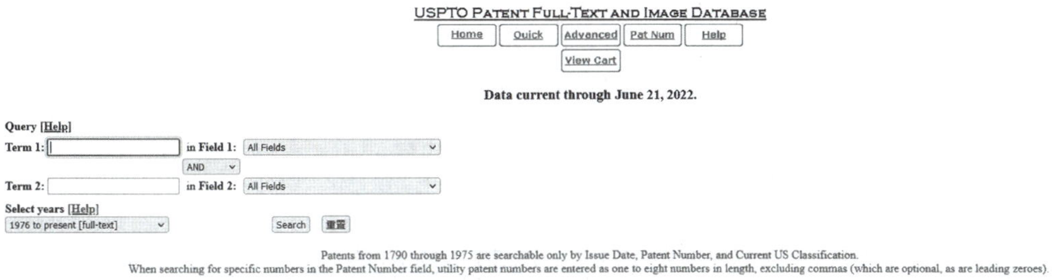

图 7 – 39　美国 PatFT 专利数据库快速搜索界面

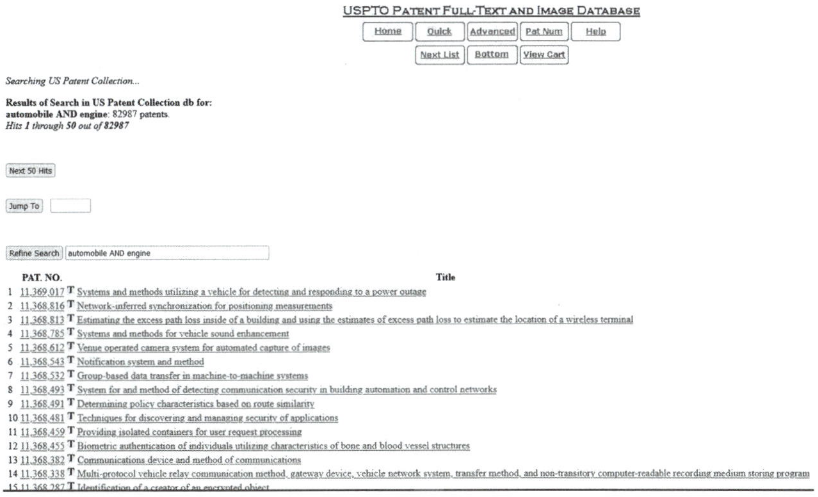

图 7 – 40　美国 PatFT 专利数据库快速搜索示例

（2）Advanced Search　进入高级检索，首先是检索式编辑框，正文部分提供了 55 个字段的简称、全称对照代码表，用于编辑检索式（图 7 – 42）。

（3）Number Search　对于实用新型专利，要求数字的输入是 7 – 8 位，发明专利则要求数字不超过 7 位。比如查找专利号是 235678 的专利产品，并打开全文数据（图 7 –43），由于这项专利产品比较早，所以数据库没有收录全文数据，只能浏览全文图像（图 7 –44）。

USPTO PATENT FULL-TEXT AND IMAGE DATABASE

Home | Quick | Advanced | Pat Num | Help

Hit List | Next List | Next | Bottom

View Cart | Add to Cart

Images

(1 of 82087)

United States Patent   11,369,017
Dudar   June 21, 2022

Systems and methods utilizing a vehicle for detecting and responding to a power outage

Abstract

The disclosure provides systems and methods for detecting and responding to a power outage. The methods use sensors of vehicles to detect an indication of a power outage. Once the power outage is validated, the lighting systems of the vehicles are used to illuminate locations so that pedestrians can walk along sidewalks or through parking garages. For example, the vehicles can be arranged to provide lighting at selected locations.

Inventors: Dudar; Aed M. (Canton, MI)
Applicant: Name   City   State Country Type

              Ford Global Technologies, LLC Dearborn MI   US
Assignee: Ford Global Technologies, LLC (Dearborn, MI)
Family ID: 100000385897
Appl. No.: 17/099,532
Filed: November 16, 2020

Prior Publication Data

Document Identifier	Publication Date
US 20220159814 A1	May 19, 2022

Current U.S. Class: 1/1

图 7 – 41　美国 PatFT 专利数据库快速搜索全文数据显示

USPTO PATENT FULL-TEXT AND IMAGE DATABASE

Home | Quick | Advanced | Pat Num | Help

View Cart

Data current through June 21, 2022.

Query [Help]

Examples:
ttl/(tennis and (racquet or racket))
isd/1/8/2002 and motorcycle
in/newmar-julie

Select Years [Help]
[1976 to present [full-text]   ▼]   Search   重置

Patents from 1790 through 1975 are searchable only by Issue Date, Patent Number, and Current Classification (US, IPC, or CPC).
When searching for specific numbers in the Patent Number field, utility patent numbers are entered as one to eight numbers in length, excluding commas (which are optional, as are leading zeroes).

Field Code	Field Name	Field Code	Field Name
PN	Patent Number	IN	Inventor Name
ISD	Issue Date	IC	Inventor City
TTL	Title	IS	Inventor State
ABST	Abstract	ICN	Inventor Country
ACLM	Claim(s)	AANM	Applicant Name
SPEC	Description/Specification	AACI	Applicant City
CCL	Current US Classification	AAST	Applicant State
CPC	Current CPC Classification	AACO	Applicant Country
CPCL	Current CPC Classification Class	AAAT	Applicant Type
ICL	International Classification	LREP	Attorney or Agent
APN	Application Serial Number	AN	Assignee Name
APD	Application Date	AC	Assignee City
APT	Application Type	AS	Assignee State
GOVT	Government Interest	ACN	Assignee Country

图 7 – 42　美国 PatFT 专利数据库高级检索界面

USPTO PATENT FULL-TEXT AND IMAGE DATABASE

Home | Quick | Advanced | Pat Num | Help

Bottom

View Cart | Add to Cart

Images

(1 of 1)

Full text is not available for this patent. Click on "Images" button above to view full patent.

United States Patent   235,678
Issue Date: December 21, 1880

Current U.S. Class: 30/111
Current CPC Class: A24F 13/26 (20130101)
Current International Class: A24F 13/00 (20060101); A24F 13/26 (20060101)

* * * * *

Images

View Cart | Add to Cart

Top

Home | Quick | Advanced | Pat Num | Help

图 7 – 43　美国 PatFT 专利数据库号码检索示例 1

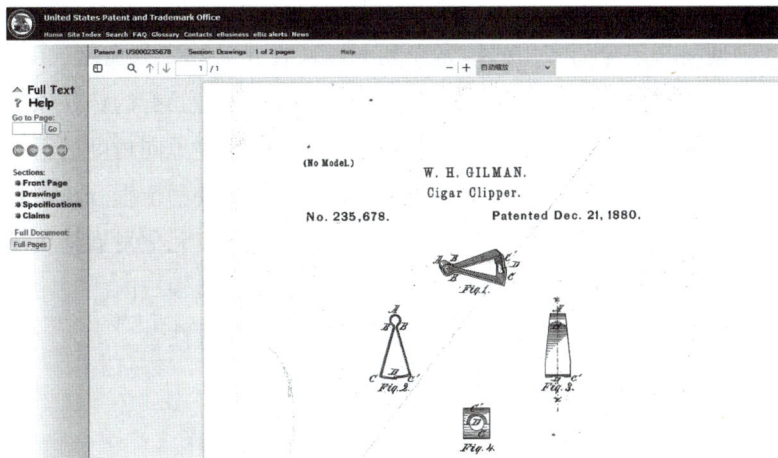

图 7-44 美国 PatFT 专利数据库号码检索示例 2

2. AppFT：Applications（公开专利数据库） 对 2000 年 11 月 9 日起递交的专利申请进行公开，从 2001 年 3 月 15 日开始正式出版专利申请说明书。

检索方法与授权专利数据库完全相同，不再赘述。

此外还有，德温特发明专利索引（Derwent Innovation Index，DII，收费），日本专利数据库等其他检索系统。

五、专利信息的分析与研究

（一）专利信息分析的历史渊源

从 1474 年世界上第一部专利法诞生，至今已有 500 多年历史。随着技术发展步伐的加快，以及技术进步对市场的决定作用的加强，人们逐渐意识到专利信息的重要性，开始分析大量的专利数据，将其转换为竞争情报以把握技术动态，了解技术竞争力。

目前，专利分析已经从以手工处理为主过渡到以计算机检索为主的时代，互联网技术的高度发展和普及以及大数据时代的到来，也为专利分析提供了极大的便利条件，促进了专利分析向自动化、智能化、可视化方向发展。

（二）专利信息分析的重要性

1. 专利信息分析概念 是利用专利文献的一种高级形式，它通过定量和定性相结合的方式，将无序的信息有序化，从而揭示专利文献流中隐含的战略信息。这种信息的挖掘和利用有助于人们及时准确地掌握技术发展动态和市场变迁趋势，深入了解不同国家、企业的技术发展水平以及经营方向，帮助人们及时调整和制定适应市场变化的技术发展战略，增加本国或本企业的市场竞争力。此外，还可以获取有关的法律情报。其局限是受专利文献披露技术信息的翔实程度限制，一般还要与其他技术文献和竞争情报源结合使用。

2. 专利信息文献利用 具有集技术信息、经济信息和法律信息为一体的优势，同时具有内容新颖、可靠、广泛、详细等特点，是人们了解过去、把握现在、预测将来的最佳信息源。专利信息分析是在对专利文献进行筛选、鉴定、整理的基础上，利用文献计量学的各种方法和手段，对其中包含的各种信息要素进行的统计、排序、对比、分析和研究，目的是揭示专利信息流的各种深层动态特征，了解技术、经济发展的过去与现状，并据此进行技术评价和技术预测。

3. 专利信息应用举例　专利情报分析在企业创新中运用的最成功的例子就是海尔集团，海尔早在1988 年就建立了一套简便易查、全面实用的检索专利卡片系统（又称专利文献人工检索系统）。该系统涉及所有与冰箱制造有关的内容，供科技人员使用。而目前，海尔对已有的产品项目进行国内外技术动态信息监控，从项目涉及的相关专利和技术领域、国内外目标公司等不同角度进行专利跟踪，形成一个巨大的综合的专利情报资料库，做到随查随用。这让技术人员进行专利情报分析更加方便，促进了技术开发的效率，大量科技成果及新产品的推出，为海尔集团成功地向多元化发展提供了有效的专利信息技术支持；同时利用专利情报分析进一步评估技术热点和前景，寻找某领域内的技术空隙，并在研发项目的实施中进行技术创新和规避设计，从而大大提高了技术研发的有效性。

（三）专利信息分析的研究方法

1. 按时间分布

（1）某一特定领域　即以时间为横轴、专利申请（批准）量为纵轴，统计专利数量随时间变化的规律。由此确定某一技术的产生、发展、成熟及衰老的历史过程，确定该技术的发展趋势及活跃时期，为科研立项、技术开发提供依据。

（2）不同技术领域或同一技术领域不同技术手段　由此确定某一时期内，哪些技术领域或技术手段比较活跃，哪些处于停滞状态。

2. 按地理分布

（1）专利技术按国家的分布研究　将某一技术领域的专利申请案例按国别进行统计，由此得出该项技术在不同国家的分布情况。还可以对不同技术在不同国家的分布进行统计对比，以确定各国所具有的技术优势，从而为技术引进和技术监测提供参考。

（2）专利技术按不同企业或公司的分布研究　以确定该技术在不同企业占有的位置，了解公司的专利活动、技术投资动向、技术水平，为技术引进、技术合作提供参考。

（3）相同专利的地理分布　一般来说，同一发明多国申请，其中申请的国家越多，申请人的技术实力越雄厚，该发明的应用价值和商业价值也越高。

3. 按类别分布　通过对一个或多个国家或企业在某一时期内申请的专利按类进行统计，据此判断这些国家或企业在该时期的技术活动重点或发展趋势。

4. 按专利引文分布

（1）按时间分布研究　将涉及某一特定技术的一组专利中的参考引文按时间顺序排列起来，可以了解该技术的全部发展过程及随时间的变迁特点。

（2）按地理分布研究　将一组专利的引文分别按国别及专利权人统计，可以了解该项技术在不同国家或公司的分布状况。如果再加上时间要素，则可以考虑该技术在地理分布上随时间的变迁情况，由此了解技术的分布及转移。

（3）按引用频次的分布研究　在专利引文中，大多数专利只被引用 1~2 次，只有少数引文被多次引用。凡是被高频引用的专利，往往代表该领域关键的核心技术，是值得重点消化吸收的技术。

（4）共引频次分析法　共引频次分析是建立在共引文献分析基础上的一种方法，假设有专利 A 和专利 B，不管其申请或批准的时间如何，只要同时被一项后于它们的申请或批准的专利引用，则称专利 A 和专利 B 具有共引关系，共引强度用共引次数表示，共引强度越高，则说明专利 A 和专利 B 的内容联系越密切。一般情况下，具有同一主题内容的专利文献之间，都具有较高的共引频次。

⊕ **知识链接** ┄┄┄

优先权原则

《巴黎公约》中的优先权原则是指已经在一个成员国正式提出了发明专利、实用新型专利、外观设计专利或商标注册的申请人，在其他成员国提出同样的申请，在规定期限内应该享有优先权。在规定的申请优先权期限届满以前，任何后来在公约其它成员国提出的申请，都不因在此期间内他人所作的任何行为，特别是另一项申请、发明的公布或非法利用、出售设计复制品或使用商标等行为而失效。并且此类行为不能形成任何第三者的权利或任何个人占有的权利。但是，在作为优先权根据的初次申请日以前第三者所取得的权利，应按公约各成员国的国内立法保留。

第二节　学位论文检索

学位论文主要指硕士、博士研究生为获得学位，在导师指导下独立完成并获论文答辩通过的学术研究论文。硕博士论文是重要的科学研究成果，不仅代表各学科领域的发展情况，也是掌握研究动向、了解研究成果最完整的文献资料。硕博士论文的主题一般是围绕着各学科专业的研究前沿或重大科学问题，并对相关研究进行综合、深入的综述和讨论。硕博士论文不受篇幅限制，从研究背景、研究和实验方法、研究成果、分析结论都有详尽论述。总之，硕博士论文是重要的学术研究成果，各培养单位都将其硕博士论文视为重要的学术资源。硕博士论文也是学生、教师和科研人员等进行科学研究和论文写作的重要参考文献。

目前，国内学位论文数据库主要有万方数据的中国学位论文全文数据库、中国知网的中国优秀博硕士学位论文全文数据库、CALIS 高校学位论文库以及 NSTL 的中文学位论文数据库等；国外最著名的是由美国 ProQuest 公司开发的 ProQuest 博硕士学位论文全文数据库，以及 OCLC 与 WorldCat 数据库联合开发的 WorldCat 博硕士学位论文数据库。

一、中文学位论文检索

（一）万方数据的中国学位论文全文数据库

万方数据（http：//www. wanfangdata. com. cn）的中国学位论文全文数据库收录自 1980 年以来我国自然科学领域各高等院校、研究生院以及研究所的硕士、博士学位论文以及博士后论文报告共计 721 余万篇（截至 2022 年 5 月），其中 211 高校论文收录量占总量的 70% 以上，每年增加约 35 万篇。内容涵盖基础科学、理学、工业技术、人文科学、社会科学、医药卫生、农业科学、交通运输、航空航天和环境科学等各学科领域，是我国收录数量最多的学位论文全文数据库。

1. 检索方法　学位论文平台提供基本、高级、专业、作者发文等四种检索方式。

（1）基本检索　通过"万方数据——学位论文"进入基本检索界面：可免费检索题录和文摘，提供的检索字段有：题名、作者、学位授予单位、关键词、摘要、专业、导师、中图分类号等（图 7-45）；也可按学科、专业、授予单位（图 7-46）进行导航检索。

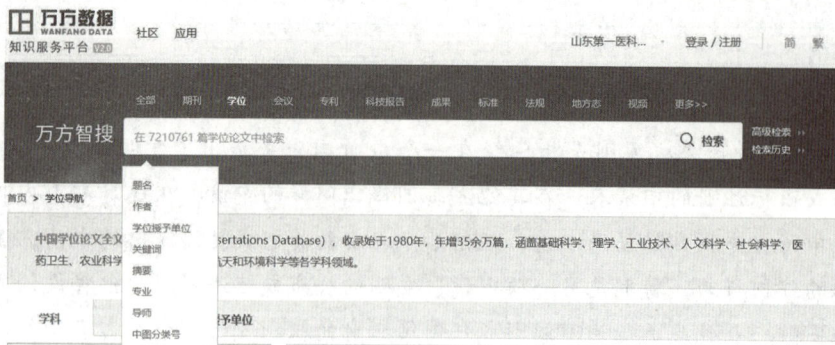

图 7-45　万方数据基本检索界面

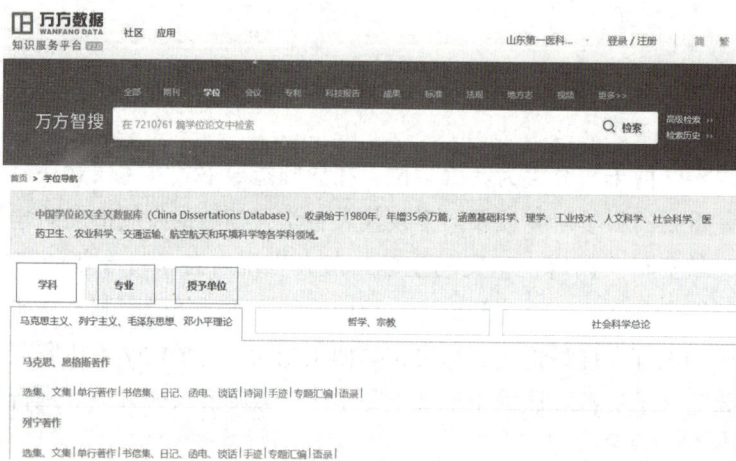

图 7-46　万方数据导航检索

（2）高级检索　单击检索框右侧高级检索按钮，进入学位论文高级检索区（图7-47），提供主题、题名或关键词、题名、作者、作者单位、关键词、摘要、中图分类号、DOI、学位、专业、学位－学位授予单位、学位－导师、学位－学位等14个可选字段，字段之间支持布尔逻辑的大小写（and/or/not）的运算。例如，检索2000年以来由山东大学授予学位的关于急性心肌梗死方面的硕士学位论文：检索内容及时间在检索区限定，学位授予单位及授予学位在左侧限定区选择（图7-48）。此外还有专业和作者发文检索，不再一一论述。

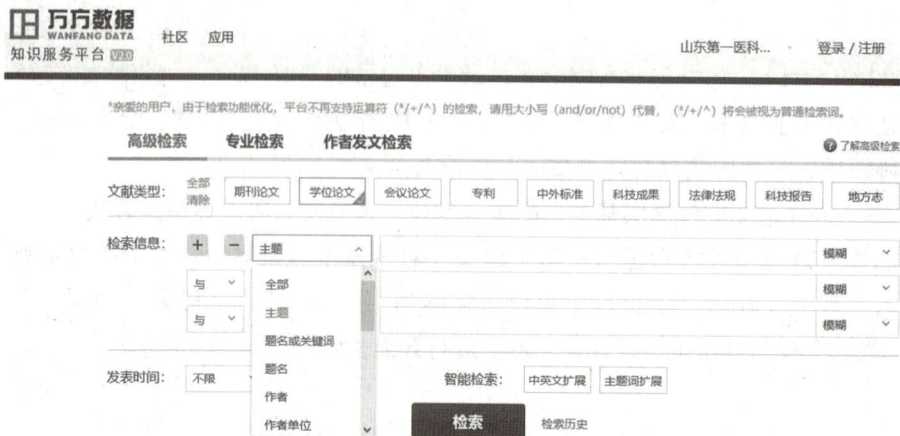

图 7-47　万方数据学位论文高级检索界面

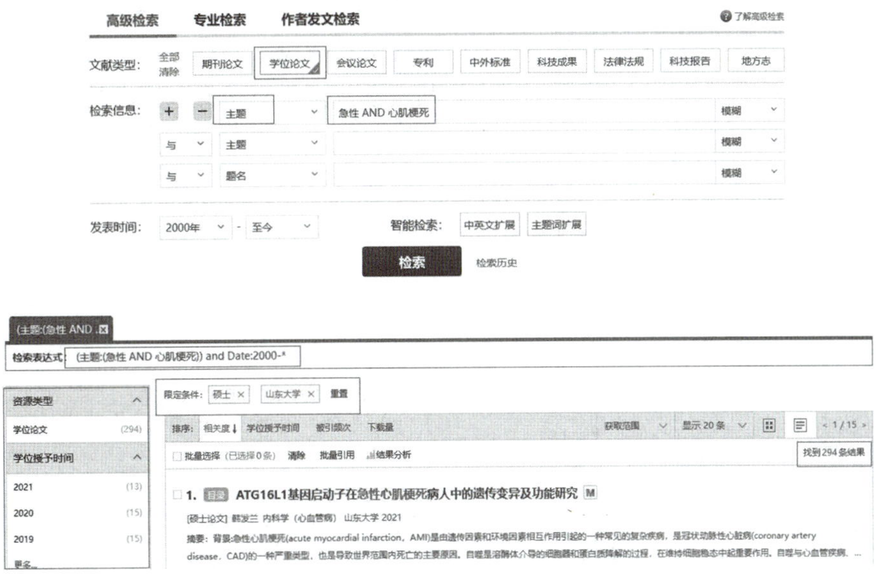

图7-48 万方数据学位论文高级检索示例

2. 检索结果的处理 针对检索结果，提供了相关度、学位授予时间、被引频次、下载量等的排序方式，对于全文数据提供在线阅读、下载两种获取方式。对于检出结果，还可以进行可视化的结果分析：年份 关键词 作者 机构 学科 期刊 基金 资源类型，可以从以上8个维度进行图像分析，显示更加直观（图7-49）。

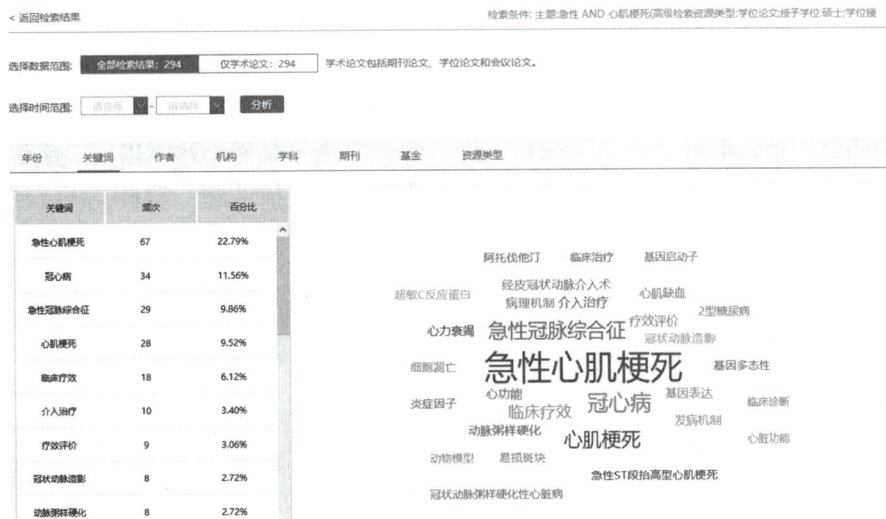

图7-49 万方数据检出结果可视化分析

（二）知网的中国优秀博硕士学位论文全文数据库

中国知网（http：//www.cnki.net）的中国优秀博硕士学位论文数据库，包括《中国博士学位论文全文数据库》和《中国优秀硕士学位论文全文数据库》，是目前国内资源完备、高质量、连续动态更新的中国博硕士学位论文全文数据库。共出版510余家博士培养单位的博士学位论文50余万篇，790余家硕士培养单位的硕士学位论文500余万篇，最早回溯至1984年，覆盖基础科学、工程技术、农业、医学、哲学、人文、社会科学等各个领域。

通过"中国知网——中国博（硕）士学位论文全文数据库"可免费检索题录和文摘，根据检索需求可选择初级或高级检索界面，两个界面提供了相同的检索字段，共计 17 个，即主题、篇关摘、关键词、题名、全文、作者、作者单位、导师、第一导师、学位授予单位、基金、摘要、目录、参考文献、中图分类号、学科专业名称、DOI。

1. 基本检索　主页上方提供基本搜索框，左侧提供三大导航模块：**学位授予单位导航**、**博士电子期刊**、**硕士电子期刊**，进行分类查找（图 7 - 50）。

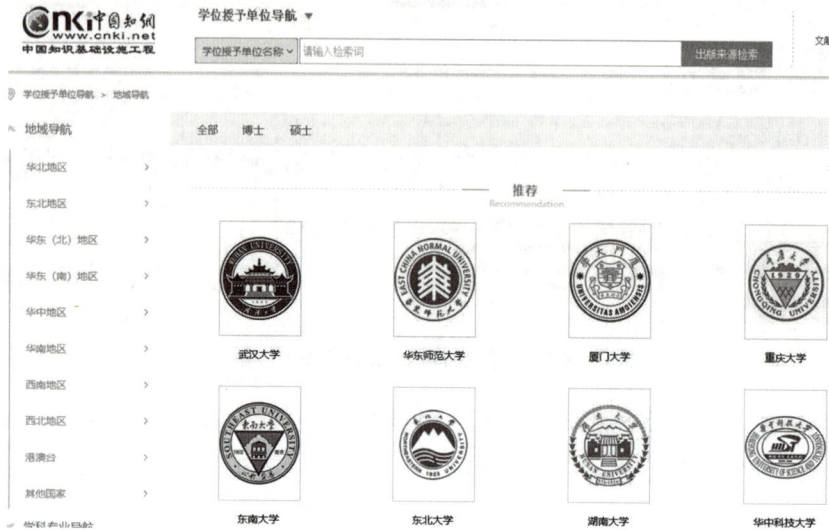

图 7 - 50　中国知网学位授予单位导航

2. 高级检索　单击检索框右侧高级检索按钮，进入学位论文高级检索区（图 7 - 51），提供 17 个检索字段的逻辑组合运算，字段之间支持布尔逻辑的" * 、 + 、 - "形式的运算。例如，检索 2019 年以来由山东第一医科大学授予学位的关于高血压的治疗方面的硕士学位论文：选中检索区下方高亮"学位论文"按钮，单击倒三角，单击"硕士"按钮，进入硕士学位论文库。检索内容、学位授予单位、授予时间在检索区限定，结果页面可以在左侧限定区继续筛选，包括主题、学科、研究层次、导师、基金、学科专业等选项（图 7 - 52）。此外还有专业和句子检索，在此不再一一赘述。

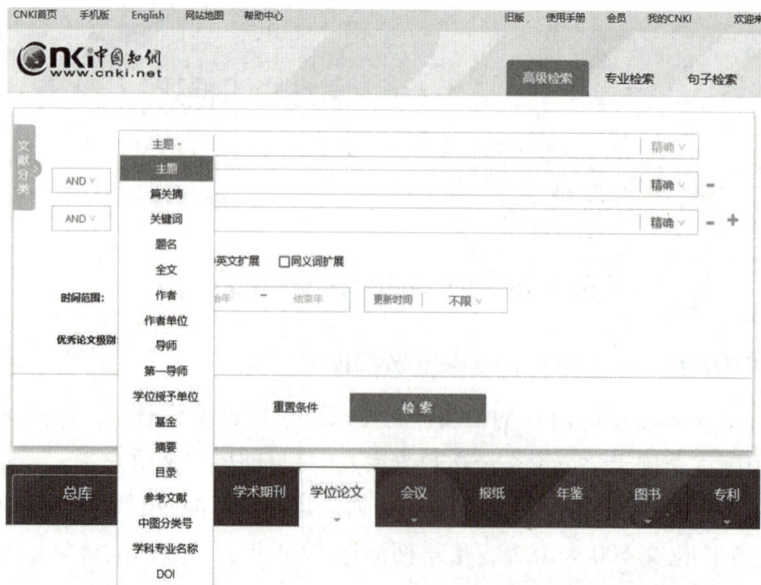

图 7 - 51　中国知网学位论文高级检索区

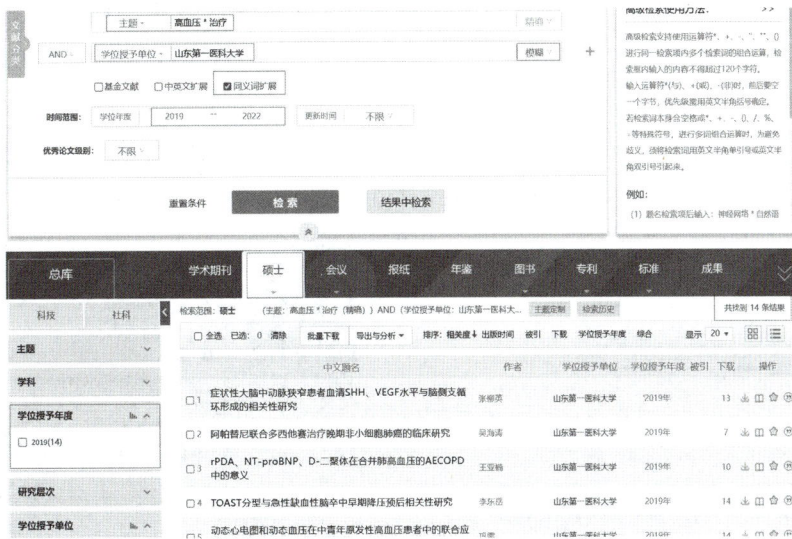

图 7 – 52　知网学位论文高级检索

3. 检索结果的处理　针对检索结果，提供了相关度、出版时间、被引、下载、学位授予年度以及综合排名等排序方式。对于检出结果，可以导出各种文献管理形式的数据结果，并且可以进行选中结果的可视化分析（图 7 – 53）。

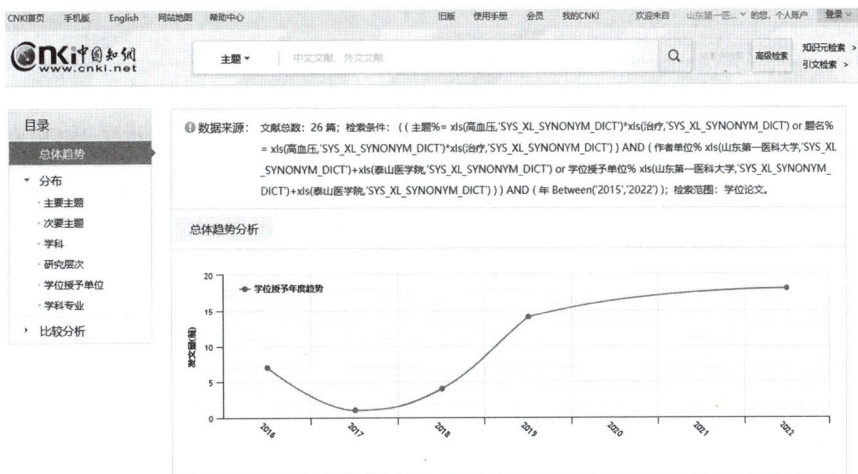

图 7 – 53　知网学位论文库检出结果可视化分析

（三）CALIS 高校学位论文数据库

CALIS（http：//etd. calis. edu. cn/）高校学位论文数据库是由 CALIS 全国工程文献中心（清华大学图书馆）牵头组织，协调全国 90 余所高校合作建设，收录包括北京大学、清华大学等全国著名大学在内的 CALIS 成员馆的硕士、博士学位论文，内容涉及文、理、工、农、医等多个领域，是学术研究中十分重要的信息资源。该系统面向用户提供学位论文的检索与全文获取。截至目前，资源包括中文学位论文数据逾 300 余万条，外文学位论文 200 余万条，数据持续增长中。该系统主要服务包括：学位论文检索；与图书馆购买的学位论文数据库无缝链接；图书馆未购买的学位论文，可通过 CALIS 馆际互借与文献传递服务网获得全文等三项服务功能。

该系统采用 e 读搜索引擎，检索功能便捷灵活，提供简单检索功能，新版 e 读命名为"开元知海·

e 读"。是 CALIS 和方正联合开发的学术资源发现系统，用于检索、发现国内高校图书馆的馆藏资源。它可与 CALIS 馆际互借系统配套使用，在一站式发现本馆资源的同时还可通过馆际互借、文献传递的形式获取外馆文献。如在 CALIS 首页搜索框输入"高血压"，点击检索，得到首批检出结果（图 7-54），页面左侧是过滤区（图 7-55），包括数据范围、出版年、语种、类型、学科、收录数据库、收录馆等；选中一篇论文点击，得到题录摘要项以及作者学位详细信息（图 7-56）。

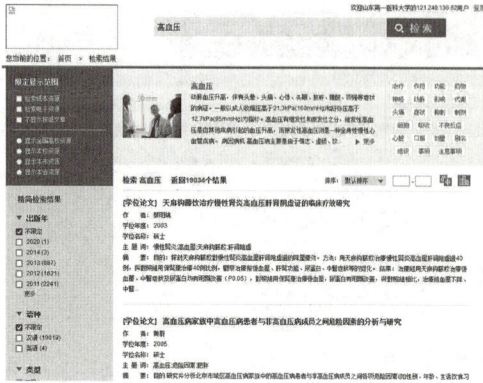

图 7-54 CALIS 学位论文检索

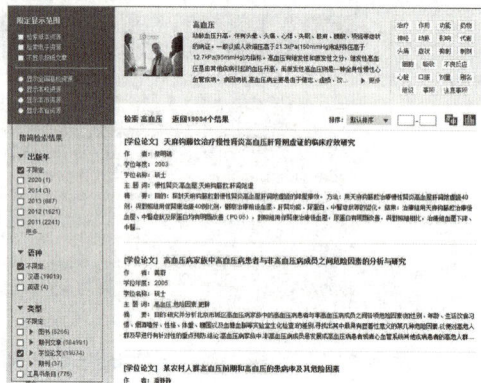

图 7-55 CALIS 学位论文数据库检索结果过滤区

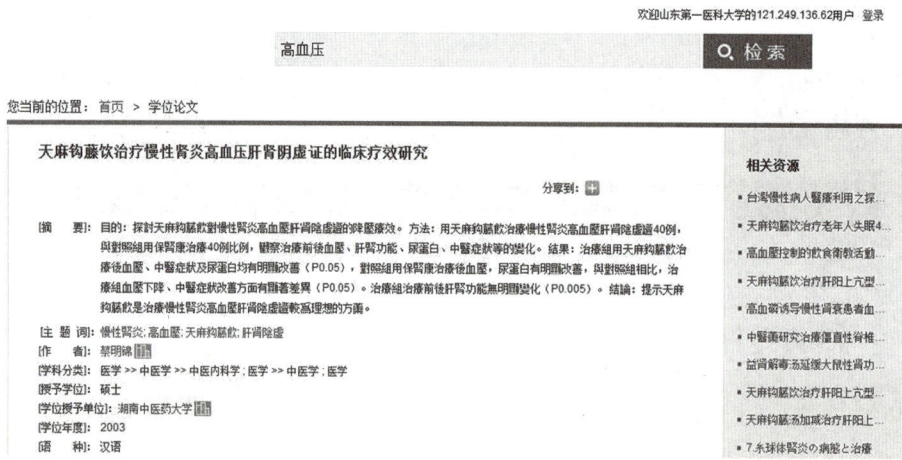

图 7-56 CALIS 学位论文数据库检索结果显示

（四）NSTL 的中文学位论文数据库

国家科技图书文献中心，简称 NSTL，是经国务院领导批准，于 2000 年 6 月 12 日成立的一个基于网络环境的科技信息资源服务机构。该数据库主要收录了 1984 年至今我国高等院校、研究生院及研究院所发布的硕士、博士和博士后的论文，学科范围涉及自然科学各专业领域，并兼顾社会科学和人文科学，每年新增约 6 万条记录，每季更新。截至 2022 年 5 月，数量达 561 余万条。目前 NSTL 免费开放学位论文的文摘检索。网址为：http：//www.nstl.gov.cn。

该学位论文库提供两种检索方式：一种是首页—文献检索—学位论文，进入初级检索界面（图 7-57）；另一种是点击高级检索按钮，进入学位论文高级检索界面（图 7-58）。左侧是学科分类，右侧是检索框，可选字段有题名、作者、机构、学位、院校、专业、研究课题、导师、关键词、主题词、摘要，字段之间支持布尔逻辑的 AND、OR、NOT 运算。还可对语种、馆藏范围、出版时间、查询范围、获取方式等进行限定。

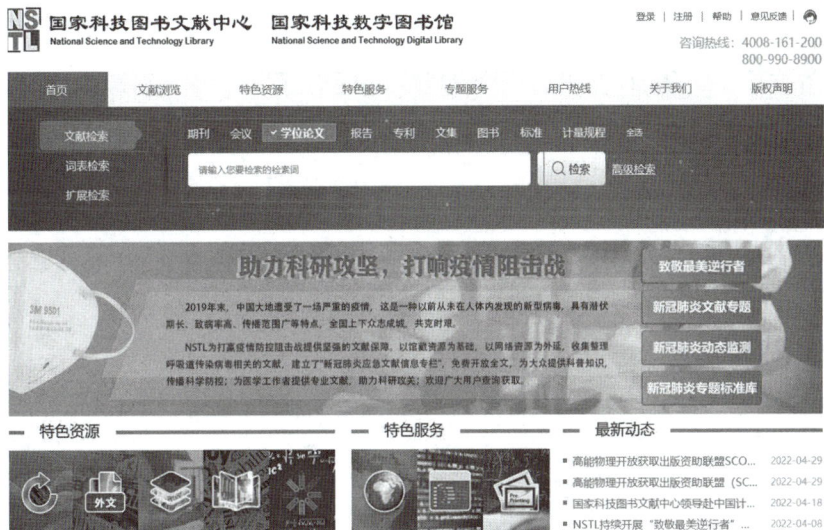

图 7 - 57　NSTL 学位论文初级检索界面

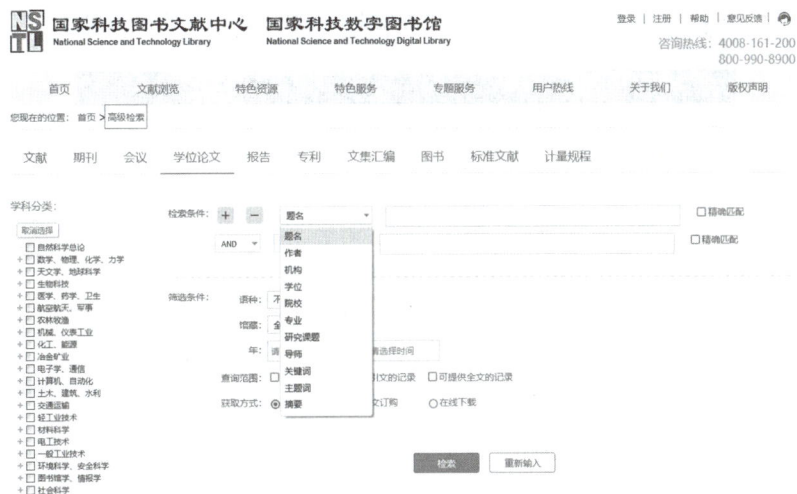

图 7 - 58　NSTL 学位论文高级检索界面

=> **案例引导**

案例　山东大学近 10 年发表的有关"妇产科学"专业的相关中文学位论文,要求含有文摘,并将检出结果按被引量由高到低排序。

1. 进入高级检索,字段选择"专业",输入"妇产科学",勾选"精确匹配"按钮。

2. 继续选择字段"机构"或"院校",输入"山东大学",模糊运算。

3. 两个字段之间选择"AND"。

4. 筛选条件:"语种"选择"汉语",默认"全部馆藏","年"选择"2012 - 2022"。

5. "查询范围",勾选"含文摘的记录"。

6. "获取方式",勾选"不限"。

7. 点击"检索"(图 7 - 59)。

8. 结果页面选择"排序"，选择"按被引排序"（图 7 – 60）。

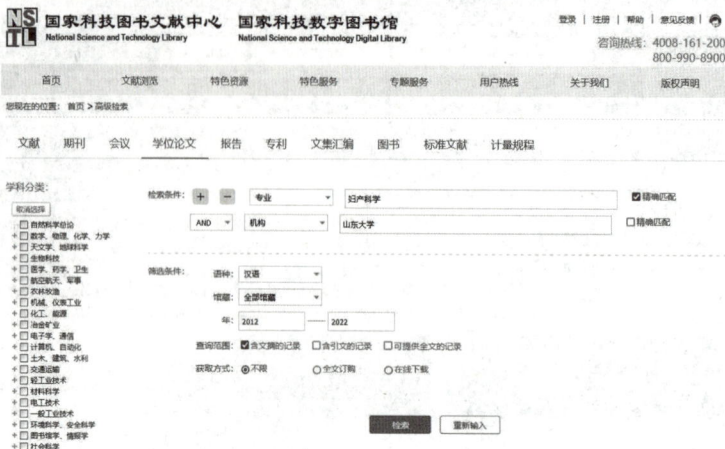

图 7 – 59　NSTL 学位论文高级检索限定区

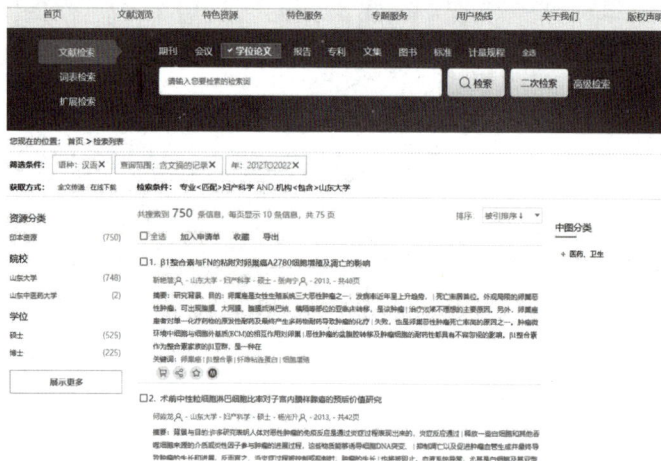

图 7 – 60　NSTL 学位论文高级检索结果显示区

二、外文学位论文检索

（一）ProQuest 博硕士学位论文全文数据库

TheProQuest Dissertations and Theses 数据库（简称 PQDT）是大型博硕士学位论文数据库。PQDT 由美国 ProQuest 公司开发，于 1939 年推出，被美国国会图书馆（Library of Congress）指定为官方博硕士论文数据库，收录了欧美及全世界 1000 余所大学和科研机构的博、硕士学位论文题录，近 500 万篇博硕士论文，年增论文逾 20 万篇。内容包含自然科学、社会科学和生命科学在内的 11 个大的学科，下辖 31 个一级学科和 268 个二级学科。访问网址是 https：//www. proquest. com/。

ProQuest 学位论文全文数据库，是目前国内唯一提供国外高质量学位论文的全文数据库。平台提供初级检索（图 7 – 61）、高级检索以及出版物检索三种检索方式。例如，利用高级检索查找近三年发表的关于肺癌的学位论文，要求含有全文数据，检出结果按相关度排序，检索设置如图（图 7 – 62）。结果页面左侧可以进行更多条件的文献过滤（图 7 – 63），单击一篇文献，显示 PDF 格式的全文数据（图

7 – 64）。

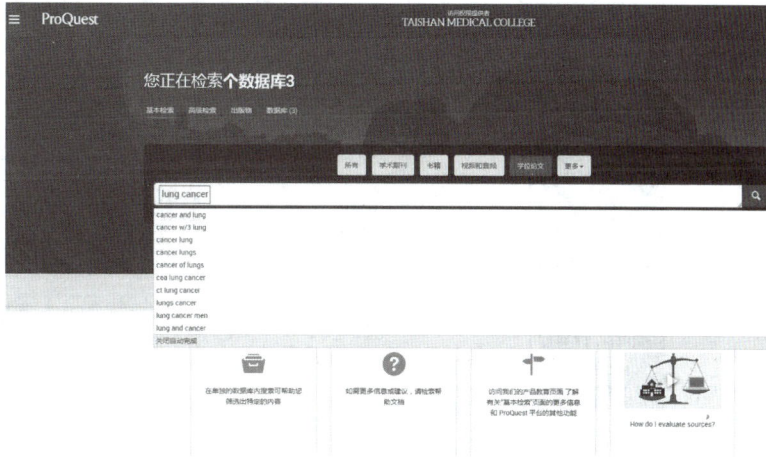

图 7 – 61　ProQuest 博硕士学位论文数据库初级检索实例

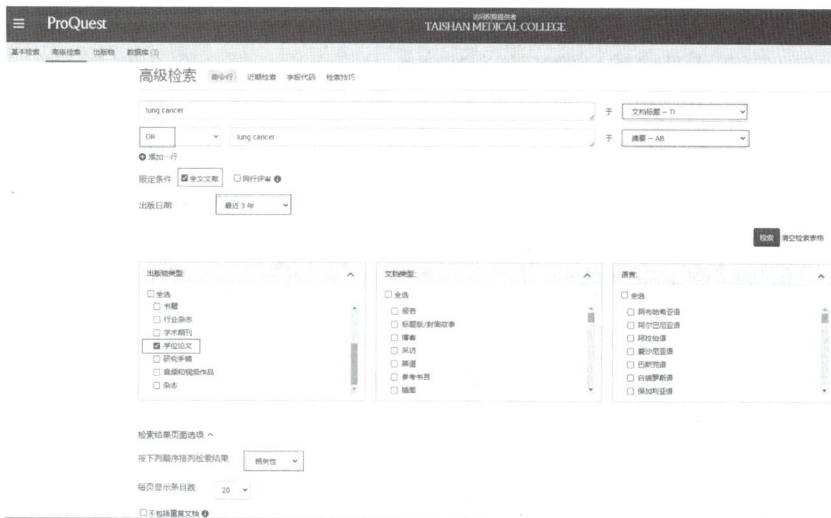

图 7 – 62　ProQuest 博硕士学位论文数据库高级检索实例

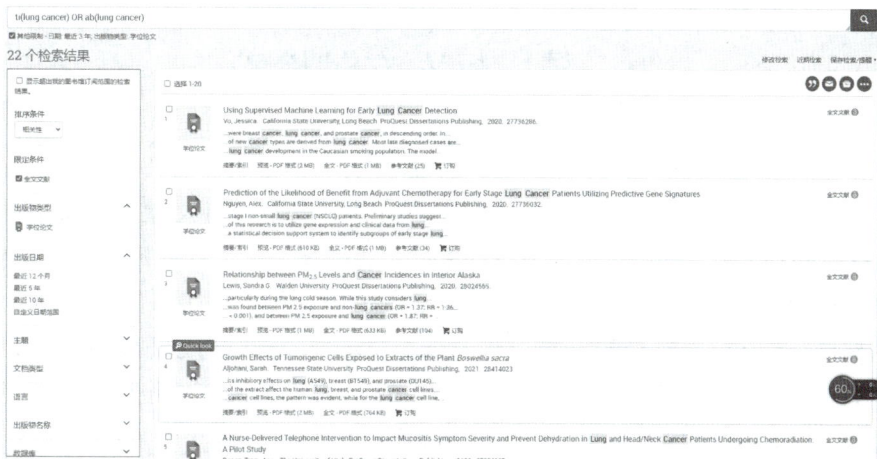

图 7 – 63　Proquest 博硕士论文库文献过滤

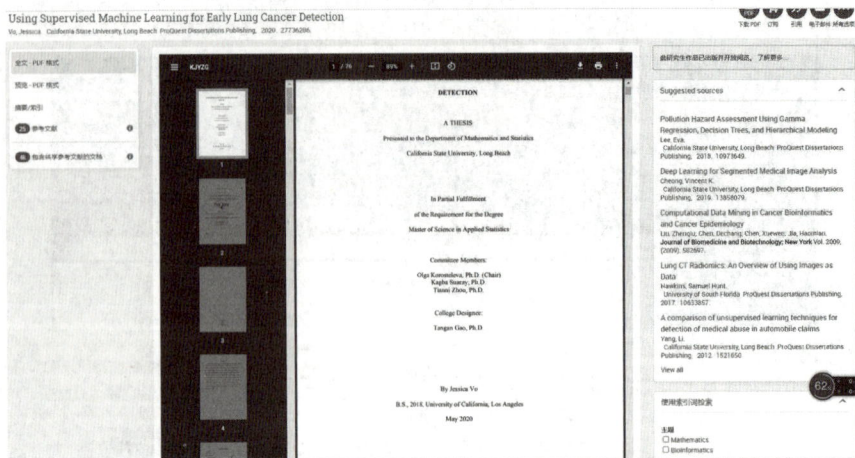

图 7 – 64   Proquest 博硕士论文库全文数据显示

（二）WorldCat 博硕士论文数据库

2006 年，OCLC 凭借 WorldCat 数据库中庞大丰富的高质量硕博士论文资源，将 WorldCat 数据库中所有硕博士论文和以 OCLC 成员馆编目的论文为基础的出版物进行整合并开发成"WorldCat 硕博士论文数据库"。该数据库涉及所有学科，涵盖所有主题。

WorldCat 硕博士论文数据库最突出的特点是其资源均来自世界一流大学图书馆，如美国的哈佛、耶鲁、斯坦福、麻省理工、哥伦比亚、杜克、西北以及欧洲的剑桥、牛津、帝国理工、欧洲工商管理学院、巴黎大学、柏林大学等等，共有 800 多万条记录，记录中近 20%，约 160 万篇全文论文，可免费下载，是学术研究中十分重要的参考资料。

数据库具备五大特点。

1. 资源丰富　WorldCat 硕博士论文数据库资源丰富、质量高，比同类产品价格低。

2. 语言丰富　全球数十个国家的 OCLC 成员馆的数百种语言的硕博士论文。

3. 免费全文　提供近 20% 的硕博士论文电子版全文，用户可下载，不另收取费用。

4. 馆际互借　其余 80% 的硕博士论文中的部分论文，用户可通过 OCLC 馆际互借系统获取。

5. IP 控制　提供管理员账号，可进行每月检索量、下载全文量等的统计。

此外，还有 NSTL 的外文学位论文检索，方法同本数据库的中文学位论文的检索。

第三节　标准文献检索

标准文献（Standard documents），狭义指按规定程序制订，经公认权威机构（主管机关）批准的一整套在特定范围（领域）内必须执行的规格、规则、技术要求等规范性文献，简称标准文献；广义指与标准化工作有关的一切文献，包括标准形成过程中的各种档案、宣传推广标准的手册及其他出版物、揭示报道标准文献信息的目录、索引等。

现存最早的标准，是在公元前 1500 年的古埃及纸草文献中关于医药处方计量方法的标准。而现代标准文献产生于 20 世纪初。中国于 1957 年成立国家标准局，次年颁布第一批国家标准（GB）。国际标准化机构中最重要、影响最大的是 1947 年成立的国际标准化组织（ISO）和 1906 年成立的国际电工委员会（IEC），它们制定或批准的标准具有广泛的国际影响。

中国标准化研究院国家标准馆是中国标准文献中心（以下简称"标准馆"），成立于 1963 年，馆藏历史始于 1931 年，是我国唯一的国家级标准文献和标准化图书情报馆藏、研究和服务机构，是中国图书馆学会专业图书馆分会理事单位和国家科技图书文献中心（NSTL）九家成员单位之一。标准馆集标准知识管理与服务机构、标准文献馆、标准档案馆、标准博物馆于一体，为社会各界提供标准文献查询、阅览、咨询、研究、培训、专题服务及科普服务，为政府提供决策支持。经过 80 余年的发展，目前，标准馆已形成覆盖国外主要国家、国内各类标准的文献资源库和信息库，藏有 60 多个国家、70 多个国际和区域性标准化组织、450 多个专业学（协）会的成套标准以及全部中国国家标准和行业标准，馆藏标准文献资源达 160 余万件，数据总量现已超过 199 万条。检索网址是 https：//www. nssi. org. cn/nssi/front/index. jsp

一、标准和标准文献

（一）标准

标准，是对重复性事物所做的统一规定。它以科学技术和实践经验的综合成果为基础，经有关方面协商一致，由主管机构批准，以特定形式发布，作为共同遵守的准则和依据。内容涉及国民经济各个领域，包括质量、安全、卫生等多种类型。

（二）标准的分类

标准的制定和类型按使用范围划分有国际标准、区域标准、国家标准、专业标准、地方标准、企业标准；按内容划分有基础标准（一般包括名词术语、符号、代号、机械制图、公差与配合等）、产品标准、辅助产品标准（工具、模具、量具、夹具等）、原材料标准、方法标准（包括工艺要求、过程、要素、工艺说明等）；按成熟程度划分有法定标准、推荐标准、试行标准、标准草案。

标准的制定，国际标准由国际标准化组织（ISO）理事会审查，ISO 理事会接纳国际标准并由中央秘书处颁布；国家标准在中国由国务院标准化行政主管部门制定，行业标准由国务院有关行政主管部门制定，企业生产的产品没有国家标准和行业标准的，应当制定企业标准，作为组织生产的依据，并报有关部门备案。法律对标准的制定另有规定，依照法律的规定执行。制定标准应当有利于合理利用国家资源，推广科学技术成果，提高经济效益，保障安全和人民身体健康，保护消费者的利益，保护环境，有利于产品的通用互换及标准的协调配套等。

（三）标准的特点

标准一般有如下特点。

1. 格式整齐划一　每个国家对于标准的制订和审批程序都有专门的规定，并有固定的代号，标准格式整齐划一。

2. 具有一定的约束力　它是从事生产、设计、管理、产品检验、商品流通、科学研究的共同依据，在一定条件下具有某种法律效力，有一定的约束力。

3. 时效性强　它只以某时间阶段的科技发展水平为基础，具有一定的陈旧性。随着经济发展和科学技术水平的提高，标准不断地进行修订、补充、替代或废止。标准一般只在一定时间内有效，标龄一般为 3~5 年，随着技术的改进和发展，旧的标准被现行标准（新标准）所替代，成为作废标准，新的标准只是年份做相应改动。如"GB2713-1996"（淀粉制品卫生标准）改为"GB2713-2003"。

4. 一对一解决问题　一个标准一般只解决一个问题，文字准确简练。

5. 执行范围不同　不同种类和级别的标准在不同范围内贯彻执行。

6. 独立的检索系统　标准文献具有其自身的检索系统。

（四）标准文献

标准文献与图书、期刊、专利、学位论文、技术报告、会议文献等完全不同，标准文献的制定要通过起草、提出、批准、发布等，并规定出实施时间与范围。标准文献有利于企业或生产实现经营管理统一化、制度化、科学化。标准文献反映的是当前的技术水平，国外先进的标准可以为我们提高工艺技术水平、开发新产品提供参照。目前，世界已有的技术标准达 75 万件以上，与标准有关的各类文献也有数十万件。

《中国标准文献分类法》（Chinese Classification for Standards，简称 CCS），是 1984 年国家标准局编制的用于分类除军工标准外的各级标准和有关标准文献的分类法。设有 24 个专业类，由字母和数字组成，字母表示国家标准及行业标准的代号，数字编号由标准代号（顺序号）和批准年代组合而成。国家标准用 GB 表示，国家推荐的标准用 GB/T 表示。

标准文献可以说是世界重要的情报资源，它为整个社会提供了协调统一的标准规范。

二、国内外标准信息检索

（一）万方数据资源系统

万方的中外标准数据库（China Standards Database）（https：//g. wanfangdata. com. cn/）收录了所有中国国家标准（GB）、中国行业标准（HB），以及中外标准题录摘要数据，超过 247 万条记录，其中中国国家标准全文数据内容来源于中国质检出版社，中国行业标准全文数据收录了机械、建材、地震、通信标准以及由中国质检出版社授权的部分行业标准。国内标准资源来源于中外标准数据库，涵盖中国标准、国际标准以及各国标准等记录，综合了中国质检出版社等单位提供的标准数据。全文数据来源于中国质检出版社、机械工业出版社等标准出版单位。国际标准来源于科睿唯安国际标准数据库（Techstreet），涵盖国际及国外先进标准，包含超过 55 万件标准相关文档，涵盖各个行业。在线阅读该库标准需要安装 Adobe Reader 阅读器。

检索方法有三种：简单检索、高级检索和专业检索。

1. 简单检索 点击 标准 ，进入简单检索界面，页面上方是搜索框，包括题名，关键词，标准编号，起草单位，发布单位等字段选项；下面是根据《中国标准文献分类法》区分的 24 个大类的分类逐级浏览（图 7 - 65），可以按照大类—小类—文献目录的顺序进行快速浏览。比如检索题名中含有钢笔笔尖的标准文献：在基本检索框输入 题名:钢笔 AND 笔尖 ，点击检索，得到 4 条数据，选中其中一条打开，得到题录项以及相关文献的链接（图 7 - 66）。

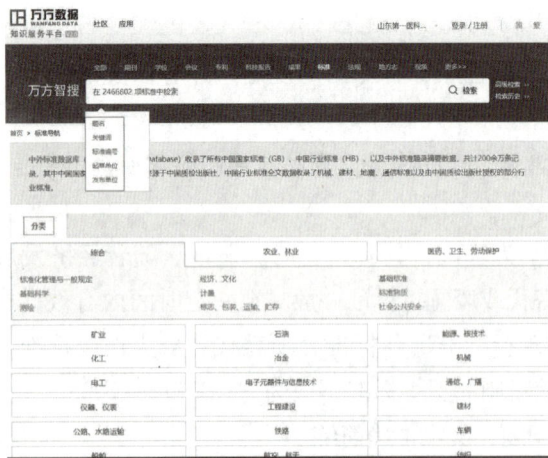

图 7 - 65　万方数据标准检索初级检索界面　　　　图 7 - 66　万方数据标准初级检索结果显示

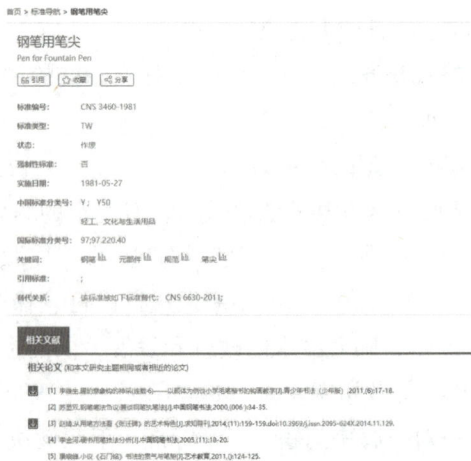

2. 高级检索 在简单检索界面点击 高级检索 进入高级检索。该检索提供 7 个检索字段，包括题名或关键词、题名、关键词、标准编号、标准 - 中国标准分类号、标准 - 中国标准分类号，字段之间支持大

小写布尔算符"AND，OR，NOT"的运算，并可选择模糊或精确匹配（图7－67）。

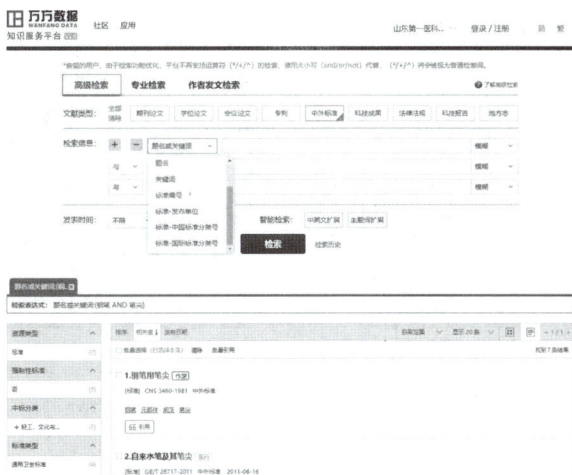

图7－67　万方数据标准检索高级检索界面

3. 专业检索　在专业检索界面可编辑运算式进行运算，但编写难度较高，适合资深检索人员使用（图7－68）。

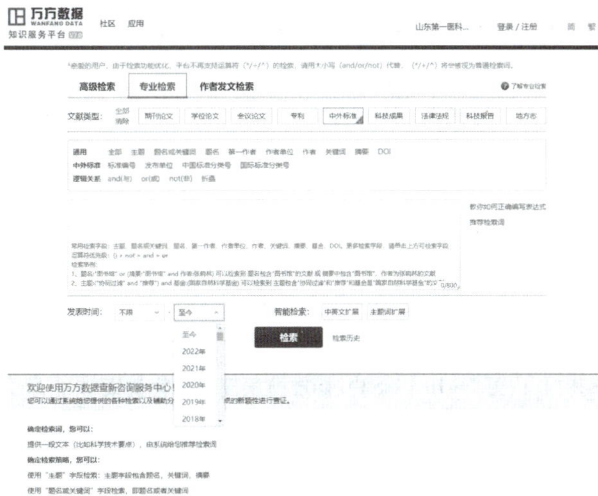

图7－68　万方数据标准检索专业检索界面

（二）NSTL中外标准数据库

非注册用户可以免费获得除全文以外的各项服务。NSTL标准数据来源于中国标准化研究院标准馆，提供标准号、标准名称等5个检索项，用户注册后可以通过系统进行原文传递。收藏7个国内外标准库：中国国家标准（GB）、英国国家标准（BS）、德国国家标准（DIN）、法国国家标准（AFNOR）、日本工业标准（JIS）、国际标准化组织（ISO）、国际电工委员会标准（IEC）。该数据库分为中国标准和国外标准两部分，支持快速、高级两种搜索方式。NSTL中外标准数据库网为：https：//www. nstl. gov. cn/。

1. 快速搜索　首页—文献检索—标准，进入初级检索界面（图7－69），支持任意字段的输入。

2. 高级搜索　点击高级检索按钮，进入标准高级检索界面（图7－70），左侧是标准分类24个大类的浏览区，单击类名前方的加号，可以实现层级扩展检索；右侧是检索区，可选字段有名称、发起人、机构、关键词、标准号五个可选字段，字段之间支持布尔逻辑的AND、OR、NOT运算；检索框下方还

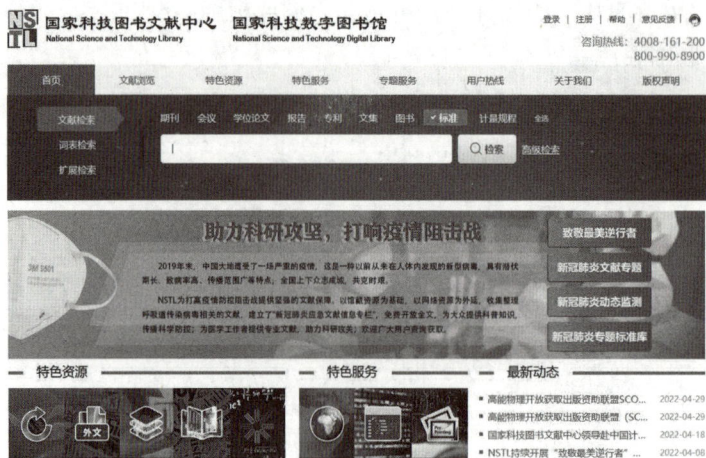

图 7-69　NSTL 标准检索快速搜索界面

提供筛选条件选项：包括出版国和起始年。

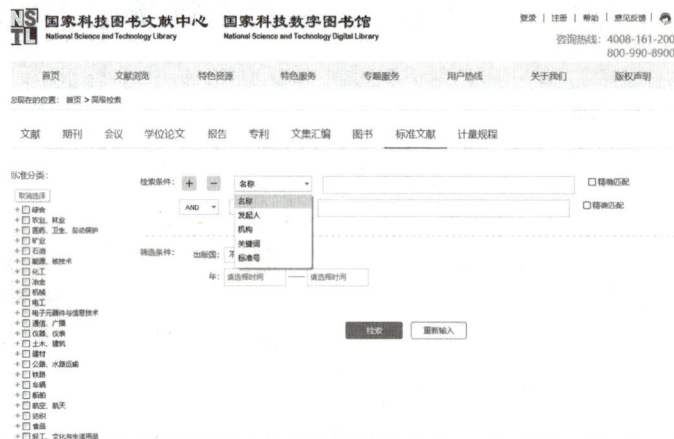

图 7-70　NSTL 标准检索高级检索界面

⇨ 案例引导

案例　检索 2000 至今有关汽车空调压缩机的中国标准。

1. 进入 NSTL 标准检索高级检索界面，字段选择"名称"，输入"汽车"。

2. 继续选择字段"名称"，输入"压缩机"。

3. 点击"+"增加一个字段，选择"标准号"，输入"GB"。

4. 字段选择模糊运算。

5. 三列字段之间选择"AND"。

4. 筛选条件："年"选择"2000—2022"（图 7-71）。

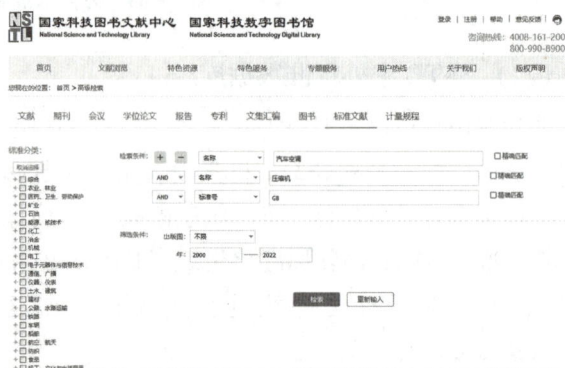

图 7-71　NSTL　标准检索高级检索示例

⇒ 案例引导

    5. 点击"检索"，得到结果数（图7-72）。

    6. 选中一条数据，得到详细的著录事项（图7-73）。

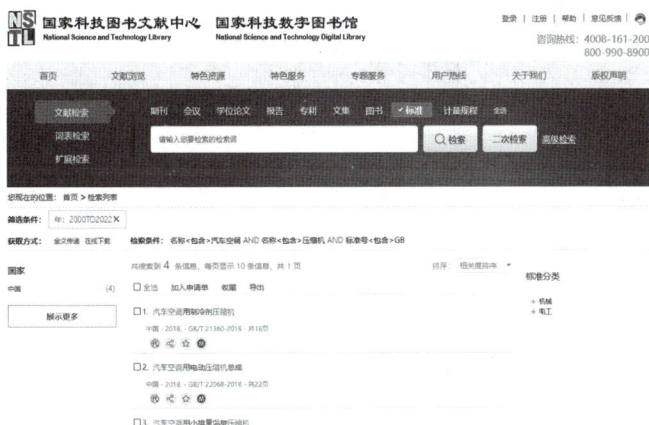

图7-72　NSTL　标准检索高级检索结果显示

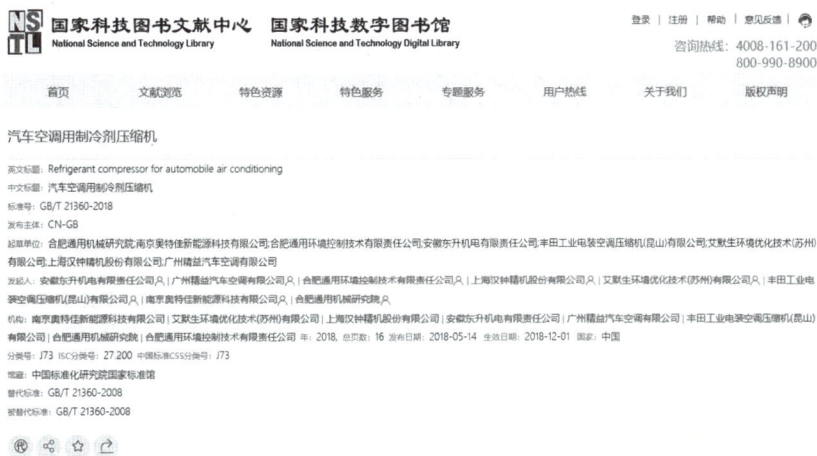

图7-73　NSTL　标准检索高级检索著录事项显示

（三）国家标准全文公开系统

该网站（http://openstd. samr. gov. cn/）信息是由国家标准委发布的权威数据，及时、便捷、免费，在首页可以输入标准号或者标准名称进行简单检索（图7-74）。

本网站提供三大模块的分类浏览。

1. 强制性国家标准　该系统收录现行有效强制性国家标准2026项。其中非采标1411项可在线阅读和下载，采标615项只可在线阅读。单击模块 ▨GB▨ ，进入检索页面，最上面是筛选条件：标准状态、发布日期、ICS分类等，下面是目录浏览区，可以输入标准号或标准名称进行二次检索，选中一条目录，进入题录项，单击在线预览或下载，得到全文数据（图7-75）。

2. 推荐性国家标准　该系统收录现行有效推荐性国家标准39597项。其中非采标25749项可在线阅读，采标13848项只提供标准题录信息。单击模块 ▨GB/T▨ ，进入检索。

3. 指导性技术文件　该系统收录现行有效指导性技术文件495项。其中非采标232项可在线阅读，采标263项只提供标准题录信息。单击 ▨GB/Z▨ ，进入检索。

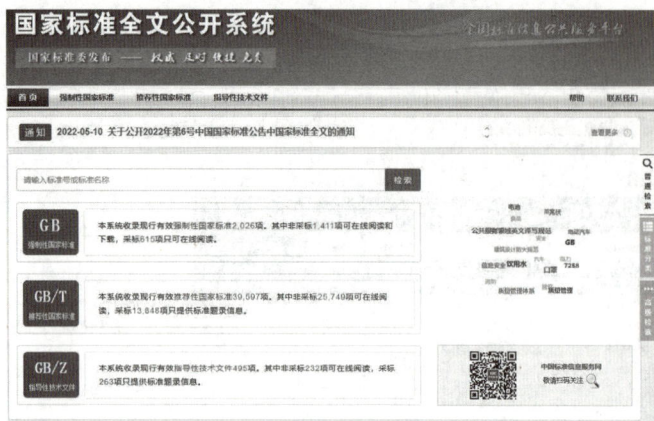

图 7-74　国家标准信息网首页

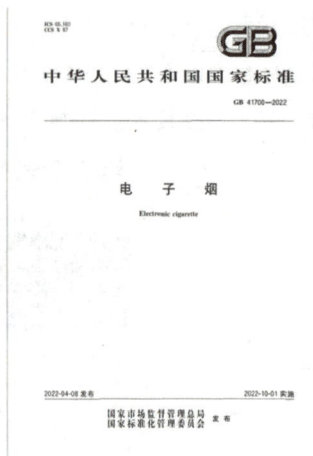

图 7-75　国家标准信息网全文浏览

注意：以上三大模块检索方法完全相同。

另外，还可在以下标准网站中进行检索：①国家标准馆：https：//www. nssi. org. cn/nssi/front/in-dex. jsp；②中国标准服务网：https：//www. cssn. net. cn/；③标准网：http：//www. standardcn. com/；④知网的标准数据总库：https：//kns. cnki. net/kns8？dbcode＝CISD。

⊕ **知识链接**

完整的标准所含标识

一件完整的标准一般应该包括以下各项标识或陈述。

1. 标准级别。

2. 分类号，通常是《国际十进分类法》（UDC）类号和各国自编的标准文献分类法的类号。

3. 标准号，一般由标准代号、序号、年代号组成。如 DIN-11911-79，其中 DIN 为联邦德国标准代号，11911 为序号，79 为年代号；GB1-73，其中 GB 是中国国家标准代号，1 为序码，73 为年代号。

4. 标准名称。

5. 标准提出单位。

6. 审批单位。

7. 批准年月。

8. 实施日期。

9. 具体内容项目。

目标检测

答案解析

1. 在万方学位论文库中，检索 2010—2022 年期间，关于"遥感影像"方面的学位论文，请记下论文篇数及最近一篇论文的学位授予单位。

2. 在 NSTL 的中文学位论文库中，检索关于"数据挖掘技术"方面的学位论文，找出相关度最高的一篇，并抄下题录。

3. 利用 ProQuest 学位论文全文数据库，查找近十年发表的关于糖尿病治疗方面的学位论文的全文。

4. 中国国家知识产权局网（https：//www.cnipa.gov.cn/）支持的检索方法和检索技术有哪些？

5. 查找由上海正旦专利代理有限公司代理，治疗心、脑血管疾病的口腔泡腾片的专利，请写出专利总件数以及其中一件发明专利的标题及专利号和代理人姓名。

6. 查询 2001 年 03 月 23 日申请，一种芦荟饮料及其制备方法的中国专利，写出配方提到果汁原液含量；写出申请日期及专利有效期截止日期；请将专利的 IPC 分类号、公开号及发明人等信息记录下来。

7. 利用万方数据知识服务平台的标准数据库，检索 2010 年以来我国发布的关于食品添加剂的研究与开发的标准，共有多少条？标准号分别是多少？

8. 利用万方数据知识服务平台的标准数据库，检索有关《化学分析标准格式》的标准，共有几条？请记录标准号，并阅读相关内容。

9. 利用万方数据知识服务平台的标准数据库，检索有关"环境影响评价技术导则"的标准，共有几条？请记录标准号，并阅读相关内容。

10. 利用万方数据高级检索查询关于"瓷砖黏合剂的测定"的相关标准，共有多少条？

（张　宁）

书网融合……

本章小结　　题库

第八章　引文检索

PPT

学习目标

1. 掌握　Web of Science 核心合集的基本检索方法、检索结果的管理和分析等功能；JCR 数据库的使用方法。

2. 熟悉　CSCD、CCD 等引文数据库引证查询功能；Web of Science 的个性化服务功能。

3. 了解　引文检索的相关概念；引文数据库在科学研究中的价值和作用；期刊影响因子的相关知识等。

第一节　引文检索概述

科学研究是一个承前启后、不断继承与发展的过程，同时也是信息不断更新和积累的过程，已发表的科研文献不是孤立的，他们之间存在着相互联系、相互利用、相互影响的关系，这些文献之间的关联构成了文献丰富的建构空间，也反映着人类学术的发展脉络。引文就是文献之间相互引证关系的体现，它作为文献的重要组成部分，揭示了文献之间的引证关系，是科研人员获取信息、超越突破、发现新思路新方法的重要途径。因此，引文检索对学术活动意义重大。

一、基本概念

（一）引文

在科学著述活动中，作者往往要直接或间接地引用他人的著述，以提供文章的佐证，提供历史背景材料，来加强论述的可信度，帮助读者更好地理解作者的观点，这些作为佐证的文献就是引文（citation）。因此，引文就是指一篇学术文献中所引用的参考文献，通常是以脚注或文后参考文献的形式出现，它是一篇文章不可缺少的重要组成部分。

（二）引用文献

引用文献（citing paper）是文后附有参考文献的文献，也是引文索引库的来源文献，该篇文献的作者就是引文作者（citing author）或来源文献作者。

（三）被引用文献

被引用文献（cited paper）是指列于文后的参考文献（references），这些参考文献的作者就是被引作者（cited author）。

引用文献和被引用文献处于主动和被动的关系，引用文献所列的文献为被引用文献。

（四）来源文献

来源文献（source article）是指引文数据库收录的文献，一般来说，引文数据库其收录期刊是基本固定的，每年变化不会太大，权威引文数据库一般都会提供源刊目录。

（五）自引和他引

来源文献的著者引用自己先前发表的作品，被称为自引（self - citation），排除自引的被引用文献，就是他引文献。在学术评价中，被引检索一般多查询他引。

（六）引文索引

引文索引（citation index）是一种以文献后面所附的参考文献（即引文）的作者、题目、出处等项目，按照引证与被引证的关系进行排列而编制的索引，主要供用户从被引文献查找引用文献的索引，它是一种通过引文查询相关文献的工具。

（七）引文索引数据库

引文索引数据库（citation index database）指包括引文索引在内的综合检索系统，它的特点是不仅可以通过引文检索实现文献相互引证关系的查询，还提供来源文献检索，并提供主题、机构、篇名、来源出版物等多种检索途径，一些引文数据库更是提供检索结果的分析功能。

二、引文索引的发展历史

20 世纪初，苏联瓦尔金首次运用引文分析方法研究包括苏联在内的科学家们对化学发展的贡献。20 世纪 50 年代，文献学家开始对引文索引和文献引用规律进行研究。1955 年，美国著名的情报学家尤金·加菲尔德（E. Carfield）在《科学》杂志上发表了《引文索引用于科学》一文，提出了以引文索引来检索科技文献的方案。1963 年，《科学引文索引》（SCI）单行本面世，使引文索引达到了实用阶段。随后，1973 年，又出版了《社会科学引文索引》（SSCI），1978 年出版了《艺术和人文科学引文索引》（A&HCI），这就是世界上著名的三大引文索引。

相对于国外，我国引文索引起步较晚，最早的引文索引是 20 世纪 80 年代末由中国科学院创建的《中国科学引文索引》，1995 年出版了第一本印刷版，1998 年出版了我国第一张中国科学引文数据库检索光盘，之后更名为《中国科学引文数据库》（CSCD），1999 年出版了基于 CSCD 和 SCI 数据、利用文献计量学原理制作的《中国科学计量指标：论文与引文统计》，2003 年推出网络版，由此，CSCD 以其专业性强、收录学科广泛、收录期刊权威等特点成为中国最著名的引文数据库，也成为自然科学领域最权威的学术评价工具，被誉为"中国的 SCI"。之后，南京大学社会科学评价中心也于 1998 年研制了《中文社会科学引文索引》（CSSCI），并出版了光盘版和网络版，成为社会科学学科评价的指标数据库。近年来，中国知网和重庆维普也分别开发了《中国引文数据库》（CCD）和《中文科技期刊数据库》（引文版），至此，我国的引文索引及其数据库建设已初具规模。除这些纯粹的引文数据库外，一些文献检索数据库，比如西文的 EBSCO、中国生物医学文献数据库等也提供引文检索途径，可以实现文献引证关系的查询，这些引文索引工具在学术活动中起着重要的作用。

三、引文检索的作用

引文索引，以语义稳定的引文相关信息作为文献的标引词，建立起能够展示文献之间内在联系的索引系统。标引词的选择可以是题名、作者、刊名等。引文索引系统打破了传统的学科分类界限，既能揭示某一学科的继承与发展关系，又能反映学科之间的交叉渗透关系。因此，引文索引在文献检索、科学计量、科学管理等方面有着其他检索工具无法替代的独特作用。总的来说，引文索引一方面具有检索工具的功能，为查找信息开辟了新途径；一方面具有科学计量工具的功能，为进行学术活动评价提供有力的保障。

（一）作为文献检索工具的功能

作为检索工具的引文索引，通过对被引文献进行标引，链接引用的文章，除了可以检索来源文献外，还可以通过对引文的检索，获取其引文和被引文献，查到更多的文献，并可对检索结果进行统计和分析，在学术研究中具有重要价值。

1. 了解学科研究的历史脉络　引文索引通过引文去追溯科学文献之间的内在联系，通过引文文献和被引用文献，可以有效地揭示过去、现在、将来的科学研究之间的内在联系，了解某主题研究的历史沿革，揭示科学研究中所涉及的各个学科领域的交叉联系。

2. 了解学科发展动态及研究趋势　通过文献计量的方法，对某一主题文献进行聚合，或通过对研究主题关键词的出现时间、频率、衰减情况等，可以分析学科研究的走向和规律，了解学科发展动态及其研究趋势。

3. 辅助学术研究的其他功能　引文数据库多提供检索结果的分析功能，通过多主题不同字段分析，可以发现某研究方向、学科研究的作者群、国家、机构、发表刊物、资助基金等相关信息，这些分析数据对了解学科的国内外研究现状、寻求合作、获取基金资助、投稿期刊选择都有重要的作用。

（二）作为学术评价计量工具的功能

作为学术评价工具的引文索引，主要通过数据库中文献的收录数量、被引情况、学科分布等信息来评价学术影响力，用于学术活动的绩效评估。一些（如 SCIE）权威引文索引库的该功能在我国学术界被高度重视并得到广泛的应用，目前引文索引学术评价功能主要体现在以下几个方面。

1. 评价学术期刊学术影响力　一般来说，高质量的学术期刊的被引频次较高。根据引文索引及其期刊引证报告提供的引证数据有助于评价科技期刊的质量，确定某个学科的核心期刊。

2. 作为科研机构和科研人员绩效评价的参考工具　引文索引有助于评价科学著作的价值和生命力、科学工作者的能力及其研究工作所产生的社会效果。科研机构被权威引文索引库收录的论文总量，反映整个机构的科研，尤其是基础研究的水平；个人的论文被收录的数量及被引用次数，反映其学术研究能力与学术水平。

3. 分析、追踪热点研究领域　通过对 SCIE 等权威引文数据库检索，可以检索到各个国家、地区、学科领域的高被引论文，由此可以发现学科前沿和热点，有助于科研人员对研究方向的把握。

第二节　中文引文数据库

中文引文数据库主要有：中国科学引文数据库、中国引文数据库、中国生物医学期刊引文数据库、人文社会科学引文数据库等。本节主要讲述中国科学引文数据库和中国引文数据库。

一、中国科学引文数据库

（一）概况

中国科学引文数据库（Chinese Science Citation Database，简称 CSCD）由中国科学院文献情报中心研制开发。主要收录数学、物理、化学、天文学、地学、生物学、农林科学、医药卫生、工程技术、环境科学和管理科学等领域的中英文科技期刊 1262 种（2021—2022），其中中国出版的英文期刊 245 种，中文期刊 1017 种。CSCD 来源期刊分为核心库和扩展库两部分，其中核心库 926 种（备注栏中以 C 为标记），扩展库 336 种（备注栏中以 E 为标记）。CSCD 是目前国内最具影响力的自然科学类引文数据库。国内许多基金资助、项目评估、成果申报、人才选拔等都把该数据库作为评价指标之一。

CSCD 是我国自主开发的第一个引文数据库，1995 年出版了印刷本《中国科学引文索引》，1998 年出版了光盘版，1999 年出版《中国科学计量指标：论文与引文统计》，2004 年推出网络版，2005 年出版《中国科学计量指标：期刊引证报告》，2007 年与美国 Thomson－Reuters Scientific 合作，CSCD 将以 ISI Web of Knowledge 为平台，实现与 Web of Science 的跨库检索，被誉为"中国的 SCI"。

（二）检索方法

1. 简单检索　简单检索为默认检索页面。点击下拉菜单，对应选定的检索字段中输入检索词，进行快捷检索，并可进行多个检索字段的逻辑"与"和逻辑"或"的组合检索。简单检索包含"来源文献检索"和"引文检索"两部分。

（1）来源文献检索　来源文献检索为简单检索系统默认界面，实际上是收录文献检索。其检索界面提供作者、第一作者、题名、刊名、ISSN、文摘、机构、关键词、基金名称等检索入口。可限定论文发表年份和学科范围，以避免不同学科相同人名造成的检索结果过多的问题（图8-1）。

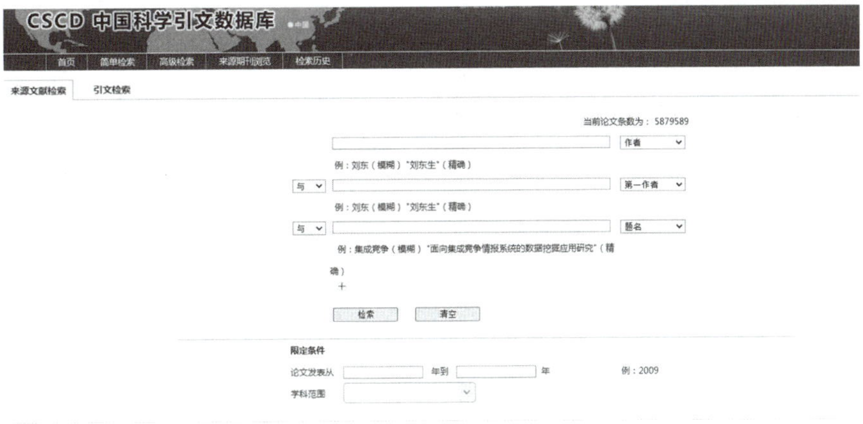

图8-1　CSCD数据库来源文献检索界面

（2）引文检索　引文检索提供被引作者、被引第一作者、被引来源、被引机构、被引实验室、被引主编（不包括期刊的主编）等六个检索入口。可限定论文被引年份和论文发表年份，每个检索框可选择"与"和"或"的逻辑运算。

⇒ 案例引导

案例　检索胡大一教授2003年发表在中华内科杂志上的文章被引情况。

1. 选择"被引作者"字段，在其前面输入框中输入"胡大一"，选择逻辑运算"与"。
2. 在第二个输入框中输入"中华内科杂志"，选择"被引来源"字段。
3. 在限定条件中选择论文发表，在其后的两个输入框中均输入2003。
4. 单击"检索"按钮，得到来源文献索引（图8-2）。
5. 选择任一参考文献前面的复选框，点击"完成检索"得到引用文献详情（图8-3）。

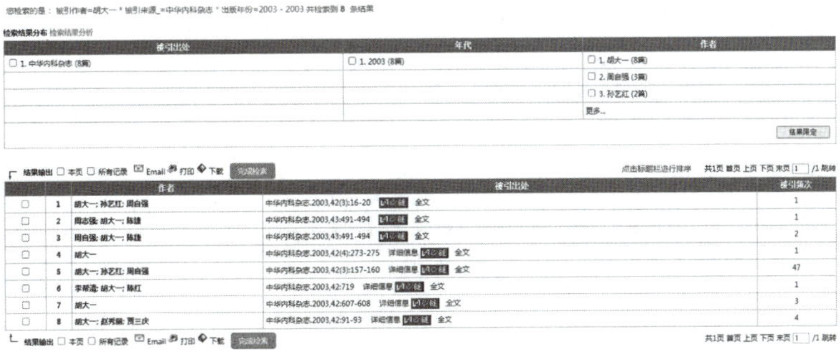

图8-2　CSCD数据库来源文献索引界面

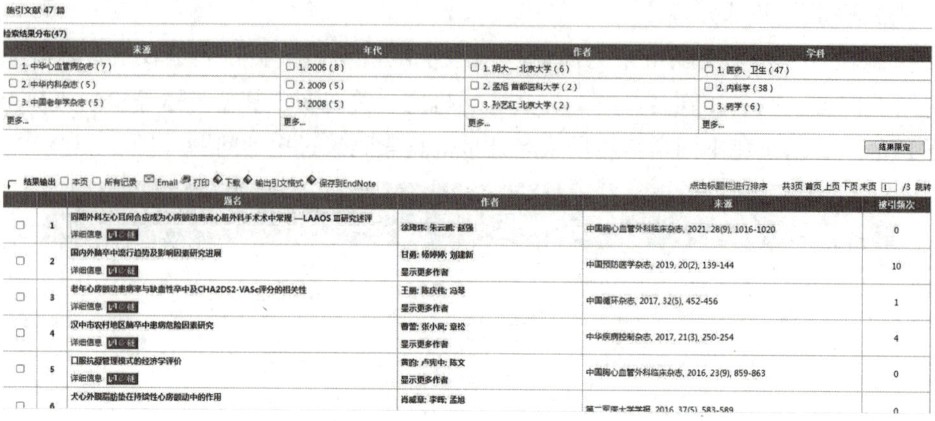

图 8 – 3　CSCD 数据库引文检索结果界面

2. 高级检索　高级检索可以根据系统提供的检索点，任意组配检索式进行检索。高级检索也提供来源文献检索和引文检索。

（1）引文检索　引文检索为高级检索系统默认界面，检索系统提供了被引作者、被引第一作者、被引来源、被引机构、被引实验室、被引主编、被引出版社等七个检索字段，在检索框中输入"字段名称"和"布尔连接符"以及检索内容构造检索式；也可以在最下方的检索框填入相应检索词，点击"增加"，将自动生成检索语句。

⇒ 案例引导

临床案例　用高级检索方法检索胡大一教授 2003 年发表在中华内科杂志上的文章被引情况。

1. 在"被引作者"栏中输入"胡大一"，单击"增加"按钮。

2. 在"被引来源"栏中输入"中华内科杂志"，选择逻辑运算"与"，单击"增加"按钮。

3. 在出版时间后的两个输入框中均输入"2003"，选择逻辑运算"与"，单击"增加"按钮。

每次单击"增加"按钮后检索输入区都出现相应的检索式，最后形成检索式："CITATION_AUTHOR：胡大一 AND CITATION_ DERIVATION_ GF：中华内科杂志 AND CITATION_ YEAR：[2003 TO 2003]"，单击"确定"得到检索结果（图 8 –4）。

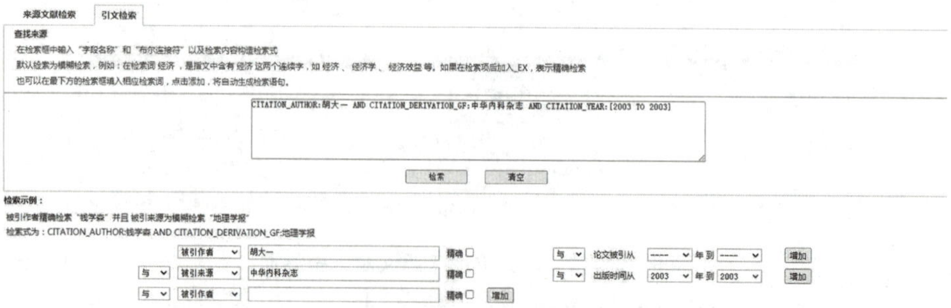

图 8 –4　CSCD 数据库高级检索案例界面

（2）来源文献检索　检索系统提供了作者、第一作者、题名、刊名、ISSN、文摘、机构、第一机构、基金名称、实验室、ORCID、DOI 等检索字段，在检索框中输入"字段名称"和"布尔连接符"以及检索内容构造检索式。

高级检索默认为模糊检索，如在被引来源字段中输入"内科"，可以检索到"中国实用内科杂志""临床内科杂志"等。如果需要进行精确检索，可以在检索辅助区字段后选择"精确"按钮，或在上面检索运算式输入区中字段名后加上"Ex"，例如："CITATION_AUTHOR_EX：胡大一 AND CITATION_DERI-VATION_GF_EX：中华内科杂志。高级检索还可以应用截词符号："%"代表多个字符，"?"代表一个字符。

3. 来源期刊浏览　按照中英文期刊进行分类，中文按刊名拼音首字母进行排序，英文按刊名英文首字母进行排序。单击字母即可浏览相应期刊，显示刊名、ISSN、收录年代；单击刊名可浏览每一期发表的文献摘要。

（三）检索结果处理

1. 检索结果的限定　来源文献检索和引文检索的检索结果可以通过"结果限定"按钮来控制。来源文献检索结果可以从来源、年代、作者和学科四个方面进行限定；引文检索结果可以从被引出处、年代和作者三个方面进行限定。

2. 检索结果的排序　来源文献检索和引文检索的检索结果可以进行排序，点击结果输出列表中相应字段名称，可以实现相应字段的排序，来源文献检索结果可以按照题名、作者、来源和被引频次进行排序，引文检索可以按照作者、被引出处和被引频次进行排序。

3. 检索结果的输出　检索结果提供五种输出方式：E-mail、打印、下载、输出引文格式和保存到EndNote。检索结果可以通过勾选每条记录前的选择框，或者直接选中"本页"或者"所有记录"进行输出结果的选择，对选中的结果直接点击所需输出方式即可进行相应操作。

4. 开放链接和全文获取　来源文献检索和引文检索中对能够提供详细信息的记录系统均提供开放链接，通过开放链接可获取全文或摘要。如果通过开放链接未能获取全文，可单击"原文传递"索取全文。

二、中国引文数据库

（一）概况

中国引文数据库（Chinese Citation Database，简称 CCD），是 CNKI 众多数据库中基于文献的引证关系而建设的引文数据库，收录了中国学术期刊（光盘版）电子杂志社出版的所有源数据库产品的参考文献，涉及期刊、学位论文、会议论文、图书、专利、标准、报纸等超千万次被引文献。该库通过揭示各种类型文献之间的相互引证关系，为科学研究提供新的研究思路，同时也可以作为一种有效的科学管理及评价工具。

（二）检索方法

1. 基本检索　CCD 默认为"基本检索"。基本检索提供被引主题、被引题名、被引关键词、被引摘要、被引作者、被引单位、被引来源七个检索字段，用户可根据实际检索目的，选择不同的检索字段进行检索（图 8-5）。

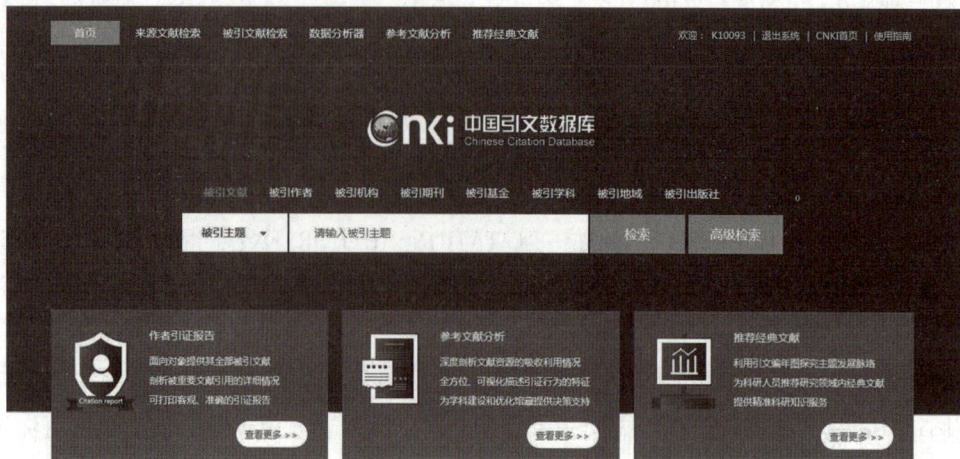

图 8 – 5　CCD 基本检索界面

2. 高级检索　点击主页检索框后面的"高级检索"链接，进入高级检索界面（图 8 – 6），高级检索支持逻辑组合检索，分为两部分，上半部分提供被引主题、被引题名、被引关键词、被引摘要、被引中图分类号等五个检索字段，下半部分提供被引作者、被引第一责任人和被引单位等检索字段。检索框可以根据实际检索需求增删。用户还可从出版时间、被引时间、被引来源以及被引基金等字段进行组合检索。

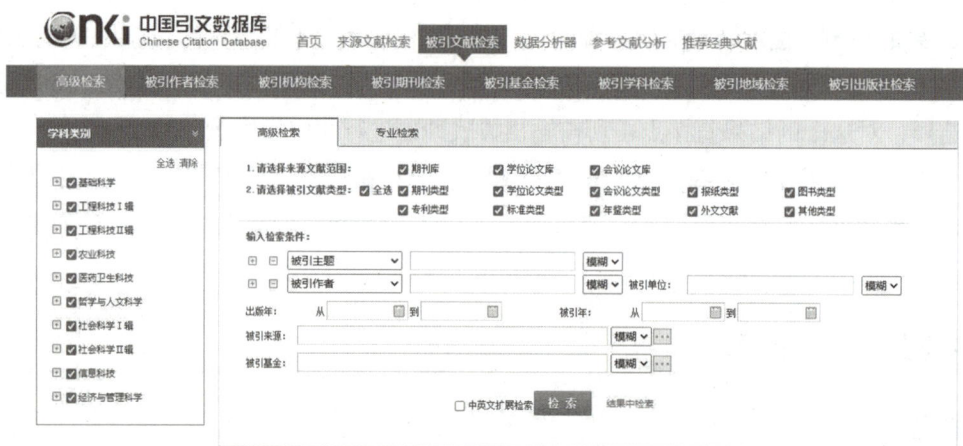

图 8 – 6　CCD 高级检索界面

⇒ 案例引导

案例　利用 CNKI 引文数据库查找南开大学 2016 – 2020 年发文量、被引用次数及其学科分布。

1. 点击"高级检索"，进入高级检索页面。

2. 在"被引单位"字段输入"南开大学"，出版时间选择"2016—2020"。

3. 点击"检索"按钮，便得到检索结果（图 8 – 7）。

4. 点击上图中的学科分析，便可得到文献的学科分布信息（图 8 – 8）。

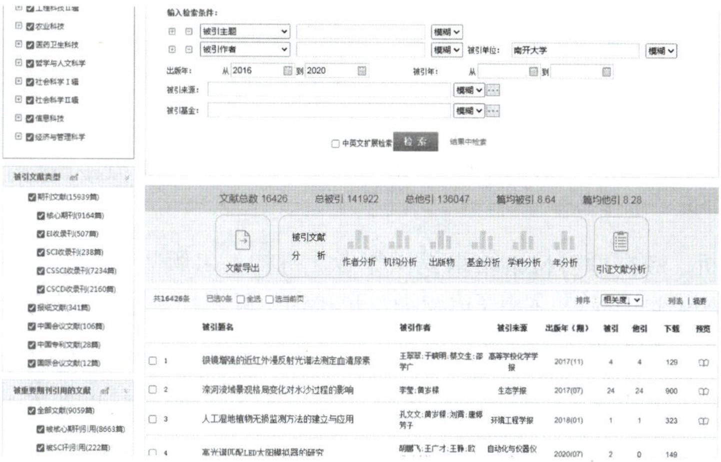

图 8-7　CCD 高级检索结果页面

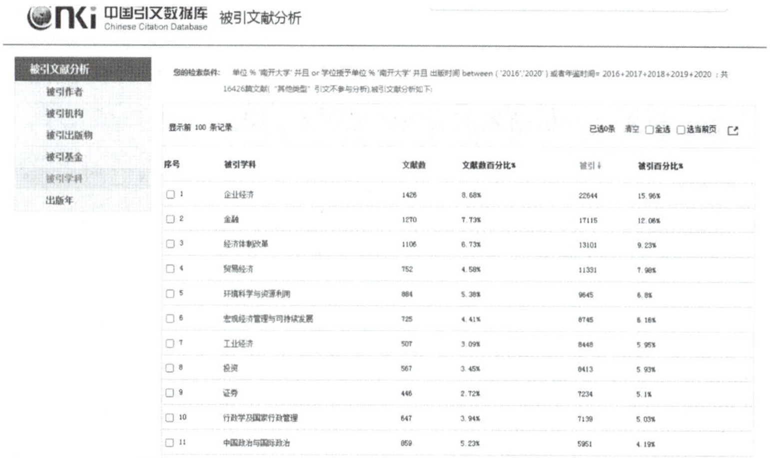

图 8-8　CCD 检索结果学科分析页面

3. 专业检索　在高级检索的页面中，点击"专业检索"链接，进入专业检索页面。专业检索是使用逻辑运算符和带有字段符的检索词构建的检索式进行的检索，一般专业检索人员使用较多（图 8-9）。

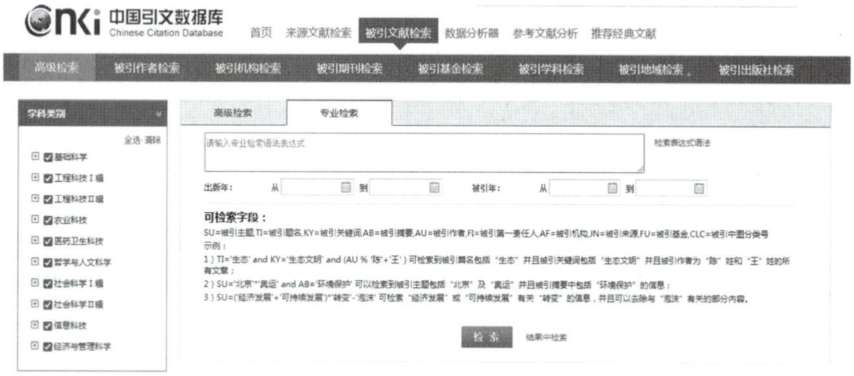

图 8-9　CCD 专业检索界面

（三）检索结果输出及结果分析

1. 检索结果显示及排序　CNKI 引文数据库"文献"主题模块检索结果页面，上端提供文献总数、总被引、总他引、篇均被引、篇均他引等信息，下面分页罗列检中文献的被引题名、被引作者、被引来源等题录信息，并提供每篇文献的被引、他引、下载次数等信息，可以进行"列表"和"摘要"等显示方式的切换。检索结果除了可以进行相关度、出版时间排序外，还可以按照被引频次、他引频次进行排序。

2. 检索结果的分析　数据库对检索结果提供作者、机构、出版物、学科、基金、年代等六个方面的分析（图 8 - 7）。值得注意的是，CNKI 引文库仅提供前 100 条记录的分析结果。

3. 检索结果的导出　数据库可以对所有选中的记录进行保存，最多保存 1000 条，也可以指定保存记录的范围；导出格式包括参考文献格式、CNKI E - Study、Refworks、EndNote、BIB、自定义（文本、Excel 格式）等。

（四）其他检索功能介绍

CNKI 引文数据库除了提供文献检索外，还提供被引机构检索、被引作者检索、被引学科检索、被引基金检索等其他检索入口，供用户根据检索目的加以选择。这些主题检索，除了提供相应的检索方式和检索字段外，还提供相应的"分析器"对检索结果进行分析，分析结果提供图表和数据两种呈现方式。机构检索模块"机构分析器"分析结果图表模式见图 8 - 10。

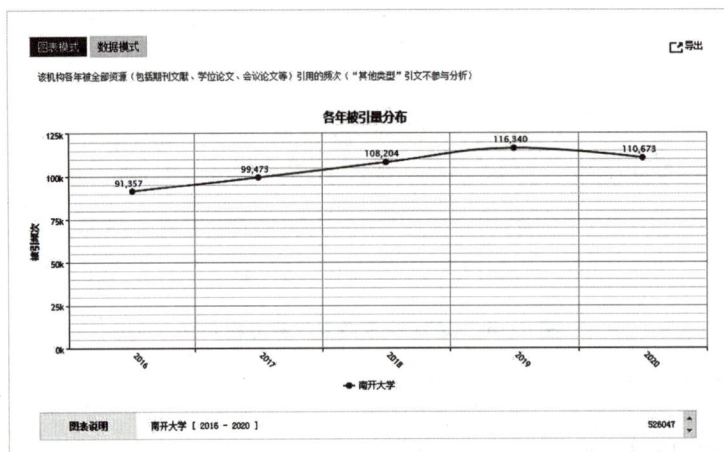

图 8 - 10　CCD 机构分析图表模式

第三节　Web of Science

一、概况

Web of Science（WOS，曾用名 Web of Knowledge）是 Clarivate Analytics（科睿唯安，原汤森路透—知识产权与科技）开发的学术资源信息整合平台，该平台支持自然科学、社会科学、艺术与人文等学科的文献检索，数据来源于期刊、图书、专利、会议录、网络资源（包括免费开放资源）等。该平台整合的数据库主要有：Web of Science 核心合集、Current Contents Connect、Biological Abstracts、BIOSIS Previews、Derwent Innovations Index、MEDLINE、中国科学引文数据库（CSCD）等。其中 Web of Science 核心合集、Derwent Innovations Index、中国科学引文数据库（CSCD）有引文检索功能，该平台中的分析工具有：Journal Citation Reports（JCR，期刊引证报告）和 Essential Science Indicators（ESI，基本科学指标）。

Web of Science 核心合集是 WOS 平台中影响力最大的数据库，由 10 个子库构成，除了三大著名的期刊引文数据库外，还包括会议录引文数据库、图书引文数据库和化学数据库。

1. Science Citation Index – Expanded（SCI – E，科学引文索引扩展版） 收录 178 个学科的 9600 多种科技期刊，最早可回溯至 1900 年。涵盖学科有农学、天文学、化学、数学、物理、计算机科学、生物学、医学、植物学、动物学等。

2. Social Sciences Citation Index（SSCI，社会科学引文索引） 收录 58 个学科的 3500 多种社会科学期刊，最早可回溯至 1900 年。涵盖学科有人类学、历史、法律、哲学、法律、情报学和图书馆学、法学、语言学、社会学等。

3. Arts & Humanities Citation Index（AHCI，艺术与人文科学引文索引） 收录 25 个学科的 1800 多种艺术与人文科学期刊，最早可回溯至 1975 年。涵盖考古学、建筑、古典文学、语言学与语音学、历史、舞蹈、音乐、诗歌等。

4. Emerging Sources Citation Index（ESCI，新兴资源引文索引） 收录 2005 年 11 月至今的 254 个学科的 7900 多种期刊，包含以上三大引文索引尚未涵盖的期刊中的文献，定位展示的是新兴的研究成果，所以必须评估一段时间才能编入 SCIE、SSCI、AHCI 索引。

5. Conference Proceedings Citation Index – Science（CPCI – S，科学会议录引文索引） 收录 1990 年至今有关自然科学领域的 209600 多种会议文献。

6. Conference Proceedings Citation Index – Social Science & Humanities（CPCI – SSH，社会科学与人文科学会议录引文索引） 收录 1990 年至今社会科学与人文科学领域的会议文献。

7. Book Citation Index – Science（BKCI – S，科技图书引文索引） 收录 2005 年以来自然科学领域的高质量图书。

8. Book Citation Index – Social Science & Humanities（BKCI – SSH，社会与人文科学图书引文索引） 收录 2005 年以来社会与人文科学领域的高质量图书。

9. Current Chemical Reactions（CCR，化学反应数据库） 数据最早可回溯至 1840 年，属于化学信息事实数据库。

10. IndexChemicus（IC，化合物索引） 收录 1993 年以来新的化学物质事实性的数据库。

二、检索规则

（一）支持 AND，OR，NOT 布尔逻辑算符

AND，OR，NOT（也可用 * 、+ 、– 表示）用于组配检索词以扩大或缩小检索范围，检索运算符不区分大小写，系统默认空格为 AND 逻辑运算。在同一个检索式中，这三种逻辑运算符可单独使用，也可配合使用。在一个检索提问式中包含有多个布尔逻辑运算符时，运算顺序是：NOT > AND > OR，可通过圆括号（ ）来改变运算顺序，将需要优先运算者至于圆括号内。

（二）位置算符 NEAR、SAME

使用位置运算符，可以限定检索词之间的特定位置关系。

NEAR/x 表示由 NEAR 连接的检索词之间相隔不大于 x 个单词，如果只使用 NEAR 而不使用 "/x"，则系统将查找其中的检索词由 NEAR 连接且彼此相隔不到 15 个单词的记录。

SAME 表示两词出现在相同的字段中，常用在地址检索中。如：在地址检索字段框内，输入 "Texaco SAME Houston"，命中记录可能为 Chevron Texaco ETC Drilling Solut. Unit，Rock Mech Team，Houston、Chevron Texaco Energy Technol. Co.，Houston 等。

（三）提供星号（＊）、问号（？）、美元符号（＄）三种通配符

"＊" 表示 0 到多个字符，如 biolog＊，可检索到 biology，biologists，biological 等。"？" 表示任意一个字符，如 wom？n 可查到 woman，women。"＄" 表示零或一个字符，如：colo＄r，可检索到 color、colour。

（四）词组精确检索可使用 ""

双引号 "" 表示检出文献中与用引号内完全相同的检索词。如："singal cell" 查找 singal cell，但不查找 cell of singal。

三、检索方法与技巧

Web of Science 核心合集主要提供文献检索、被引参考文献检索、高级检索、化学结构检索和研究人员检索 5 种检索方法。

（一）文献检索

文献检索也叫基本检索，是系统默认的检索页面，也是 Web of Science 核心合集中最常用的一种检索方法。文献检索提供主题、标题、作者、出版物名称、文献类型、DOI 等 24 个检索字段，在检索时，可选择要检索的字段，然后在检索字段中输入检索词或者检索式。若要添加多个检索条件，可单击添加行。选择布尔运算符并单击检索。

⇨ 案例引导

案例　查找 2016—2021 年有关肝细胞生长因子（hepatocyte growth factor，HGF）的英文综述文献。

1. 在第一个检索框内输入 "hepatocyte growth factor" or "HGF"，检索字段选主题。

2. 点击 "添加行"，第二个检索框检索字段选语种，提问框内选 English。

3. 继续点击 "添加行"，第三个检索框检索字段选文献类型，提问框内选 Review，运算符都选 AND。

4. 出版时间选 "自定义"，输入 2016 - 01 - 01 至 2021 - 12 - 31（图 8 - 11），点击 "检索" 即可得到检索结果。

5. 主题和标题是最常用的两个字段，web of science 核心合集没有主题词检索，用主题和标题字段检索时要考虑同义词和近义词的情况。本例中，为了查全，还可以考虑 Hepatopoietin、Hepatopoietin A 等作为检索词参与检索，用 "OR" 连接，以提高查全率。

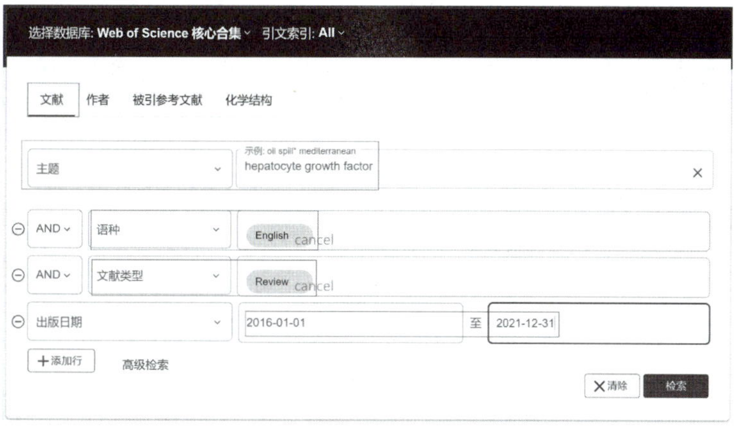

图 8 – 11 Web of Science 核心合集的文献检索页面

(二) 被引参考文献检索

Web of Science 核心合集除了可以进行来源文献检索外，还提供被引论文检索，即 "被引参考文献检索"，提供单篇论文或者某一作者论文被引情况的查询。该检索界面提供被引作者、被引著作、被引年份、被引卷、被引期、被引页、被引标题七个检索字段，可选择单一字段检索，也可以同时进行多字段检索。多字段之间系统默认为 AND 组配。

⇒ 案例引导

案例 查找中日友好医院曹彬教授领衔团队 2020 年在 lancet 上发表的文献 Clinical features of patients infected with 2019 novel coronavirus in Wuhan, China 被引用的情况。

1. 在被引参考文献检索界面依次选择被引作者、被引著作、被引年份、被引标题等字段，输入：Cao B、"lancet"、2020、Clinical features of patients infected with 2019 novel coronavirus in Wuhan, China（图 8 – 12）。

2. 点击 "检索" 按钮，查找列表。

3. 从检索结果列表中选择并标记需要的文献记录。

4. 点击 "查看结果"，页面显示的将是所有引用了该研究论文的文章列表（图 8 – 13）。

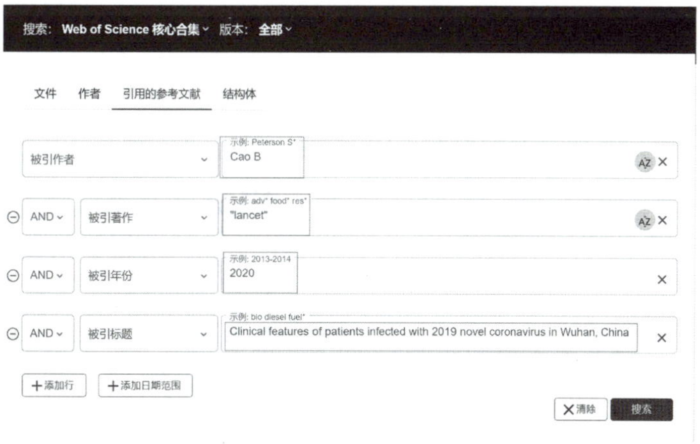

图 8 – 12 Web of Science 核心合集被引参考文献检索页面

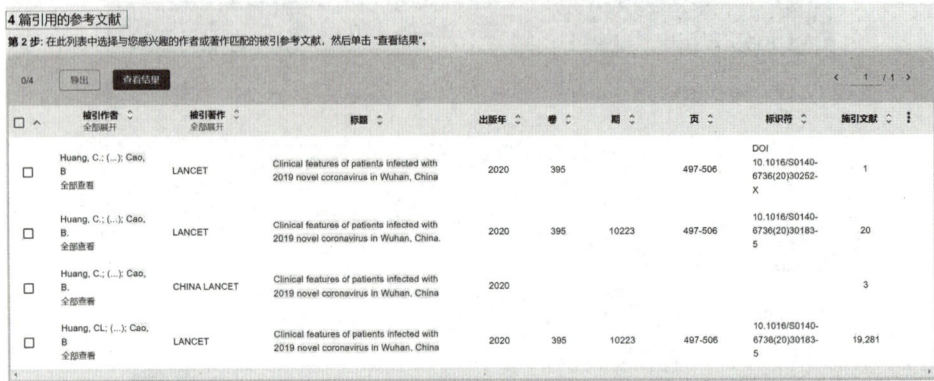

图 8-13　Web of Science 核心合集被引参考文献索引页面

"被引参考文献检索"功能，弥补了文献检索功能仅能查来源文献被引情况的问题，可从某篇论文、某个作者、某个时间段，查找单一论文或者单一作者论文被引次数，并可直接链接到文献库，查看具体施引文献。

（三）高级检索

Web of Science 核心合集中的高级检索只限于来源文献检索，不用于引文检索。高级检索可以直接在检索框内输入带有字段标识符（Field Tags）的检索词或检索式，添加到检索式预览框中，检索页面右侧提供字段标识符和说明（图 8-14）。同时，高级检索还可以保存检索历史、对检索历史中的检索式进行组配。相对于文献检索途径而言，高级检索提供更多的检索字段，检索效率更高，更适合专业的检索人员使用。

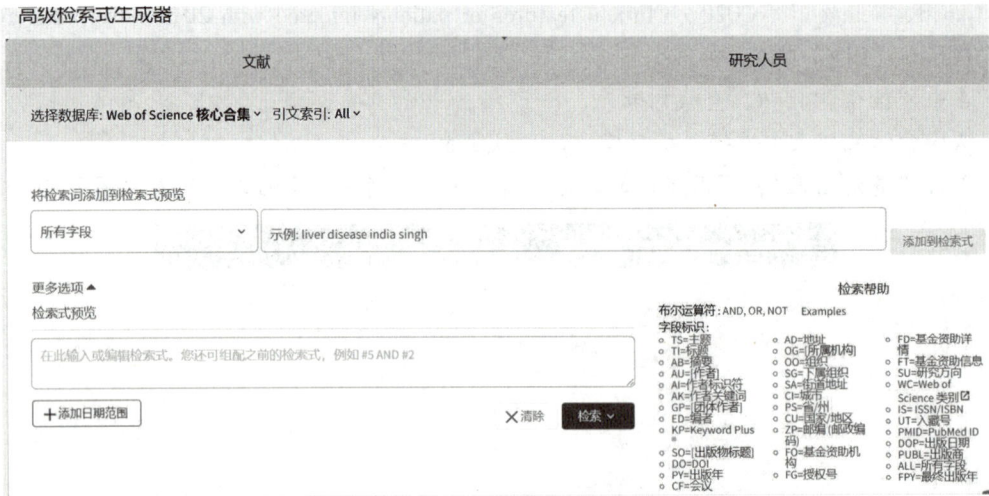

图 8-14　高级检索界面

（四）研究人员检索

研究人员检索途径是一种作者甄别检索途径，姓氏用全称，名用首字母。为了区分同名作者，数据库通过对组织、学科类别和国家/地区的筛选，准确获得某一作者的文献。

⇒ 案例引导

案例　查找诺贝尔奖获得者、美国国立卫生院（National Institutes of Health）的哈维·阿尔特（Harvey J. Alter）病毒学教授发表的文献。

1. 进入研究人员检索界面，在姓氏（必填）框内输入 Alter，在名字和中间名首字母框内输入名的首字母 H. J.。

2. 点击"组织"，选择 National Institutes of Health；点击"学科类别"，选择 virology；点击"国家/地区"，选择 USA；点击"精炼"，得到 Harvey J. Alter 教授的 514 篇文献（图 8 - 15）。

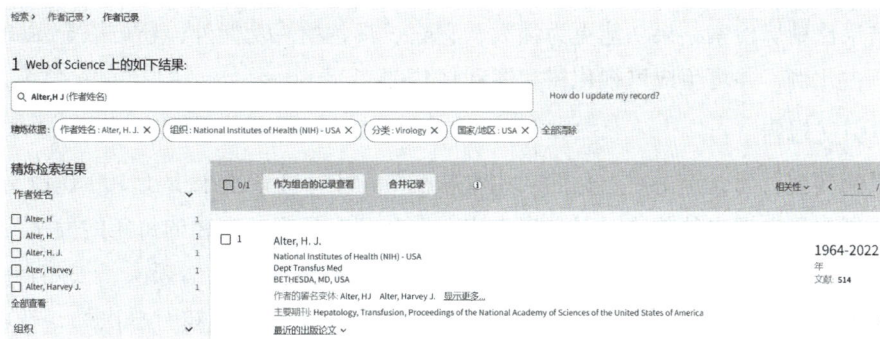

图 8 - 15　研究人员检索结果界面

（五）化学结构检索

在 Current Chemical Reactions 和 Index Chemicus 两个数据库中，可以通过绘制化学结构图或者输入文本词检索化学物质信息和化学反应信息。检索界面分为化学结构图、化合物数据、化学反应数据三部分。检索结果界面可查看化学反应详细信息，并提供全记录链接。

四、检索结果的处理与分析

Web of science 核心合集具有多种文献分析与管理功能，这些管理分析功能在 WOS 其他数据库中多数也有，但与引文有关的功能只有在 Web of science 核心合集中才有。

（一）检索结果的排序与导出

排序：检索结果默认按相关度排序。同时，还提供最近添加、日期、引文、使用情况（所有时间）、会议标题、第一作者姓名、出版物标题等多种排序方式。其中，相关度排序可以快速筛选出匹配度较高的文献，被引频次的降序排列可以快速定位高质量的文献，使用次数是根据 2013 年至今文献全文得到访问或者保存的次数，反映了某篇论文满足用户信息需要的次数。

导出：先勾选所需文献前面的复选框，点击"导出"按钮，可将文献导出到文献管理软件 EndNote 在线版/桌面版、添加至我的 Publons 个人资料、科研评价工具 InCites 等方式，如想导出到 NoteExpress 等文献管理软件，选择 RIS（其他参考文献管理软件）。还可使用"标记结果列表"暂时存储来自检索结果或全记录页面的记录，并在完成检索后决定要导出、读取、分析或查找全文的记录。

（二）精炼检索结果/分析检索结果

对检索结果进行多角度分析有助于从宏观上把握检出文献的各种分布情况，通过"精炼检索结果"，可以完成在结果中进行二次检索，快速过滤某一主题的高被引论文、综述论文、在线发表、开放获取和被引参考文献深度分析等的检索结果。

通过"精炼检索结果"和"分析检索结果",还可以帮助读者解决以下问题。

1. 通过"Web of Science 类别"或"研究方向"进行分析 了解某个课题的学科交叉情况或者所涉及的学科范围。

2. 通过"出版物标题"进行分析 可关注该领域的研究论文都发表在哪些期刊上,以便将来找到合适的投稿途径。

3. 通过"作者"进行分析 可了解某个研究领域的核心研究人员。

4. 通过"所属机构"进行分析 可了解从事同一研究的其他机构还有哪些。

5. 通过"出版年"进行分析 了解某个研究领域的进展情况。

分析检索结果比精炼检索结果功能更为强大,它除了具备精炼功能外,还可以显示每项分析结果在总体文献中的所占比例,并可生成可视化树状图和柱状图。

(三)创建引文报告

在检索结果的列表页面,点击右上角的"引文报告",可对检索结果少于 10000 篇文献的结果提供创建引文报告、导出引文报告的功能。引文报告用图示和列表呈现某主题的每年的发文量和每年的被引量,列出出版物的数量、施引文献数量、去除自引的施引文献数量、被引频次、去除自引的被引频次、篇被引频次和 H 指数等(图 8-16)。图示的下方列出每篇检出文献的被引总次数,按由高到低排序,可获得该课题的高被引文献。

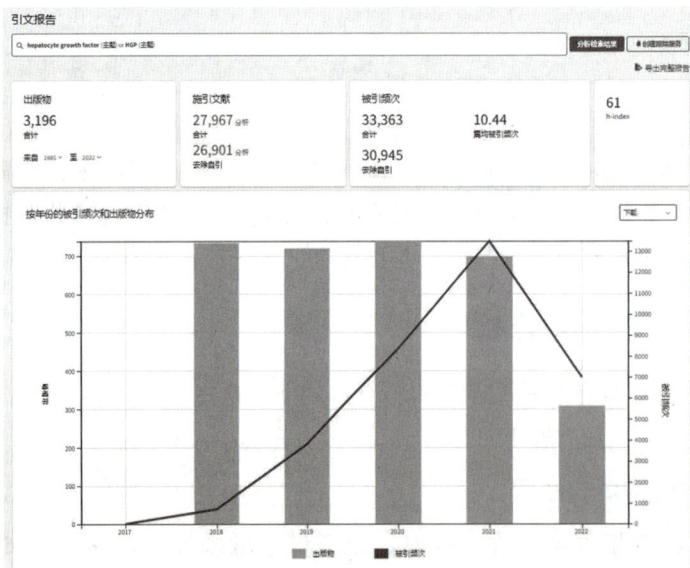

图 8-16　引文报告界面

(四)保存检索历史

在 Web of science 核心合集检索页面的上方提供"历史"入口,点击"历史"按钮可以查看检索历史和检索结果,高级检索的检索页面底部也显示检索历史。

检索历史中的多个结果集之间支持 AND 或者 OR 关系的二次逻辑组配,同时,用户免费注册登录个人账号后,可对检索历史进行保存。

(五)创建跟踪服务

点击 Web of science 核心合集顶部的跟踪服务,登录免费注册的个人账号后,可查看保存的引文跟踪和检索跟踪。

引文跟踪：如需动态跟踪某一篇文献的被引用情况，可在文献的全记录界面，点击右侧引文网络处的"创建引文跟踪"按钮。创建引文跟踪之后，每当新的出版物引用了所设定的文献，系统将自动发送通知到绑定的电子邮箱。

检索跟踪：在检索结果的界面，点击右上角的"创建跟踪服务"，在跟踪名称下输入检索词或检索式，点击"创建"，完成检索跟踪创建。当有新的检索结果时系统将自动发送通知到绑定的电子邮箱。

在跟踪状态下，通过活动和不活动选项来打开和关闭跟踪，通过点击"更多选项"来选择修改和删除跟踪。

五、个性化功能与服务

用户免费注册个人账号并登录之后，点击右上角的"产品"可使用系统提供的个性化功能与服务。主要有：EndNote、Publons、Master Journal List、EndNote Click 等。

（一）EndNote

EndNote 是网络版的个人文献管理软件，与 Web of Science 平台实现无缝链接。主要功能有：①文献检索与导入：从 Web of Science 数据库中检索到的文献可直接导入文献信息至 EndNote，还支持在线资源数据库检索及文献结果导入；②分组管理：EndNote 支持多种分组方式管理个人文献数据库；③插入和编辑参考文献：与 Microsoft Word 对接，将参考文献直接插入论文的文中和文后，可通过 Edit & Manage Citations 来编辑调整论文中的参考文献；④共享个人文献图书馆：最多可与 400 位 X7 版本以上用户成员共享一个文献数据库；⑤一键生成文献引文报告，一键直达文献全记录页面及相关信息；⑥匹配期刊投稿：在某个分组上方点击右键，选择"Manuscript Matcher"，即可链接到 EndNote 投稿期刊匹配页面。

（二）Publons

Publons 致力于帮助科研人员将学术出版物、引用指标、同行评议记录和为学术期刊提供的编辑工作整合在一个易于管理的统一平台，便于研究人员及时跟踪其学术成果及展示个人影响力。

通过 Publons，用户可以从 Web of science 或文献管理工具中快速导入学术论文到个人的 Publons 页面，自动获得来自 Web of science 平台官方的引文数据，管理个人用户的同行评议记录及展示学术编辑工作，快速下载个人报告，展示作为作者、编辑及审稿人为学术界所做出的贡献。

（三）Master Journal List

Master Journal List 是一款免费的选刊投稿工具。点击右上角的"产品"或者 JCR 首页的"Match Manuscript"按钮，系统都会跳转到"Master journal list"页面。在输入框中，可以通过期刊名称、ISSN 号或者关键词查找期刊，如果想了解更详细的信息，可以点击右下角的 View profile page 按钮，即可进入期刊主页，了解期刊的基本信息，如创刊时间、出版频率、主要语言、国家地区等信息。同时，还可以查找期刊的最新出版信息，包括还没有被 WOS 核心合集收录的 SCI 文献。

另外，点击 Match Manuscript 按钮，在界面中根据提示输入论文的标题和摘要，点击 find journals 按钮，系统会自动匹配出相关的期刊，每一种期刊，都列出期刊名称、出版机构、ISSN 或者 eISSN 号、学科类别、所属索引库和 Match Score（匹配分值）。

（四）EndNote Click

EndNote Click 是一个免费的浏览器插件及在线工具，集成了 2 万多个期刊网站、平台、数据库、开放获取知识库和搜索引擎，从而帮助用户实现一键式合法获取学术期刊全文文献。EndNote Click 一键式全文获取功能已在 Web of science 平台中实现，系统自动将用户搜集的文献保存在个人账户下，可随时随地到文件柜中阅读文献。

六、期刊引证报告

(一) 简介

期刊引证报告 (Journal Citation Reports，JCR)，由美国科学信息研究所 (ISI) 编辑出版，是国内外学术界公认的多学科期刊评价工具，是唯一提供基于引文数据的统计信息的期刊评价资源。目前，JCR 与 Web of science 核心合集实现了无缝链接，二者可自由切换。进入 Web of science 主页，点击右上角产品中的 Journal Citation Reports，即可进入 JCR 网络版数据库界面。一般情况下，JCR 约在每年的 6 月份前后更新发布上一年的引文报告。

JCR 除了囊括自然科学引文索引 (SCIE) 和社会科学引文索引 (SSCI) 收录的全球最具影响力的期刊以外，还包括艺术与人文引文索引 (AHCI) 和 Emerging Sources Citation Index (ESCI) 所收录的期刊资源。JCR 共涵盖了全球 110 多个国家或地区的超过 20000 多种期刊，覆盖 250 多个 Web of Science 学科领域。

JCR 可以帮助科研人员客观评价学术期刊的质量，合理地选择期刊阅读和匹配投稿期刊；协助研究管理人员和情报分析人员及时关注论文发表和引用模式的追踪分析；为图书馆员提供馆藏期刊的决策支持；辅助出版机构和编辑人员明确期刊在市场上的影响力和提升期刊竞争力。

(二) 期刊评价指标

JCR 中除了提供期刊的一般信息，包括刊名全称和缩写、ISSN 号、出版商、所属学科、语种、出版频率等外，还提供引文相关的一些评价指标。

1. 被引总次数 (Total Citations)   指某一期刊上的论文在 JCR 统计年被引用的总次数。

2. 影响因子 (Journal Impact Factor)   某一期刊过去两年发表的论文在 JCR 统计年的平均被引次数。例如，某期刊 2020 年的影响因子是期刊在 2018 和 2019 年发表的所有论文在 2020 年获得的总被引频次与该期刊在 2018 和 2019 年发表的学术论文总数的比值。只有 SCIE 及 SSCI 所收录的期刊才有期刊影响因子。

影响因子是评价学术期刊质量的重要指标，影响因子越高，表示该期刊文献被引用率越高，一方面说明这些文献报道的研究成果影响力大，另一方面也反映该刊物的学术水平高。但不同学科的引用率差异较大，单凭影响因子值来衡量不同学科领域的期刊有失公允。

3. 影响因子分区   JCR 期刊分区是按照学科类别划分的，是把某一个类的所有期刊都按照上一年的影响因子降序排列，划分为 Q1、Q2、Q3 和 Q4 四个区，影响因子前 25% 为 Q1 区，25%～50% 为 Q2 区，50%～75% 为 Q3 区，其他剩余为 Q4 区。

4. 5 年影响因子 (5 Year Journal Impact Factor)   期刊论文过去 5 年的平均被引次数，通过使用过去五年期刊的被引次数除以五年的论文总数得到。5 年影响因子能更好地评估那些发表论文的被引用周期相对较长的领域中特定期刊的影响力。

5. 立即指数 (Immediacy Index)   用期刊中某一年中发表的文章在当年被引用次数除以同年发表文章的总数得到的指数，Journal Immediacy Index 反映期刊中论文得到引用的速度。

6. 被引半衰期 (Cited Half-life)   是衡量期刊文献老化速度的重要指标。将某一期刊在 JCR 统计年内被引用的全部论文依据出版年份降序排列，前 50% 论文出版时间段即为该刊的被引半衰期。被引半衰期越短，期刊文献的老化速度越快，反之则慢。

⊕ 知识链接

CiteScore

2016 年 12 月 8 日，荷兰著名学术出版商 Elsevier 推出了其官方的期刊评价体系 CiteScore，该指标与影响因子有些类似，但它是基于 Elsevier 自己的科学文献数据库 Scopus 收录杂志。Scopus 数据库涵盖了世界上最广泛的科技和医学文献的文摘、参考文献及索引，因此被各界人士认为是影响因子最有力的竞争对手。CiteScore 是指期刊发表的单篇文章平均被引用次数，具体而言，某期刊某一年的 CiteScore 值，是它过去三年发表的文章在这一年被引用的次数，除以该期刊在过去三年发表并收录于 Scopus 中的文章数量。

（三）检索方法

在 JCR 主页面，提供期刊刊名、期刊 ISSN 或 eISSN 号、所属学科及出版社查询输入框，并提供按期刊浏览（Browse Journals）、按学科浏览（Browse Categories）和出版社浏览（Browse publishers）三个入口。

1. 期刊检索 在 JCR 主页面直接输入期刊全称、期刊缩写、刊名关键字或 ISSN 号，数据库具有自动提示刊名功能。点击右侧的放大镜，即可完成检索。

⇨ 案例引导

案例 检索学术期刊"New England Journal of Medicine"在 2021 年的影响因子。

1. 输入 New England Journal of Medicine，可进入该刊的详细数据页面，页面顶端部分显示该期刊的基本信息（刊名全称、刊名缩写、ISSN 号、出版商、学科类别、语种出版频率等）（图 8-17）。

2. 接下来显示期刊的功能信息：包括 Journal Impact Factor、Journal Impact Factor Trend 2021、Journal Impact Factor contributing items、Journal Citation Indicator（JCI）、Total Citations、Citation distribution 等（图 8-18）。

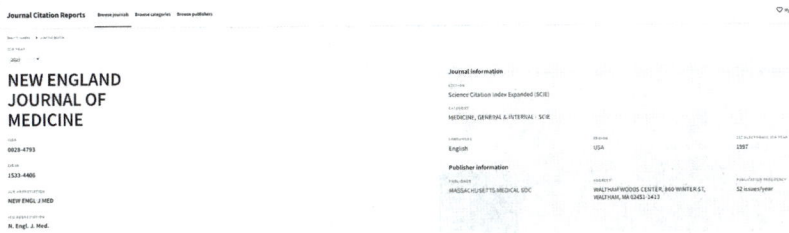

图 8-17 JCR 期刊的详细结果页面

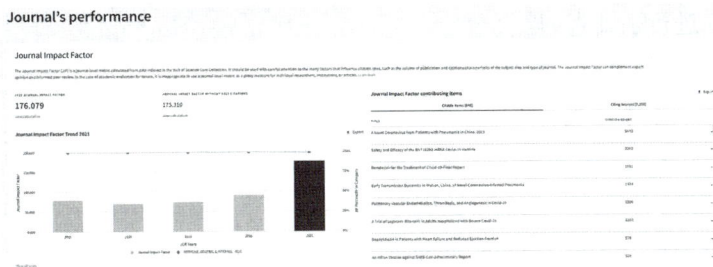

图 8-18 JCR 期刊最新年份数据

影响因子的查找还可以在文献检索页面，选择"出版物标题"字段，输入"New England Journal of Medicine"，打开一篇文献的全记录页面，在"期刊信息"下可得到该刊的影响因子，点击影响因子链接显示期刊的详细信息。

2. 期刊浏览　在 JCR 主页面的检索导航区，可以通过选择期刊、学科、出版社和国家地区来浏览期刊，得到相关的期刊数据，其中，选择学科和期刊浏览是最常用的方法，并且可以选择多个学科、多种期刊同时检索。

⇒ **案例引导**

案例　查找 2021 年版的 JCR 中 SCIE 收录的细胞生物学领域的期刊有哪些？其中影响因子最高的是哪一种？

1. 点击"Browse Categories"，进入"Categories by Group"页面。

2. 在 254 个领域中，选择"Biology & Biochemistry"。

3. 点击其对应的学科数量 34 个之中的"CELL BIOLOGY"，发现共有 194 种 SCIE 期刊。

4. 点击期刊数量，进入期刊浏览界面，排名第一的 NATURE REVIEWS MOLECULAR CELL BIOLOGY 的影响因子最高（图 8 - 19）。

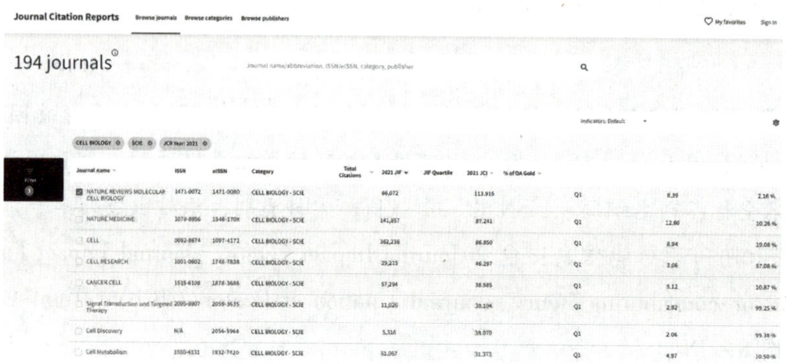

图 8 - 19　JCR 的按学科浏览结果页面

目标检测

答案解析

1. 引文检索除了检索工具的功能，还有什么作用？

2. 如何通过 CSCD 进行引证查询？

3. ISI 的三大引文索引是什么？它们有什么区别？

4. 中文期刊论文引文检索系统有哪些？

5. 在 Web of Science 平台上，有引文检索功能的数据库有哪几个？

6. Web of Science 核心合集由哪几个子数据库构成？

7. 一篇文献所刊载的期刊未被 Web of Science 核心合集收录，通过其文献检索途径，能查到这篇文献吗？通过其被引参考文献检索途径有可能查到该篇文献的被引情况吗？

8. 如何创建定题跟踪和引文跟踪？

9. JCR 中最重要的期刊数据是什么？查询该数据有什么用处？

10. 2021 年 JCR 中免疫学的影响因子最高的期刊是哪种？

（王　宁　孙金花）

书网融合……

本章小结　　　题库

第九章　循证医学检索

PPT

📖 **学习目标**

　　1. 掌握　循证医学概念及其证据的类型和分级；The Cochrane Library 和 UpToDate 的常用检索途径。

　　2. 熟悉　循证医学证据检索常用的国内外数据库及网站。

　　3. 了解　循证医学证据检索常用期刊。

　　随着医学及其他学科的迅速发展，旧的医学模式产生的弊端逐渐显现。传统医学主要是根据医生的临床经验，参考来自教科书和医学刊物的资料等为患者制定治疗方案，即主要是经验医学。这样可能会产生一些问题：一些新的药物或治疗方法由于不为临床医师所了解而得不到应用；一些无效或有害的治疗方法，由于长期应用已成习惯，或仅从理论上，动物实验结果推断可能有效而继续被采用。例如二氢吡啶类钙通道阻滞剂仍在一些基层医疗单位中用来治疗慢性充血性心力衰竭，因为在理论上该药具有扩张动脉和静脉的作用，有助于减轻心脏的前后负荷，改善血流动力学状况；临床实践和动物实验也证实，此种作用的确可以产生有益的短期效应。但长期临床研究表明，这类药物会增加病死率，不宜作为慢性心力衰竭的基本治疗。因此，一种治疗方法的实际疗效，必须经过随机对照临床试验的验证，仅仅根据个人或少数人的临床经验和证据是不够的。

　　循证医学是临床医生对患者的诊治应基于当前可得的最佳研究证据，结合自己的临床实践经验和专业知识技能，并尊重患者的期望和选择做出的临床诊治决策。"基于问题的研究，遵循证据的决策，关注实践的后果，后效评价、止于至善"是循证医学的灵魂和实践模式。

第一节　循证医学概述

一、循证医学概念

　　循证医学（evidence‐based medicine，EBM），又称求证医学，意为遵循科学证据的临床医学，即临床决策需建立在当前最佳科学证据基础上。David L. Sackett 教授将循证医学定义为：慎重、准确和明智地应用当前所能获得的最好的研究证据，同时结合临床医生的个人专业技能和多年临床经验，考虑患者的价值和意愿，将三者完美地结合，制定出患者的治疗措施。循证医学的核心思想是在医疗决策中将临床证据、个人经验与患者的实际状况和意愿三者相结合。

二、循证医学的发展

　　1948 年，英国医学研究会组织了世界上第一个临床随机对照试验，提出了链霉素治疗肺结核的疗效的科学证据。1979 年，英国流行病学专家 Archie Cochrane 首次提出各临床专业应该对所有的随机对照试验结果进行整理，做出分析评价，并不断收集新的结果以更新这些评价，从而为临床治疗实践提供可靠的证据。1989 年公布的心律失常抑制试验的结果表明，长期用于治疗急性心肌梗死的 I 类抗心律失常药物竟然提高了患者的死亡率。大量临床随机对照试验研究的惊人发现动摇了长期以来由经验医学主宰临床决策的局面，作为新兴学科的 EBM 开始渗透到临床医学的各个领域。

20 世纪 80 年代初，David L. Sackett 等人将流行病学和医学统计学的原理和方法，有机地与临床医学结合起来，创立了现代临床流行病学，对循证医学系统科学的发展起了重要的作用。

1992 年，美国医学会杂志（JAMA）刊登了加拿大 McMaster 大学 David L. Sackett 小组的一篇题名为"Evidence – Based Medicine – A New Approach to Teaching the Practice of Medicine"（循证医学：医学实践教学的新模式）的文章。至此，"Evidence – Based Medicine"第一次出现在医学文献中，也标志着循证医学的正式命名。

1992 年 10 月，Cochrane 中心在英国牛津成立。1993 年 10 月，来自于 11 个国家的 77 名 EBM 倡导者联合成立了 Cochrane 协作网。它的任务是通过编写、维护更新、传播卫生保健诊治效果的系统评价（Systematic Reviews），为制定高质量的医疗卫生决策提供科学依据。2003 年，美国迈阿密大学 Louis-Calder Memorial 医学院图书馆将循证医学列入了学校正式教学，并作为重要课程。随着循证医学的迅速发展，循证医学在临床实践中已涉及了各个学科领域，在临床医疗、护理、预防、卫生经济、医学教育等领域开展了大量的以科学证据为基础的实践研究。

中国循证医学发展迅速。1996 年 7 月正式在四川大学华西医院开始筹建中国循证医学中心（中国 Cochrane 中心），1997 年 7 月获卫生部认可，1999 年 3 月 31 日经国际 Cochrane 协作网指导委员会正式批准注册成为国际 Cochrane 协作网的第十四个中心。2002 年 10 月，《中国循证医学杂志》经国家新闻出版总署批准获得正式刊号。2004 年 4 月，在四川大学建立了循证医学教育部网上合作研究中心。2009 年《卫生部临床路径管理指导原则（试行）》明确规定："医疗机构"的"医嘱类医疗服务项目应遵循循证医学原则"。2011 年《三级综合医院评审标准实施细则（2011 年版）》（卫医管发【2011】33 号）指出应"遵照循证医学原则，结合本院实际，制定本院执行文件，实施教育培训"，并且明确了我国医院单病种过程质量指标的选择标准：一是以国内、外权威的指南为依托，专家具有共识；二是选择具有循证医学结论——经多中心、大样本论证推荐的以 1 类 A、B 级指标为重点的核心质量为指标。2019 年 3 月，国家中医药管理局依托中国中医科学院成立中国中医药循证医学中心，旨在大力开展中医药循证医学研究关键技术支撑平台的建设，为开展高质量的循证评价研究提供设计科学、质量可控、操作规范、国际接轨的技术支撑体系和协作网络；大力开展全球中医药循证医学平台建设，利用最新现代科学技术，通过与全球循证医学优势团队合作，实现高质量证据的存储、共享和转化，促使中医药循证证据在全球范围内被更广泛的接受及推广。作为国际 Cochrane 协作网的成员之一和中国与国际协作网的唯一接口，中国循证医学中国 Cochrane 中心的主要任务如下。

（1）负责收集、翻译本地区发表的和未发表的临床试验报告，建立中国循证医学临床试验资料库，并提交国际临床试验资料库，为中国和世界各国提供中国的临床研究信息。

（2）开展系统评价，并为撰写系统评价的中国协作者提供支持和帮助，为临床医生、临床科研和教学、政府的卫生决策提供可靠依据。

（3）培训循证医学骨干，提供高质量、全方位的骨干人才，推动循证医学在中国的发展。

（4）翻译循证医学知识、宣传循证医学学术思想，使之成为一个卫生技术评价、临床研究及教育的中心。

（5）组织开展高质量的随机对照试验及其他临床研究，并进行相应的方法学研究，提供培训咨询、指导和服务，促进临床医学研究方法学的改善和质量的提高。

三、循证医学的基本程序

实践循证医学要求医生具备多方面的能力，比如：提出问题的能力、检索技能、分析评价能力、推理能力等，是对医生信息素养的整体检验。循证医学的实践一般包括以下程序。

1. 在诊断或治疗的个案中提出问题，将提出的临床问题分解为若干要素，遵循 PICO 原则 PICO

原则（四个要素的缩写）即患者类型或疾病 P（Patient or Population，即与诊断治疗有关的患者特点和有待解决的患者的主要疾病等）、干预措施 I（Intervention，即关注的处理措施或暴露因素等）、对照措施 C（Comparison，即对照组的干预措施、治疗药物、诊断方法等，其中 C 也可以填入 Placebo 安慰剂做对照）、临床结局 O（Outcome，即希望实现的治疗目的或达到的效果等）。

2. 检索最佳证据 利用各种循证医学数据库检索相关文献，查找证据。

3. 评价证据 特别是对证据的研究方法进行评价，批判性的阅读文献。考虑研究结果的真实性和临床意义，运用统计学知识对大量相关证据进行定量推理，考虑研究结果是否有利于处理患者，从而选择最佳证据。

4. 做出临床决策，应用于个案 证据最后要用于具体患者，要考虑该患者与研究纳入患者是否一致，仔细权衡利与弊，考虑患者的价值及选择。

5. 关注、评价实施效果 了解应用证据进行临床实践后的效果，进一步指导今后的实践。临床医生需随诊患者，进行效果评价，好则推而广之，不好则分析原因，找出问题，并针对问题进行新的循证和实践。

四、循证医学研究证据

临床证据是一种新的决策支持资源，证据及其质量是循证医学的关键。近十几年来，医学科学发展迅猛，发表论文数量多，据统计，国际上每年发表的医学论著达 300 万篇左右，且每年增长率达 10%。其中良莠并存，如何从中发掘有价值的证据并应用于临床实践是每一位繁忙的临床医师所面临的难题。随着临床流行病学的发展，产生了一系列严格评价文献质量的方法和标准，特别是随机对照试验日益被接受和应用，产生了许多可被利用的更为可靠的证据，使循证医学成为可能。

（一）循证医学证据的类型

循证医学证据有以下几种。

1. 临床试验 临床试验（clinical trials）是指以人为对象的前瞻性研究，预先将受试者或受试人群分配至接受一种或多种医疗干预，以评价医疗干预对健康结局的影响。其中"医疗干预"包括但不仅限于药物、细胞及其他生物制品、外科治疗、放射治疗、医疗器械、行为疗法、治疗过程的改变、预防保健等。临床试验要求事先设计好试验计划，按照一定的标准对一种或多种用于疾病诊断、治疗或预防的药物、设备或技术的安全性、效果或最佳剂量等方面出现的有利或不利证据进行观察。

2. 对照临床试验 临床对照试验（controlled clinical trials）是包括一个或多个治疗组及至少一个对照组的临床试验，采用无偏倚的方法对患者进行分组，精心设计评价干预措施疗效的测量方法。干预措施可能是用于提高诊断、治疗或预防方面疗效的药物、设备或技术。对照组采用的方法包括安慰剂、有效的其他药物、不治疗、不同的剂量形式或历史研究记录等。

3. 随机对照试验 随机对照试验（randomized controlled trials，RCT）必须是包括至少一个试验组和一个对照组的临床试验，对试验组与对照组同时进行登记和随访研究，患者接受哪种治疗方案完全采用随机过程，例如随机数字表。

4. 队列研究 队列研究（cohort study）是将某一特定人群按是否暴露于某可疑因素或暴露程度分为不同的亚组，追踪观察两组或多组成员结局（如疾病）发生的情况，比较各组之间结局发生率的差异，从而判定这些因素与该结局之间有无因果关联及关联程度的一种观察性研究方法。根据研究对象进入队列时间及终止观察的时间不同，可分为前瞻性队列研究、历史性队列研究和双向队列研究。

5. 多中心研究（multicenter study） 也称多中心试验，是由多个研究者按照同一个试验方案在不同试验点和单位同时进行的临床试验，也就是多个单位的研究者合作，由一个单位的主要研究者总负责，在统一的组织领导下，按同一个试验方案同时进行的临床试验。多中心试验的每个研究单位由一名研究者负责。每个中心必须严格遵守试验方案的要求，以保证数据的一致性和可比性。多中心试验可以在较短的时间内搜集所需的病例数，且搜集的病例范围广，临床试验的结果对将来的应用更具代表性。但影响因素亦随之更趋复杂。因此，试验前对人员统一培训，对于减少偏差的产生至关重要。

6. 系统评价　系统评价（systematic review，SR）是一种全新的文献综合评价方法，其基本过程是以某具体临床问题（如疾病的治疗、诊断）为基础，系统、全面地收集全世界所有已发表或未发表的临床研究结果，采用临床流行病学研究评价文献的原则和方法，筛选出符合质量标准的文献，进行定性或定量合成，去粗取精，去伪存真，得出综合可靠的结论。国际 Cochrane 协作网制作的系统评价，因具有严密的组织结构和质量控制系统，是实践循证医学最好的证据来源之一。

7. *Meta* 分析　*Meta* 分析（Meta - analysis），又称汇总分析、荟萃分析，可简单归纳为定量的系统评价。大多数系统评价的最后一个步骤是对采集的有效数据进行统计学的综合定量合成，即 *Meta* 分析。*Meta* 分析是汇总多个研究的结果并分析评价其合并效应量的一系列过程，包括提出研究问题、制定纳入和排除标准、检索相关研究、汇总基本信息、综合分析并报告结果等。

8. 临床实践指南　临床实践指南（clinical practice guideline）原始定义（1990 年发布）是"人们根据特定的临床情况，系统制定出的帮助临床医生和患者做出恰当处理的指导意见"。2011 年发布的新定义是：通过系统综述生成的证据以及对各种备选干预方式的利弊评价之后提出的最优指导意见。可以说，临床指南是现有临床资料的全面总结。但希望通过指南解决所有临床问题是不切实际的，也是指南所无法承担的责任。

9. 卫生技术评估　卫生技术评估（health technology assessment）是指对卫生技术的技术特性、临床安全性、有效性（效能、效果和生存质量）、经济学特性（成本 - 效果、成本 - 效益、成本 - 效用）和社会适应性（社会、法律、论理）进行全面系统的评价，为各层次的决策者提供合理选择卫生技术的科学信息和决策依据，对卫生技术的开发、应用、推广与淘汰实行政策干预，从而合理配置卫生资源，提高有限卫生资源的利用质量和效率。

（二）循证医学证据分级

自循证医学问世以来，其证据质量先后经历了"老五级""新五级""新九级"和"GRADE"四个阶段。前三者关注设计质量，对过程质量监控和转化的需求重视不够；而"GRADE"关注转化质量，从证据分级出发，整合分类、分级和转化标准，它代表了当前对研究证据进行分类分级的国际最高水平，意义和影响重大。包括 WHO 和 Cochrane 协作网等在内的多个国际组织、协会已采纳 GRADE 标准，GRADE 同样适用于制作系统评价、卫生技术评估及指南。世界卫生组织已经采用 GRADE 标准制定甲型流感 H1N1 指南。

目前被广泛接受和使用的证据等级划分标准主要是牛津大学循证医学中心（Oxford centre for evidence based medicine）的证据等级新五级标准，以及将各个分级标准综合而形成的 GRADE 标准。新五级是 2001 年 5 月牛津循证医学中心制定的证据水平评价标准，它是基于研究设计论证因果关系的力度不同将证据水平分为 5 级。推荐建议则根据证据质量、一致性、临床意义、普遍性、适用性等将推荐意见分为 A（优秀）、B（良好）、C（满意）、D（差）4 个级别。其中 A 级推荐意见应来自于 I 级水平的证据，所有研究结论一致，临床意义大，证据研究的样本人群与目标人群吻合，因此该推荐意见可直接应用于各医疗行为中；而 B、C 级推荐意见则在上述各方面存在一定问题，其适用性受到不同限制；D 级推荐意见无法应用于医疗行为。

新五级标准如下：

一级：又分为三种。1a：同质性随机对照试验（RCT）的系统综述；1b：单一的 RCT；1c：全或无病案研究（未治疗前所有患者均死亡或部分死亡，治疗后仅部分死亡或全部存活）（推荐级别 A 级）。

二级：又分为三种。2a：同质性队列研究的系统综述；2b：单一的队列研究（包括低质量的 RCT）；2c："结果"研究，生态学研究（推荐级别 B 级）。

三级：又分为两种。3a：同质性病例对照研究的系统综述；3b：单独的病例对照研究（推荐级别 B 级）。

四级：单个病例系列研究和低质量的队列和病例对照研究（推荐级别 C 级）。

五级：没有严格评价的专家意见或基于生理学和基础研究（推荐级别 D 级）。

在循证医学实践中，可按证据的可靠性分级来获取证据。在治疗方面，国际公认的大样本 RCT 和 RCT 的系统评价结果是证明某种疗法的有效性和安全性的最可靠的依据，即优秀级别。另外，证据分级并不意味着三级以下水平的文献可以忽视不予阅读，而是相对来说可靠性较差，但不排除其中也有极具临床意义的文献。总之，选择循证医学证据要依据三大原则：一是不同临床问题对应不同类型证据的原则；二是证据级别由高到低优先选用的原则；三是采用当前最佳证据的原则。

⊕ 知识链接

Cochrane 的系统评价及与其他的系统评价的区别

Cochrane 系统评价是 Cochrane 协作网成员在 Cochrane 统一的 Handbook 指导下，在相应 Cochrane 评价组编辑部指导和帮助下完成的系统评价，其结果发表在 The Cochrane Library 上。因其质量措施非常严格，被公认为其平均质量比普通系统评价更高。Lancet、JAMA 等权威杂志愿意同时或先后发表 Cochrane 系统评价。

Cochrane 系统评价平均质量高的原因：拥有世界上权威统计学家和流行病学专家领导的方法学工作组进行方法学研究，有不断更新的统一工作手册（Cochrane 协作网手册），使用统一的系统评价软件（RevMan），有完善的方法学培训体系，有评价组健全的指导、审稿和编辑系统，有发表后反馈及修改机制，有完善的临床研究资料库及全面的检索策略以尽量减少发表偏移。

第二节　循证医学证据检索

循证医学强调基于问题研究，依靠当前可获得最佳临床研究证据结合临床医师经验和患者意愿进行决策和实践，因此，及时、系统、全面地获得当前最佳证据是循证医学研究和实践的基础。循证医学信息资源非常丰富，包括循证医学专用数据库、循证医学期刊、循证医学网络信息资源以及其他数据库中的循证医学信息资源等。系统、全面、准确地检索相关文献信息，获取高质量的证据对实践循证医学是非常重要的。

一、国内循证医学信息检索

（一）循证医学中心

1. 中国循证医学中心和中国临床试验注册中心

（1）中国循证医学中心　中国循证医学中心（The Chinese Cochrane Center，中国 Cochrane 中心），Cochrane 协作网是一个国际性的非营利的民间医疗保健学术团体，1993 年在牛津成立。该网站旨在通过制作、保存、传播和更新医学各领域的系统评价，为临床治疗实践和医疗卫生决策提供可靠的科学依据。该网站的临床证据模块中有中文 Cochrane 系统评价摘要。

参与国际 Cochrane 协作网，将促进循证医学在中国的发展，帮助政府卫生决策者做出科学决策及改善临床实践质量，最终提高医疗服务的质量，保证有限卫生资源的合理使用，对中国和世界都有重要价值和意义。到目前为止，已启动建立中国临床研究资料库的工作，每年定期举办培训班。

（2）中国临床试验注册中心　中国临床试验注册中心（http：//www.chictr.org.cn/）（图 9 - 1）是

全球最早参与临床试验注册活动和建立临床试验注册中心的单位之一，也是最早签署渥太华宣言的单位之一。2007 年 7 月，世界卫生组织（WHO）在日内瓦发布新闻公告，宣布由四川大学华西医院的中国循证医学中心组建的中国临床试验注册中心（ChiCTR），成为 WHO 国际临床试验注册平台（WHOIC-TRP）一级注册机构，成为中国临床试验的里程碑。世界卫生组织于 2015 年 8 月发布支持临床试验数据共享的声明，国际医学期刊编辑委员会于 2016 年 1 月 20 日发布了要求在可查询的公共平台公开临床试验原始数据的政策。中国临床试验注册中心也于 2016 年 3 月 14 日起，要求在填注册申请表时填入公开原始数据计划。世界卫生组织 2017 年 6 月 19 日关于临床试验透明化联合声明要求，临床试验结果数据应上传至注册机构共享。

注册临床试验是出于伦理和科学两方面的考虑。受试者希望他们对生物医学知识所做的贡献能够用于改善所有人的卫生保健质量。开放获取正在进行中和已完成试验的信息既符合受试者的伦理责任，也进一步提升了公众对临床研究的信任。可以说，临床试验注册为公众和医疗卫生决策者提供全面的临床试验信息和监督渠道，是促进临床试验质量、增加医学研究公信度、提供循证医学证据、有利于全社会和全人类的公益事业。

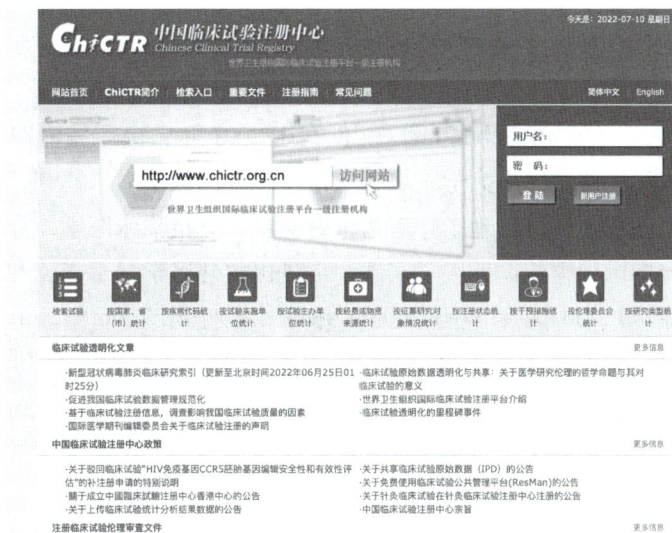

图 9-1　中国临床试验注册中心首页

为了推动实施临床试验注册制度，2007 年临床试验注册中心与 46 家核心医学期刊发起成立"中国临床试验注册与发表协作网"（Chinese clinical trial registration and publication collaboration，ChiCTRPC）。目前，通过大力发展 ChiCTRPC 各成员期刊间的合作和交流，促进临床试验透明化。利用 ChiCTR 检索入口，公众可方便地查询已注册临床试验信息，并与 WHO 全球检索入口链接，方便查询全球已注册临床试验信息。

2. 北京大学循证医学中心　该中心是一个多学科多部门交叉组成的协作中心，2003 年成立。该中心以循证医学和临床研究为主要工作方向，以加强北京大学医学部临床研究和推动中国循证医学事业发展。其研究范畴包括：防治措施效果的评估、诊断技术的评估、病因和药物副作用的研究、疾病的转归和预后的研究、医学干预措施的成本效益分析、医疗卫生服务需求和宏观医疗卫生政策研究、中医疗效临床研究及与循证医学事业总体发展相关的研究。循证医学学科群集中了 12 个国家级重点学科，分别是：肾外科、肾内科、血液科、儿内科、妇产科、眼科、肿瘤、口腔、心血管内科、骨伤科、皮肤科、流行病学与统计学，有 70 个左右重点科学研究和学科建设项目，推动了临床科研疾病诊断、治疗、预后、康复等方面的规范性科学研究。此外，还开展了一系列的药物流行病学、院内感染控制、临床常见病诊治规范的循证研究和药品的循证评价。

循证医学是当今世界医学领域最重要、最活跃、最前沿的新兴学科。循证医学就是遵循现有最好的证据，进行临床实践和制定宏观医疗卫生决策。实施循证医学将会不断淘汰现行无效的医学干预措施，防止新的无效的措施进入医学实践，从而不断提高医疗卫生服务的质量和效率，充分利用有限的医学资源。

（二）循证医学的专业性期刊

近年来，国内外也出版了许多循证医学的专业性期刊，这些刊物旨在介绍循证医学及相关学科的理论、方法、技术及其他相关信息，同时刊登各专业领域的系统评价、临床指南、临床证据等，而且不少刊物同时出版网络版及印刷版，方便读者使用。

1.《中国循证医学杂志》（http：//www. cjebm. org. cn）   创刊于 2002 年 10 月，由教育部主管，四川大学主办，中国循证医学中心和四川大学华西医院承办的医学类专业性学术期刊，月刊。该刊被俄罗斯《文摘杂志》、荷兰《医学文摘》、Cochrane 方法学数据库、Medline 数据库等收录，2021 年复合影响因子为 1.919，排名位列临床医学类期刊前列。该刊内容涵盖临床流行病学、系统评价、卫生技术评估、临床试验、循证医学方法学研究、循证医学与卫生决策和实践、国内外循证医学动态等，报道国内循证医学的最新研究成果，反映循证医学学科发展趋势，促进循证决策、循证实践和循证教育。通过其网站可免费获得全文。

2.《循证医学》（http：//www. jebm. cn）   创刊于 2001 年，由广东省卫生厅主管，广东省循证医学科研中心、广东省人民医院和中山大学附属第三医院主办的医学学术期刊，双月刊。该刊以广大医药卫生技术人员和医疗、教学、科研管理工作者为读者对象，立足临床医学，介绍循证医学的理念、方法及相关知识，探讨符合中国国情的循证医学实践，促进国内外医学学术交流和医学科学发展。

3.《中国循证儿科杂志》（http：//www. cjebp. net）   创刊于 2006 年，由中华人民共和国教育部主管、复旦大学主办、复旦大学附属儿科医院承办的儿科专业学术技术类期刊，双月刊，2021 年复合影响因子为 1.109。该刊以儿科医疗、科研和管理工作者为主要读者对象，以刊载体现循证医学理念和方法进行儿科学研究的成果为主的学术技术类期刊，同时也适当地介绍循证医学方法学。通过其网站可免费获得全文。

4.《中国循证心血管医学杂志》（http：//www. ebcvm. com）   创刊于 2008 年，2021 年复合影响因子为 1.06，由中国人民解放军北京军区总医院主办的国家级医学专业学术期刊，出版周期为月刊。该刊以心血管病的预防、医疗、护理等为研究中心，介绍循证心血管医学最新研究成果、心血管疾病的最佳治疗方案，探索符合中国国情的循证心血管医学实践道路，促进心血管疾病的预防及诊治。

（三）临床实践指南库

1. 医脉通——临床指南   "医脉通"网是提供医学最新资讯、医学文献、诊疗知识库、医学资源共享的专业学术性网站。该网站定位是感知世界医学脉搏，助力中国临床决策，突出了对医生临床决策起重要作用的指南部分。

医脉通临床指南（网址：http：//guide. medlive. cn/；图 9 - 2）汇集了国内外最新临床指南及专家共识和推荐意见，提供了 28 个临床科室的国内外最新临床指南，如用药指南、肿瘤指南、心血管指南、指南解读和指南翻译。指南数据每天更新。可免费下载最新美国指南，而且提供英文指南的解读翻译。医脉通临床指南首页提供两种检索方式：一是输入检索词检索；二是浏览，可按疾病、科室、专题来浏览。

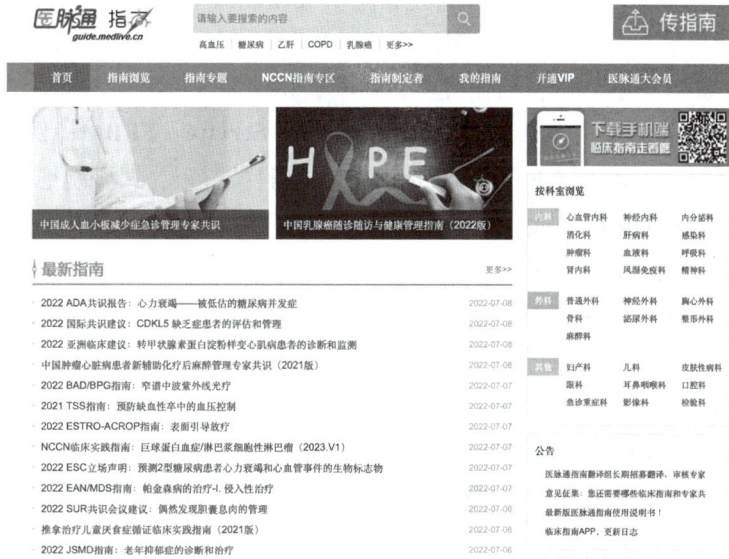

图 9 – 2 医脉通临床指南首页

2. 梅斯医学——疾病指南 梅斯医学（MedSci）（网址：http：//www. medsci. cn）是专业研究与学术服务平台，致力于搭建中国与世界医学、生物科研互动的桥梁，展示中国临床研究最新的研究成果。MedSci 专注于医学和生物学领域，在第一时间将临床发现与科研成果展现给世界的同行们。目前，MedSci 主要提供基于临床研究的学术支持服务，包括临床研究设计、数据管理、数据统计挖掘、临床研究成果发表支持等服务。其中疾病指南（图 9 – 3）可了解世界上最新的生物医学各学科的指南。

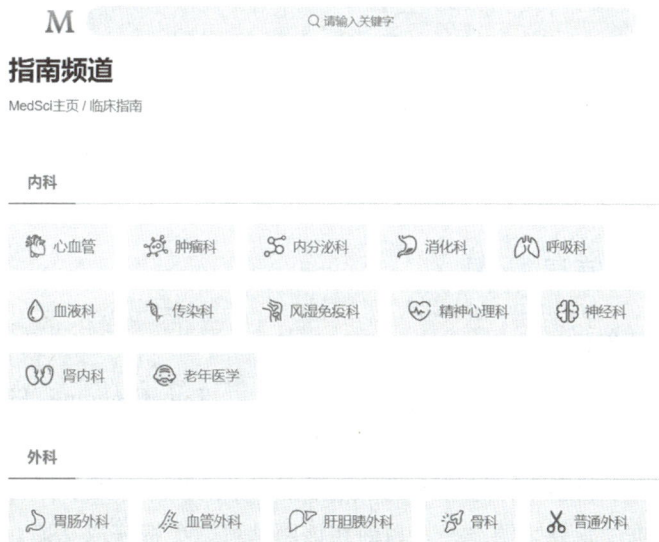

图 9 – 3 MedSci – 疾病指南首页

（四）医学文献数据库

循证医学证据大量分布在临床医学各专业期刊上，特别是作为循证医学证据主要来源的 RCT、系统评价和 *Meta* 分析。所以期刊论文是循证医学证据的一个重要来源。中国生物医学文献数据库、中国期刊网全文数据库等都可用于检索循证医学证据，但其质量参差不齐，需要利用临床流行病学严格评价文献的方法进行鉴别。

1. 中国生物医学文献数据库　简称 CBM，是检索中文循证医学证据的首选数据库。CBM 直接将检索结果分类为核心期刊、循证文献等，可以直接获得一些循证文献。而且还可以利用限定检索将文献类型限制为多中心研究、*Meta* 分析、随机对照试验、临床试验等（译见第五章第一节）。

2. 康健临床决策循证数据库（Foreign Medical Journal Service，FEBM；图 9 – 4）　是在原卫生部、中华医学会相关领导关注和支持下，由深圳市迈特思创科技有限公司研制推出。它是基于国际上最权威的生物医学文献数据库 PubMed 的循证医学数据库，是国内第一个循证医学文摘数据库，通过检索它不仅可以获得循证医学资源中心（Cochrane Library）六大系统内的文献，而且可以获得美国医师协会杂志俱乐部（ACP Journal Club）中 97% 的文献及其核心 POEMS（Patient – Oriented Evidence that Matters，患者相关证据）文献，内容全面丰富。它以国际上最权威的生物医学文献数据库 PubMed 1995 年以来的文摘数据为基础，对 1000 多万条数据进行加工处理，有效整合、揭示了 4 千余种疾病、8 千种药物、22 万条化合物与物质、500 多种诊断方法以及近千种治疗方法和技术，其数据量以每年 90 万条左右的速度递增，几乎涵盖了临床医学各领域的重要文献信息。可以说 FEBM 是国内临床路径知识更新的主要信息来源。FEBM 支持中文检索，是最好的获取循证医学证据的信息检索利器。

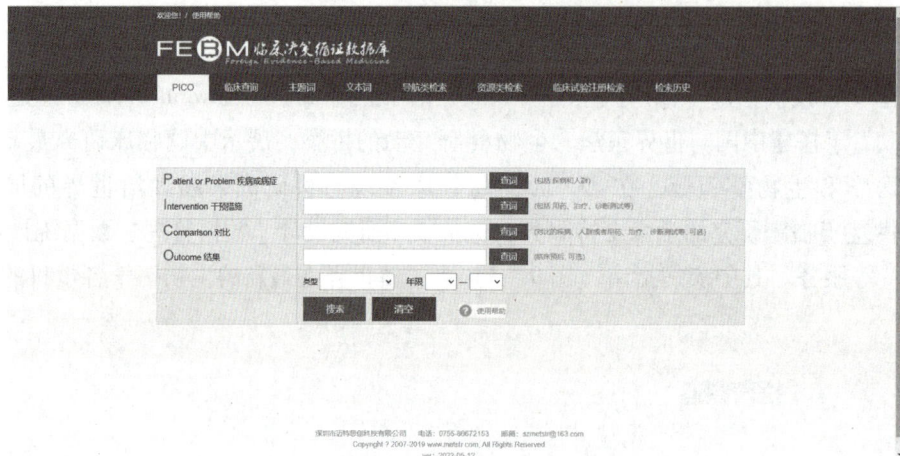

图 9 – 4　FEBM 首页

二、国外循证医学信息检索

（一）循证医学专用数据库

1. The Cochrane Library（循证医学资源中心）　The Cochrane Library（网址：http：//www.cochranelibrary.com）是 Cochrane 协作网系统综述资料库，由国际性协作评价组（Cochrane Review Groups）制作和维护。网络出版形式，每年 4 期，为循证医学的临床实践和医疗决策提供科学证据和最新信息，是获取高质量证据的重要来源之一。目前在该网站可以免费获取文摘。

Cochrane 协作网（网址：http：//www.cochrane.org/）已成为公认的有关临床疗效证据最好的二次加工信息源，是循证医学实践的可靠证据来源之一。Cochrane 系统评价的结果正在作为许多发达国家卫生决策的依据，影响着这些国家医疗实践、卫生决策、医疗保险、医学教育、医疗科研和新药开发，促进 21 世纪的临床医学从经验医学向循证医学的转变。

（1）The Cochrane Library 的主要数据库有以下几种　①The Cochrane Database of Systematic Reviews（CDSR）：系统评价数据库。收集了各个 Cochrane 专业组在统一工作手册指导下完成的对各种疗法的系统评价，包括系统评价全文（Completed Reviews）和研究方案（Protocols）。②Database of Abstracts of

Reviews of Effectiveness（DARE）：疗效评价文摘库。该库包括 Cochrane 系统评价之外的其他 *Meta* 分析（非 Cochrane 协作网成员发表的普通系统评价）的摘要和目录，是对 Cochrane 系统评价的补充。DARE 的特点是其系统评价的摘要包括了作者对系统评价质量的评估。③The Cochrane Controlled Trials Register（CCTR）：临床对照试验注册资料库。资料来源于协作网各系统评价小组和其他组织的专业临床试验资料库以及在 MEDLINE 上被检索出的随机对照试验（RCT）和对照临床试验（CCT）。④The Cochrane Methodology Register（CMR Methods Studies）：系统评价方法学注册数据库。⑤Health Technology Assessment Database（HTA）：卫生技术评估信息数据库。HTAD 收录全球已完成和在研的卫生技术评估文献，涉及与卫生技术有关的医学、社会学、伦理学和经济学方面的内容。⑥NHS Economic Evaluation Database（NHS EED）：国家卫生服务系统经济评价数据库。该库收录全球卫生经济学评价文献。⑦About the Cochrane Collaboration（About）：有关 Cochrane 各实体组织的简介和联系信息等。

（2）The Cochrane Library 的首页提供两种检索方式 一种是浏览（Browse），一种是输入检索词进行检索（Search），有快速、高级检索（Advanced Search）、主题词检索（MeSH Search）三种方式。其中，浏览有按主题（By Topic）、按字顺（A-Z）、按 Cochrane 系统评价专业组（By Review Group）、新综述（New Reviews）和更新过的综述（Updated Reviews）五种方式（图 9-5）。

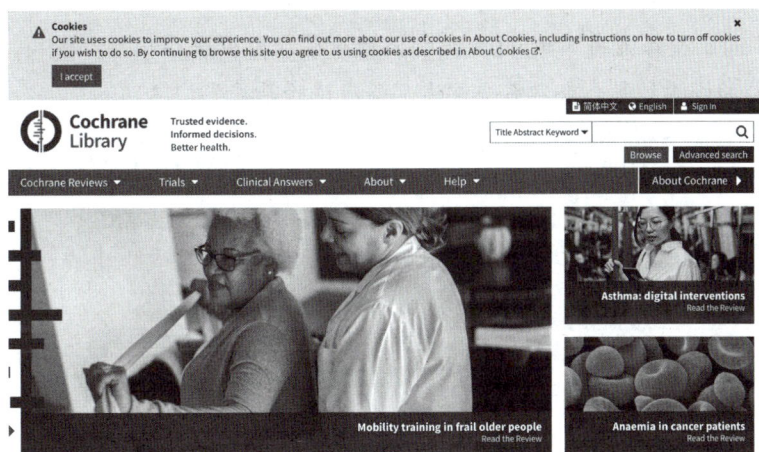

图 9-5 Cochrane Library 首页

1）快速检索（Search） 在数据库首页的右上方设有一个检索区，可进行快速检索。用户可在检索框中输入检索词，检索字段默认是在"Title（题名）、Abstract（文摘）、Keywords（关键词）"中检索。

2）高级检索（Advanced Search） 点击高级检索 Advanced Search，进入高级检索界面可以提供：Search、Search manager、Medical terms (MeSH)、PICO search，Search manger 保存检索历史页面；点击 MeSH terms（MeSH）进行主题词检索；点击 PICO search 进行 PICO 的检索。高级检索界面的 Search 状态下进行的是高级检索，下拉菜单选择限制检索字段（全文、题名、作者、摘要、关键词等），每一检索框可提供一个检索指令，也可用引号执行词组的检索。其次可以进行限定检索，选择检索数据的类型（最新评论、结论变更、撤销评论等）等。

3）MeSH 检索（MeSH Search） 高级检索界面点击 MeSH terms（MeSH）进行医学主题词检索，可在 The Cochrane Library 的不同数据库中使用 MeSH 语汇和树状结构进行检索。

⇒ 案例引导

案例　检索有关肺癌的治疗证据。

第一种检索方式：高级检索（Advanced Search）

第一步：点击 **Advanced search** ，进入高级检索（Advanced Search）。

第二步：选择字段"Title, Abstract, keywords"，分别输入关键词"lung cancer"和"thera-py"（图9-6），两个关键词之间逻辑关系选择"AND"，其他限制条件用系统默认，点击 **Q Run search** ，完成检索（检索结果见图9-7）。

第二种检索方式：MeSH 检索（MeSH Search）

第一步：在高级检索界面中，点击 **Medical terms (MeSH)** ，进入主题词检索界面（图9-8）。

第二步：输入检索词"lung cancer"，点击 **Look up** ，查找对应的主题词。系统在检索框中显示 Lung Neoplasms，即为其对应的主题词，可查看主题词的树状结构和定义（图9-9）。

第三步：点击 Setect subheodings/quslifiers ，选择与治疗相对应的副主题词"DT, DH, SU, TH"（膳食疗法，药物疗法，外科学和治疗），用系统默认的扩展全部树，点击 **View results** ，查看检索结果（图9-9）；如果点击 **Search manager** ，在检索管理器中保存此条检索式。

分别点击对应的检索结果，查看系统综述、临床试验等摘要信息。

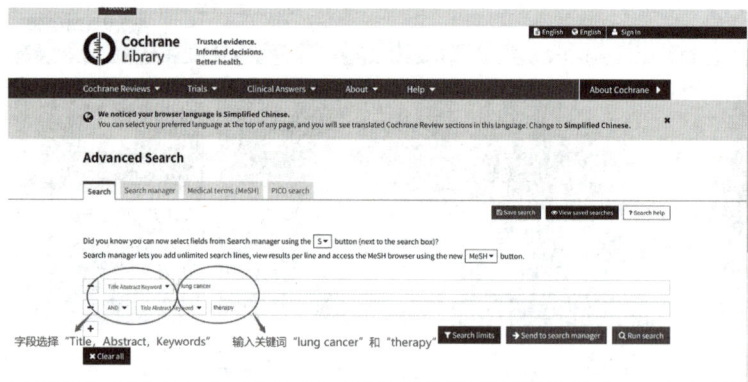

9-6　Cochrane Library 高级检索界面

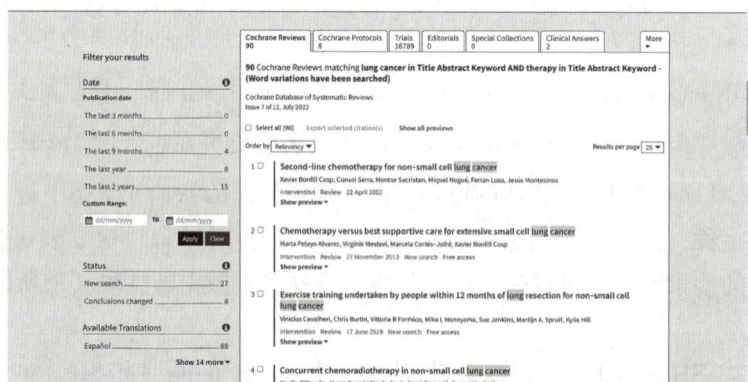

图9-7　Cochrane Library 高级检索"肺癌的治疗"的结果

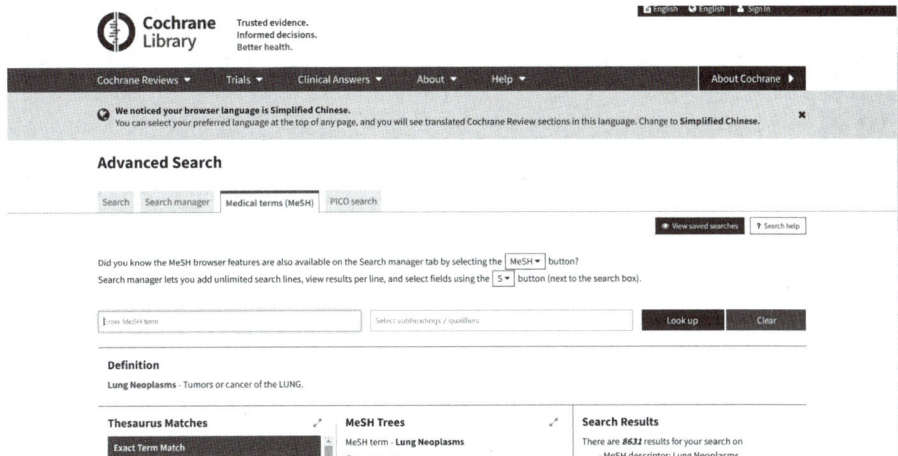

图 9－8　Cochrane Library 的主题检索（MeSH Search）界面

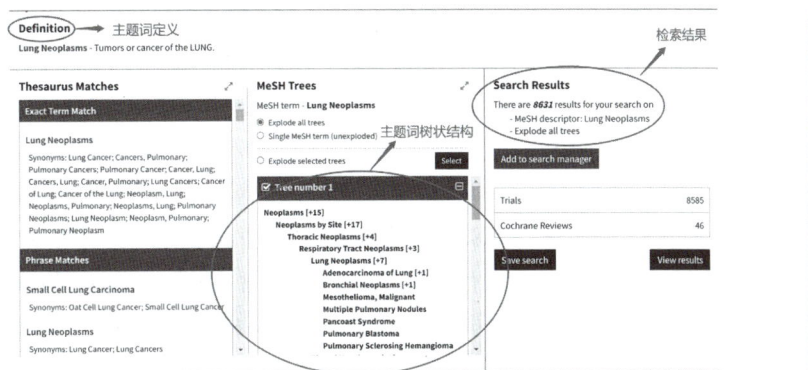

图 9－9　Cochrane Library 主题检索 "肺癌的治疗"

2. UpToDate 网址（http：∥www. uptodate. com，图 9－10）　　由美国的 3 名医学博士 Dr. Burton、Dr. Rose 和 Dr. Rush 于 1992 年创建的，现在隶属于荷兰威科（Wolters Kluwer）出版集团。UpToDate 覆盖 25 个临床专题的 12100 多个临床主题，每个主题之下划分有更细的专业类别，全部临床主题皆由 UpToDate 的主编和超过 7000 位的临床医师撰写，是由作者们浏览同行评审的期刊再加上专业经验和意见而成。该数据库还在综合性地整合研究证据的基础上，根据循证医学的 GRADE 原则给出了分级诊疗推荐意见（Graded Recommendations），并且这些意见都能够运用于临床实践。UpToDate 同时，提供超过 35000 多张图表（图片、图例、影片和插图等内容）、超过 190 个医学计算器 6900 多篇英文药物专论、49. 5 万条 MEDLINE 参考文献和 9300 多条分级推荐意见。目前，UpToDate 用户遍布全球 190 多个国家，3. 85 万家医疗机构，包括近 110 万临床医师、药师和患者用户人群，用户每个月通过 UpToDate 查询临床问题多达 5000 万次。在 UpToDate 中文检索界面，可在检索框可以输入疾病名、症状、药名和检验检查等作为检索的关键词，可以是一个或多个关键词，建议尽量避免采取过于详细的检索词，如 "全年性变应性鼻炎" 不如 "鼻炎" 有效，然后选择 "所有专题" "成人" "患者" 和 "图表"，此处的患者并非指检索词对应的患者，而是将检索内容限制于患者教育的相关信息，然后在检索框中输入检索词后，点击搜索执行检索即可。

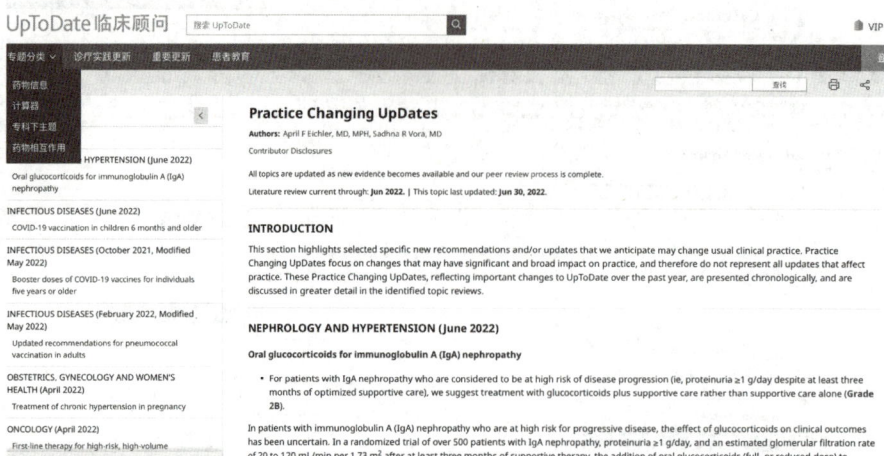

图 9 – 10　UpToDate 首页

3. Best Practice（网址：http：//bestpractice.bmj.com，图 9 – 11）　是英国医学杂志（BMJ）出版集团在 2009 年向全球用户宣布出版的。它不仅整合了 BMJ Clinical Evidence（临床证据数据库）中全部的治疗研究证据；更为宝贵的是，它还增添了由全球知名学者和临床专家执笔撰写的，以个体疾病为单位，涵盖基础、预防、诊断、治疗和随访等各个关键环节的内容，涉及个体疾病的诊断、预防、药物处方、国际临床指南和随访等重要内容。拥有世界一流的循证医学即时诊疗（point of care，POC）临床决策支持知识库。尤其收录 32 个临床专业，上千种的临床疾病和上万种的诊断方法，以及 3000 多项诊断性检测和 4000 多篇诊断和治疗指南，均有比较高的参考价值。此外，Best Practice 还嵌入了国际公认的药物处方指南、患者教育内容、大量的病症彩色图像和证据表格等资料，有效解决了医生在临床工作流程的各个环节需要的关键信息和知识。Best Practice 收录的疾病数量和研究证据是每月更新。此外每年还对已收录的疾病内容进行再审核和更新，还增加了对非常见疾病的收录。Best Practice 可以实现远程访问方式，读者可以通过图书馆获得授权在家里或工作场所随时访问这一网上资源；目前"临床证据"仅限于通过固定 IP 方式访问。

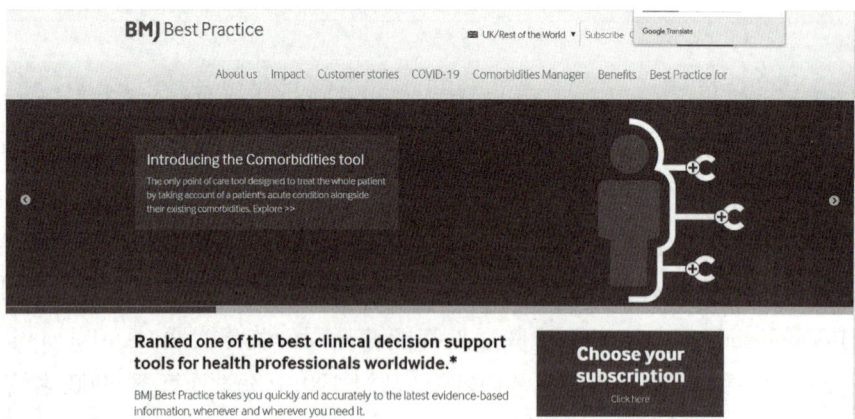

图 9 – 11　Best Practice（最佳实践）首页

4. SUMSearch　2010 年 8 月，SUMSearch 改版为 SUMSearch 2（网址：http：//sumsearch.org/），界面简洁，按月更新（图 9 – 12）。可同时从 DARE（Database of Abstracts of Reviews of Effects），PubMed，NGC（National Guidelines Clearinghouse）多渠道检索原始研究、系统综述、实践指南，可针对病因、诊断、治疗、预后等进行检索。其中"Physician's First Watch"，是一个免费的最新资讯提示，摘自医学期

刊、政府机构、科学研讨会以及主要的媒体报导，这些最新的资讯可能影响内科医生的临床实践。检索结果列表分别显示原始研究、系统综述、实践指南三种类型的各自命中篇数，其中每种类型的检索结果页面中显示来自 DARE、PubMed、NGC 每个数据库的数量。每篇文献包括题目、出处及相关信息。网站有通向 Clinical Evidence 的链接。该网站最大优点是能帮助内科医生快速获得所需的证据，对临床实践很有帮助。

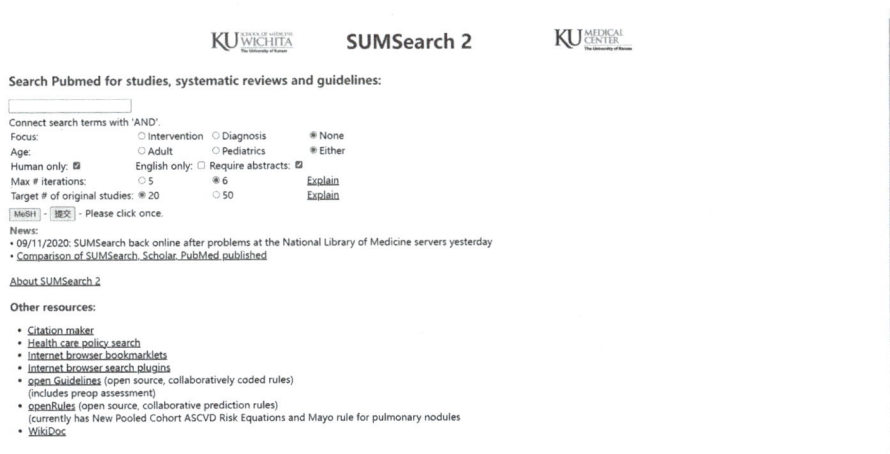

图 9 - 12　SUMSearch 首页

5. Trip Database（网址：http：//www. tripdatabase. com，图 9 - 13）　是一个临床数据库检索工具，旨在让卫生专业人员迅速识别最高质量的临床证据，以用于临床实践。该网站创建于 1997 年，它将因特网上的循证卫生保健资源合并检索作为目标，现收集的信息来源已有 70 个以上经选择的资源库，并与相关杂志和电子教科书进行了链接。其中既有 Cochrane 系统评价摘要，也有循证医学方面的杂志和相关网站上的系统评价、相关问题问答、在线高质量医学专业杂志的原始研究和评价性文章、指南、电子教科书等。可免费注册享有额外的功能。

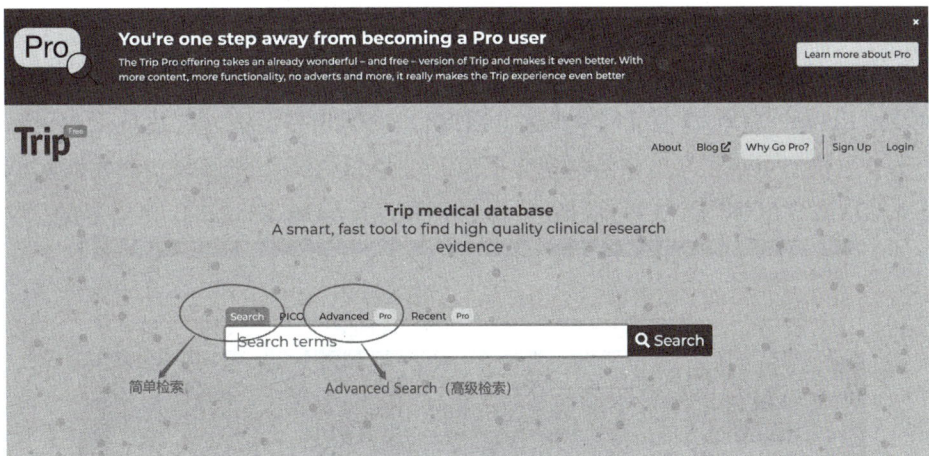

图 9 - 13　Trip Database 首页

Trip Database 的检索方式分为简单检索和高级检索。高级检索可限定检索词的逻辑关系：All of these words（相当于 AND）、Any of these words（相当于 OR）、This exact phrase（精确词组）、Not any of these words（相当于 NOT；限定检索词的位置：Title only（只限定题名）、Anywhere in the document（可在文献的任何位置）等。

Trip Database 的检索结果可以十分方便的有选择地浏览相关内容。例如，检索 2022 年以来有关"lung cancer"的文献，结果显示界面特别之处在于可针对发展中国家选择 for developing world SPECIFIC，即设置用户在资源贫乏地区。例如，一个在非洲农村地区医院或南亚的医生，他们常常无法接触到最新的医疗技术、最新的诊断设备或昂贵的新药。但许多证据都是针对更新颖、更昂贵的干预。针对这种不足，设置用户在资源贫乏地区，点击 For developing world SPECIFIC，可看到更实用的推荐结果。

（二）循证医学期刊

循证医学证据大量分布在临床医学各专业期刊上，特别是作为循证医学证据主要来源的 RCT、系统评价和 *Meta* 分析。一些著名的临床医学综合性期刊，如 Lancet、JAMA、BMJ 等，都很重视刊登高质量的 RCT、系统评价和 *Meta* 分析方面的文章，还包括很多循证医学理论或方法学方面的论题，这些都大大促进了循证医学的交流、传播和发展。

1. ACP Journal Club（美国内科医师学会杂志俱乐部）　网址：http://www.acponline.org，1991 年创刊，由美国大学医师学会和美国内科医学会联合主办，现为月刊。该刊组织临床流行病学、临床有关学科及方法学专家对国际上著名的 30 余家医学杂志发表的论著进行系统分析与评价，以摘要加专家评述的形式发表。通过其网站可以免费获取文摘。这本杂志的性质十分符合诊务繁忙、没有时间系统阅读医学杂志的临床内科医师。

2. EBM Online（循证医学杂志）　网址：http://ebm.bmjjournals.com，由英国医学杂志 BMJ 出版集团主办，2000 年创刊，双月刊，内容涉及全科及家庭、内、外、妇、儿各科及心理学领域。目前可通过关键词检索或浏览方式获得 2000 年以来各期杂志的内容，并可获得全文（需注册）。

3. EBN Online（循证护理杂志）　网址：http://ebn.bmjjournals.com，由英国医学杂志 BMJ 出版集团和英国皇家护理学会联合主办，现为月刊，是一个提供与护理相关的最好、最新证据的高质量国际性杂志。目前可通过关键词检索或浏览方式获得 1998 年以来各期杂志的内容，并可获得全文（需注册）。

（三）医学文献数据库

医学专业的数据库也是循证医学证据的一个重要来源，Medline、Ovid、DynaMed 数据库等都是常用的检索循证医学证据的数据库。

1. OVID EBM Review（OVID 循证医学综述数据库）　OVID 循证医学综述数据库（EBMR；图 9-14）是一个由 Ovid 科技公司制作与更新的付费数据库，以 Ovid 在线形式发表。该数据库集 Cochrane Library 中的 CDSR、DARE、CCTR 及 ACP Journal Club 于一体，并与 Medline 和 Ovid 收录的全文相链接。

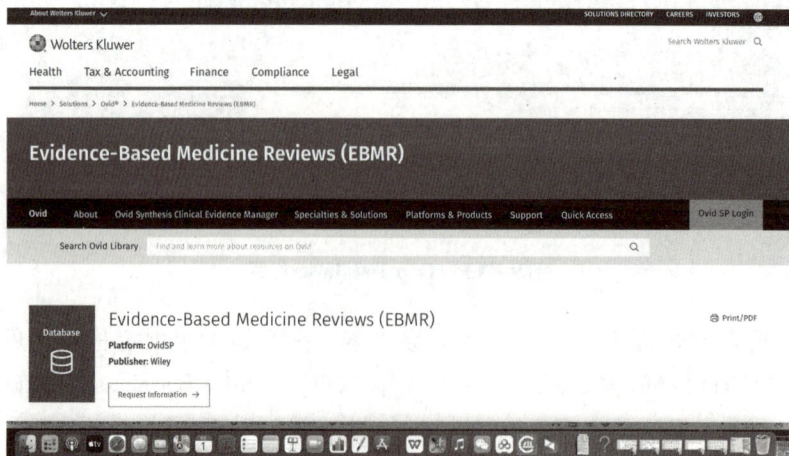

图 9-14　OVID 首页

2. DynaMed 循证医学数据库　该数据库（网址：http：//www.ebscohost.com/dynamed；图 9 - 15）的创建者是美国的卫生保健专业医生 Brian S. Alper 博士。2005 年，EBSCO 出版集团正式收购 DynaMed 数据库，拥有综合检索功能和大量全文文献服务的 EBSCO 平台，为 DynaMed 数据库的快速发展提供了强有力的支持。用户可以从订阅的 EBSCO 数据库中获得相关的检索结果，是付费数据库，可以免费试用。目前，DynaMed 是全球内容最全面、使用最广泛和知名度最高的循证医学数据库典范之一。DynaMed 主要致力于搜集和凝练临床医生需要的最佳知识和信息，提供了 5500 多个主题的临床证据总结。每一个主题都涵盖了某一个领域的所有信息，主要包括疾病的一般情况、病因和该疾病的危险因素等等。此外，还收录逾 500 余种医学期刊的循证医学及临床医疗信息，每篇文章均依据临床相关性而收录，进而由专业医师及专家评审。DynaMed 数据库每日更新。

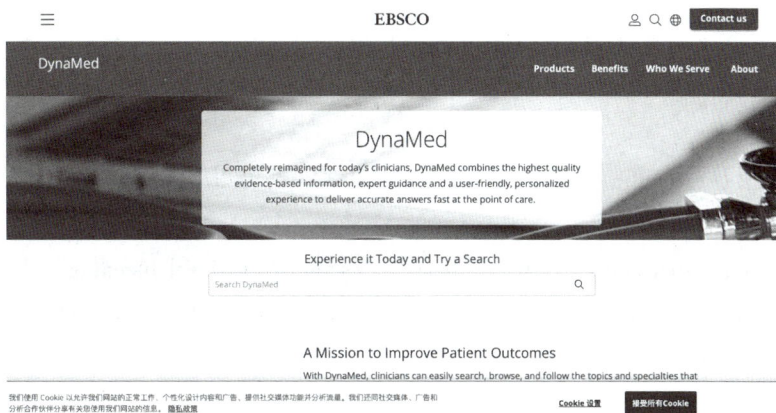

图 9 - 15　DynaMed 首页

3. PubMed/Medline　Medline 从 2000 年开始收录 Cochrane 协作网生产的系统评价。因此 Medline 数据库是获取循证医学证据的一个重要来源。

PubMed（见本书第六章第一节）提供目前最好的 Medline 互联网检索服务。PubMed 设置了一个 Systematic Reviews 专题子集供临床医生查找系统评价及相关论文，该子集能将查询结果限制为系统评价、*Meta* 分析、临床试验综述、其他循证医学证据及实践指南。检索方式有两种：①在 PubMed 检索框中输入检索词点击 Search，在检索结果显示界面的左侧限定检索的 Article type 选项中选中 "Systematic Review"；②直接在 PubMed 检索框中输入 "systematic［sb］"。例如，要检索有关肺癌方面的系统评价，可以直接建立检索表达式为 "lung cancer AND systematic［sb］"。两种方式检索结果一样。另外，PubMed 的限定检索功能（图 9 - 16）可限制文献类型，如果限定在 Clinical Trial（临床试验）、Meta - Analysis（*Meta* 分析）、Randomized Controlled Trials（随机对照试验）、Systematic Reviews（系统评价）等文献类型中，则可检索出与循证医学密切相关的文献。PubMed 还设计了 "Clinical Queries"（临床查询）检索服务，专供查找循证医学相关证据。临床医生可通过该功能查找有关某一疾病的治疗、诊断、病因、预后等临床密切相关问题的循证医学的最佳证据。

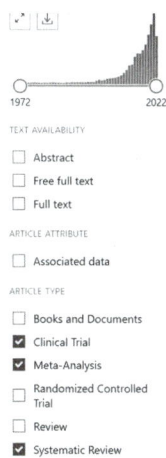

图 9 - 16　PubMed 数据库限定检索界面

此外，PubMed 提供 Clinical Trials（临床试验数据库）的检索。Clinical Trials 是由美国国家医学图书馆研制开发的临床试验数据库（网址：https：//clinicaltrials.gov/），收录了 190 个国家和美国 50 个州 19 万条临床试验的记录，为循证医学的研究提供重要的临床试验数据。该网站的试验注册对国内外注册用户均不收费。只要能上网，任何人都可以免费使用该注册库。

第三节　循证医学实践案例

⇒ 案例引导

　　案例　患者，男，45 岁，有慢性乙肝史 15 年。因"乏力、腹胀、少尿 2 周"入院。初步诊断：慢性乙型肝炎，肝硬化。胃镜发现"食管静脉中度曲张"。

　　循证医学实践程序如下。

　　1. 提出问题　食管静脉曲张首次破裂出血的危险性有多少？什么预防措施最好？

　　2. 检索证据

　　（1）检索中国医院数字图书馆、Cochrane 图书馆、Embase（荷兰医学文摘）、PubMed 等电子信息资源。

　　（2）检索关键词

　　1）中文：食管静脉曲张；出血；预防；门脉高压；高血压，门静脉；食管和胃静脉曲张；胃肠出血/预防和控制。

　　2）英文："portal hypertension""hemorrhage""esophagealvariceal bleeding""prevention""Hypertension Portal""Esophageal and Gastric Varices""Gastrointestinal Hemorrhage/prevention &control"。

　　3. 阅读文献，评价证据

　　（1）首次出血危险性（既往无出血史者）　①破裂出血的发生率——4.4%；②首次出血的病死率——25% ~50%；③首次出血的危险因子（risk factors）——肝功能损害程度、曲张静脉的大小、内镜下存在红色特征、肝静脉压力梯度值（HVPG）>1.6kPa（12mmHg）。

　　（2）预防首次出血的临床随机对照试验　①分流手术与无特殊治疗的比较：不理想。*Meta* 分析（4 项 RCT）：出血的发生率明显降低（OR 0.31），但生存率降低，病死率提高（OR 1.6）。慢性或复发性脑病明显增加（OR 2.0）。②硬化剂治疗与无特殊治疗的比较：无结果。*Meta* 分析（20 项临床试验）：各研究在治疗指征和控制出血及死亡的疗效方面存在明显的异源性。③曲张静脉套扎术与无特殊治疗的比较：疗效好。最新 *Meta* 分析（5 项临床试验）：首次出血的 OR（95% CI）为 0.36（0.26 ~0.50），NNT 为 4.1。④β 受体阻断剂治疗与无特殊治疗的比较：疗效好。*Meta* 分析（9 项临床试验）：排除 1 项异质性研究后，减少出血的 OR 0.54（0.39 ~0.74），NNT：11。死亡率降低的 OR 0.75（0.57 ~1.06）。用治疗性实验研究的质量评价标准对上述研究进行评价，结果是文章的真实性和可靠性都很好。

　　4. 临床决策防止初次出血的发生（结论）

　　（1）首选 β 受体阻断剂，简便价廉，防止胃黏膜出血。

　　（2）曲张静脉套扎术安全的治疗，β 受体阻断剂禁忌证或不能耐受患者的替代措施。

　　（3）分流手术预防出血，但增加病死率和肝性脑病。

　　（4）硬化剂治疗疗效较差，费用昂贵，有潜在危险性。

　　5. 疗效评价　医师将这些最新研究结果告知患者后，患者感到很满意。根据患者情况，实施循证治疗预防食管静脉破裂出血结合乙型肝炎治疗，效果良好。

目标检测

答案解析

1. 什么是循证医学？

2. 当你在临床工作中遇到问题时，通过哪些途径查找证据、解决问题？

3. 请指出临床问题"糖尿病患者进行自我血糖监测是否有利于血糖控制"属于哪种类型的临床问题，该问题的 PICO 模式分别对应的内容是什么？

4. 选择循证医学证据依据的三大原则是什么？

5. 选择循证医学证据要依据哪三个原则？

6. 检索国内循证医学证据有哪些常用的数据库和期刊？

7. 检索国外循证医学证据有哪些常用的数据库和期刊？

8. 如何获取对肺癌进行诊治的最佳证据？

9. 什么是 Cochrane 的系统评价，和其他的系统评价有什么区别？

10. 如何通过 PubMed 检索 Systematic Review 方面的文献。

（周小红）

书网融合……

本章小结　　　　题库

第十章　文献管理与利用

学习目标

1. 掌握　EndNote 和 NoteExpress 创建个人数据库、在线检索导入和文件导入题录的方法；全文导入及添加附件的方法；在 MS Word 或 WPS 文档中利用文献管理软件插入引文及按照指定期刊格式化参考文献的方法。

2. 熟悉　EndNote 和 NoteExpress 中为题录下载全文的方法；医学论文的撰写格式和基本要求；科技查新的步骤、科研项目申报书的撰写；

3. 了解　EndNote 和 NoteExpress 中题录排序、去重以及更新题录的方法；医学论文、科技查新的意义、科技项目的分类。

第一节　文献管理软件应用

科学研究工作具有继承性和连续性，文献是科研工作的基础，科研人员在研究过程中会积累大量文献。随着信息技术的发展，各类数字化文献资源的急剧增长，传统的文献管理方式已经难以适应海量文献的管理需求。自动化、智能化的文献管理软件的出现，提供了高效的文献管理功能，为科研人员节省大量的时间和精力。

文献管理软件（reference management software，RMS）是记录、管理文献的一类软件，集文献的检索、整理、分析、利用功能于一体，有助于快速、准确地处理海量文献信息，常用的文献管理软件国外有 Endnote、Reference Manager、ProCite、Mendeley 等，国内有 NoteExpress、NoteFirst、医学文献王、知网研学（E-Study）等，本章以 EndNote 和 NoteExpress 为例介绍其应用。

一、EndNote

（一）EndNote 简介

EndNote（简称 EN）（网址 https：//endnote.com/）是由美国 Thomson Corporation 公司开发的专门用于文献管理的软件，也是国际上通用度较高的文献管理软件之一。EN 可以连接上千个数据库进行文献检索；帮助用户建立个人文献数据库，高效地管理参考文献；同时可与 Word、PowerPoint 等文字处理软件整合，在撰写论文时方便地插入所引用的文献，并且按指定格式生成参考文献。EN 除了单机版（图 10-1）外还有网络版（图 10-2），名为 End-Note Online，可以直接登录使用，实现同步在线操作以及共享合作，本书以 EN20 版为例。

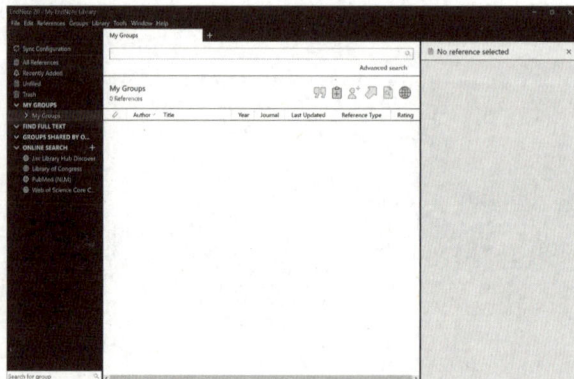

图 10-1　EndNote 单机版

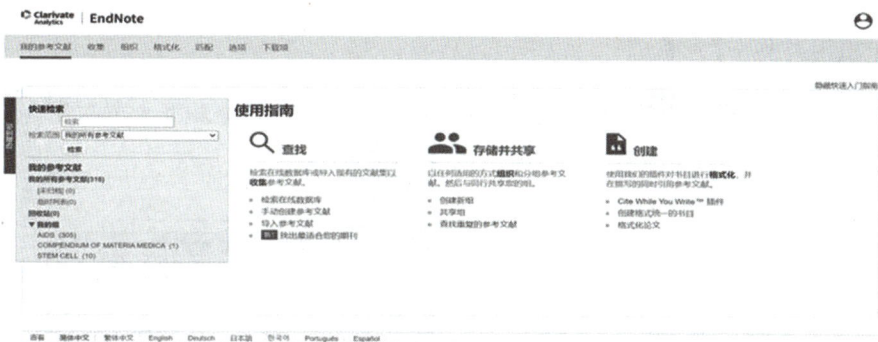

图 10 - 2　EndNote 网络版

（二）文献数据库的建立与题录管理

1. 创建数据库　用户在开始使用时需要先创建自己的文献数据库。在 EN 主界面"File"菜单下点击"New"，将弹出"New Reference Library"对话框，然后选择数据库保存位置、确定数据库名称（默认为 My EndNote Library. enl）即可（图 10 - 3），建立文件名为"coronary disease"的个人数据库。

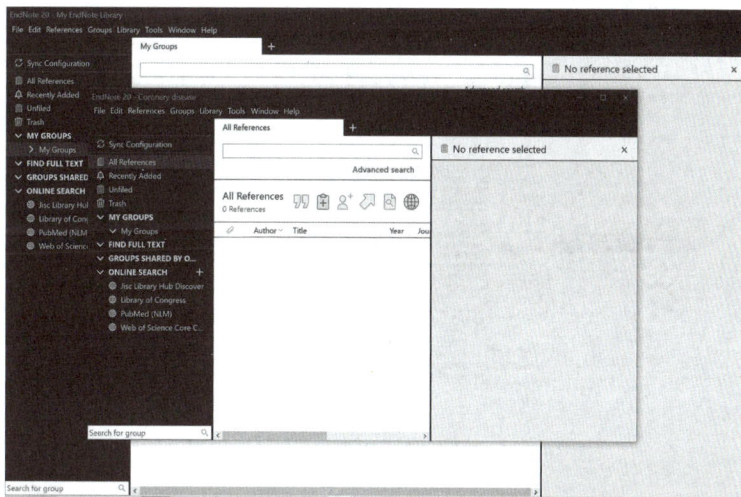

图 10 - 3　"coronary disease"的个人数据库

2. 题录导入 EN　EN 是以题录为核心进行管理的。创建数据库后，需要将文献题录添加到数据库中。EN 提供了在线检索导入、文件导入和手工录入 3 种题录导入方式。

（1）在线检索导入　点击工具栏的图标或者"Tools"菜单下的"Online Search"命令，出现"Choose A Connection"对话框（图 10 - 4），然后选择需检索的数据库进入检索界面，或在右侧纵向功能区的"Online Search"中保存常用数据库，选择数据库（以 PubMed 为例）进入检索界面，检索完成后选择需要导入的记录，以鼠标右键点击，在弹出的快捷菜单中选择"Copy References To"将所选文献添加到个人数据库"Coronary disease. enl"中（图 10 - 5），或直接点击简要题录区上方快捷图标 ⊕ 来实现。

（2）文件导入　点击工具栏的图标或者"File"菜单下的"Import"→"File"命令，在 Import File 对话框中选择需要导入的文件及其类型，这里的文件可以是 PDF 全文、TXT 或者某个数据库的检索结果的输出文件，EN 为不同数据库的检索结果输出文件提供了不同的过滤器，在 Import Option 中选择相应的过滤器即可。过滤器就是将来自不同数据库的不同格式的题录信息按照 EN 的统一格式转为相应的字段内容，其作用相当于一个解释器。

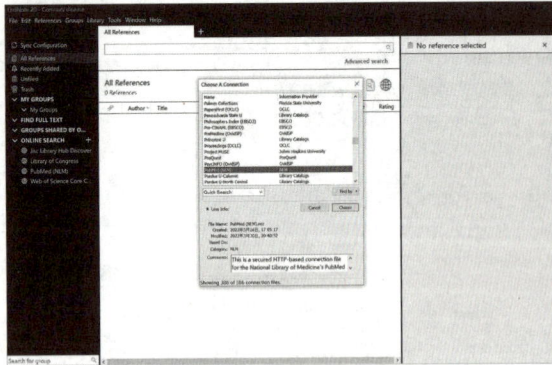

图 10-4   "Choose A Connection" 对话框

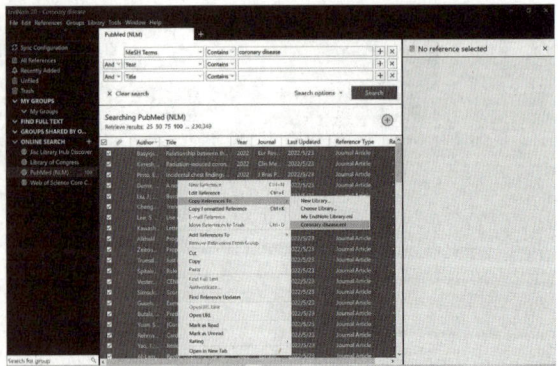

图 10-5   PubMed 在线检索导入

例如：对于 CNKI 中国知网的检索结果，选择导出记录后，"导出与分析"菜单下选择"EndNote"格式导出（图 10-6），然后在 EN 中导入时"Import Option"选择"EndNote Import"即可顺利导入（图 10-7）。

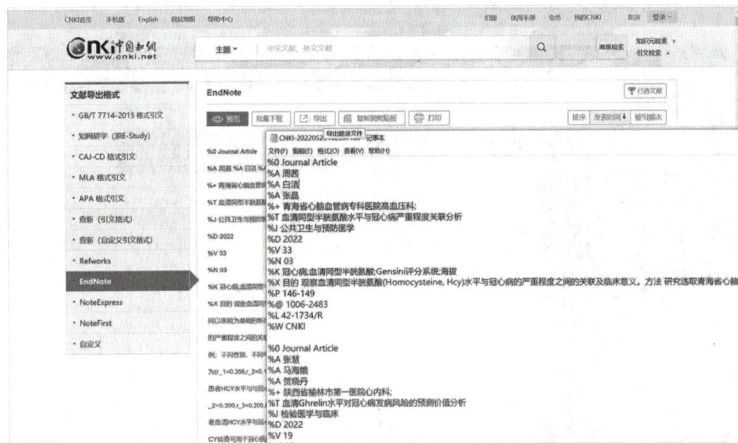

图 10-6   知网"EndNote"格式导出题录

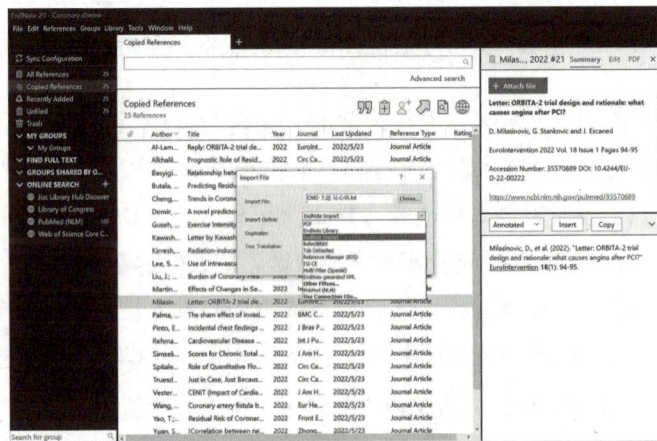

图 10-7   EndNote 导入知网题录

还可以使用 PDF 全文导入，此时 Import Option 选择 "PDF"，EN 可以从 PDF 全文中抓取相应内容生成题录信息，同时将全文作为该题录的附件保存下来。如果下载的文献全文集中放在某个文件夹中，EN 还支持将整个文件夹导入，可点击 "File" 菜单下的 "Import"→"Folder" 进行。如果导入的文献题录信息不完整，可将题录选中后通过 "References" 菜单下的 "Find Reference Updates" 将简单题录更新为详细题录。

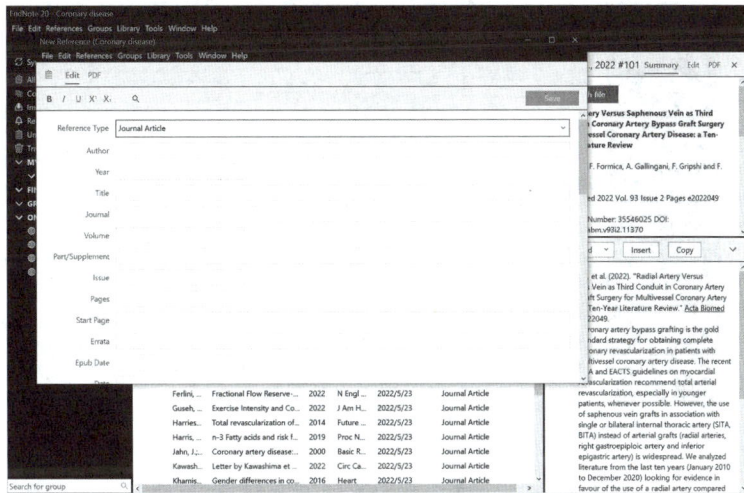

图 10-8　EndNote 手工录入题录界面

（3）手工录入　主要适用于在数据库中找不到题录信息，但是希望将该文献题录也用 EN 管理起来或者在撰写的学术论文中需要列为参考文献的情况，"References" 菜单下的 "New Reference"，即进入新题录录入界面（图 10-8），按照页面题录字段逐条填写，输入完成后保存即可。

3. 题录管理　题录的管理包括分组、题录设置、修改、删除、复制、添加附件、查找、排序、去重等，这些操作既可以通过相应的菜单进行，也可以在鼠标点击选择题录后，再用鼠标右键点击弹出快捷菜单来进行。

（1）题录分组　EN 提供了文件夹管理方式，在个人数据库中设有组群（Group Set），相当于文件夹，在组群下面可以设组（New Group），相当于子文件夹，每个组相当于一个专题（图 10-9），在组里可以包含一批文献题录。可以通过鼠标拖拽的方式在不同组群间移动组。一篇文献题录可以同时放在多个组；从组中删除的题录，仍保留在个人数据库中。所有组中的记录都会在 "All References" 中保存，如果从中删除题录，相关文献将从个人数据库中彻底删除。

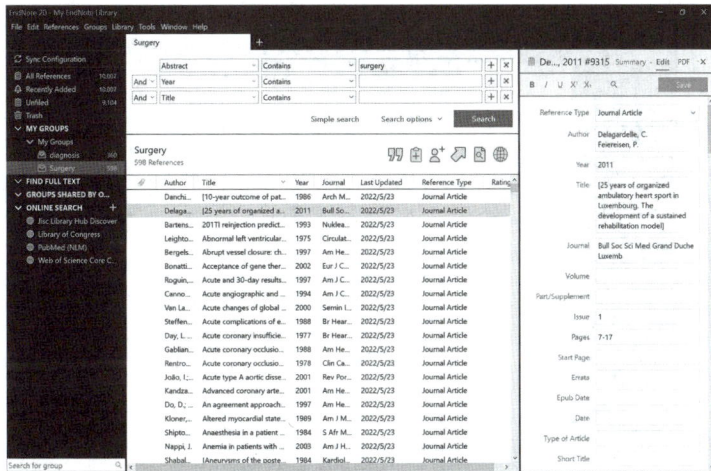

图 10-9　EndNote 的分组管理

（2）题录设置 题录信息的显示信息可以通过 Edit 菜单中的 preferences→Display Fields 进行设置或直接利用简要题录区的目录栏最右侧图标![图标]，或者右击目录栏进行即时设置，例如设置题录显示的 COLUMN8 为 RATING，此显示可帮助大家对文章的密切程度进行设定并辅助排序（图 10 - 10）。

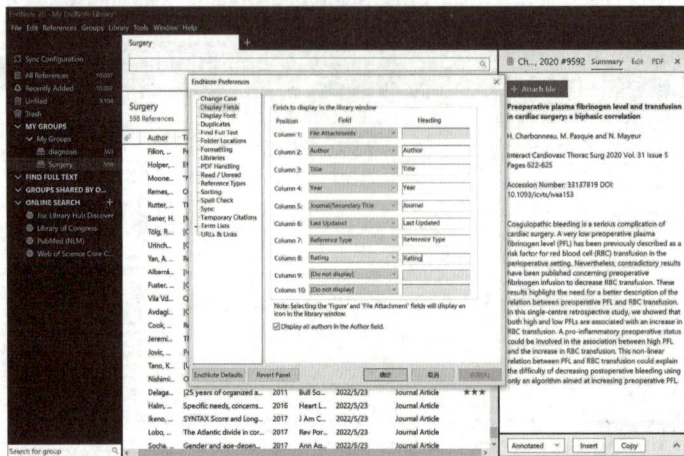

图 10 - 10 题录信息设置 Display Fields 界面

（3）添加附件 通过"References"菜单下的"File Attachments"命令可为题录信息添加附件（图 10 - 11），如 PDF 全文、Word 文档、声频视频文件，也可以是文件夹、URL 等，这样文献题录信息就会与这些附件关联在一起，从而在需要的时候能够快速打开全文、播放多媒体文件等。或者直接在左侧的文献详细信息展示区的 Summary 格式或 PDF 格式下直接点击图标添加，添加了附件的题录，会在题录详细信息栏中显示出来（图 10 - 12）。如果文献题录没有已下载的全文，还可以右键点击题录后选择"Find Full Text"来查找全文，如能下载全文，将自动把下载的全文文件与题录关联在一起。

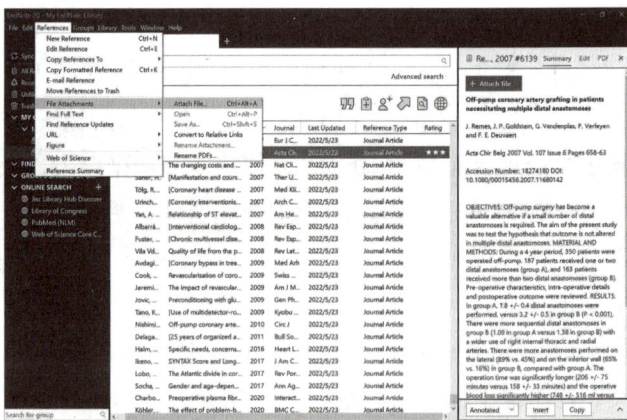

图 10 - 11 EndNote 的"File Attachments"

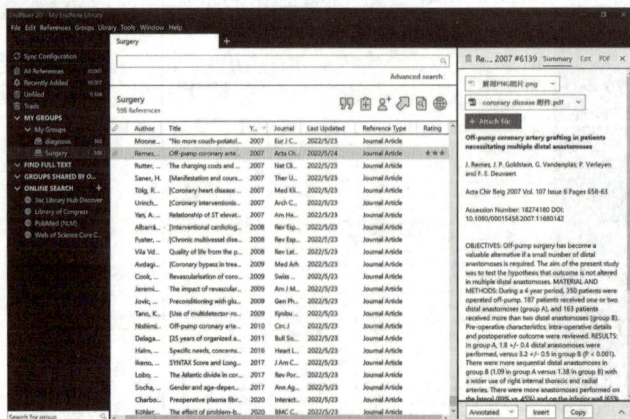

图 10 - 12 EndNote 详细题录区显示保存的图片及 PDF 全文

（4）题录检索　选择需检索的组别，在 EndNote 的简要题录上方的"Simple Search"输入框中输入文献的特征信息（某个字段的信息），或选择"Advanced Search"高级检索进行多条件组合的检索（图 10 – 13，图 10 – 14），即可迅速在个人数据库的指定组别或全库中找到相应的文献。例如，通过高级检索查找 All References 组中出现题名中出现为 Surgery 的文献。

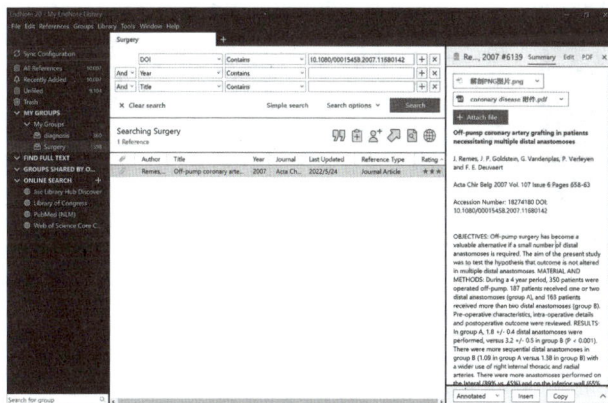

图 10 – 13　EndNote 组内题录检索——DOI 信息

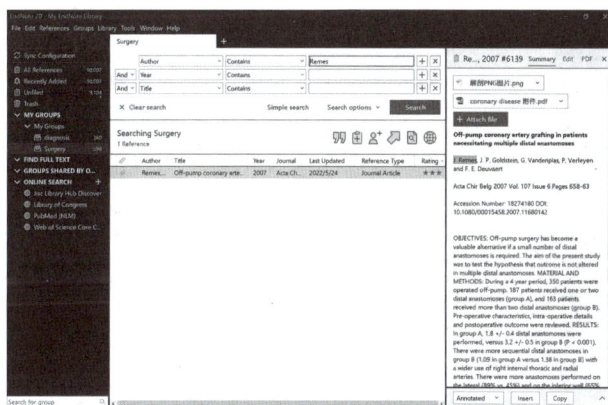

图 10 – 14　EndNote 组内题录检索——作者信息

（5）排序　文献的排序，只需要通过"Library"菜单下的"Sorting Library"（图 10 – 15），例如对诊断组中的文献按照指定排序的字段依据"Year"（图 10 – 16），就会按出版年降序排列，点击旁边的次序图标，次序就会反过来。

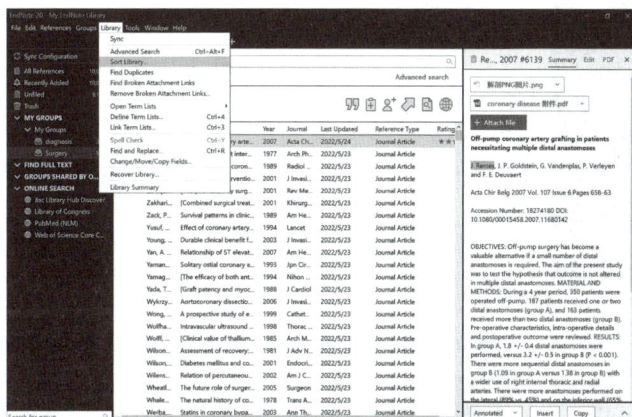

图 10 – 15　EndNote 组内文献排序

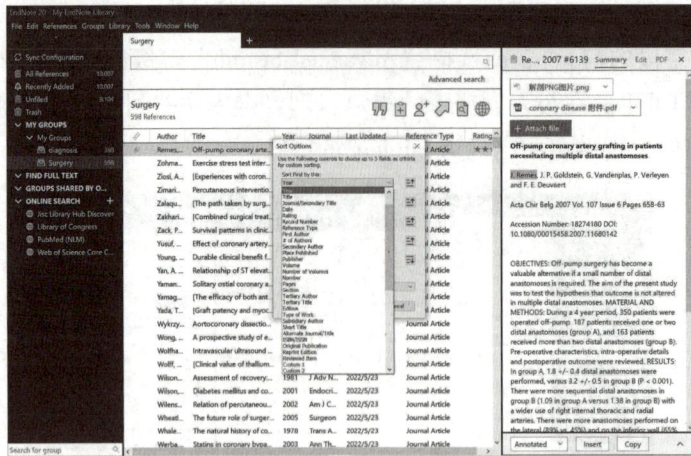

图 10－16　EndNote 组内文献按字段"Year"排序

（6）去重　通过"Library"菜单下的"Find Duplicates"即可查看重复的参考文献。（图 10－17）：对诊断组中的文献进行去重。通过"Keep This Report"选择需要保留的文献（图 10－18）

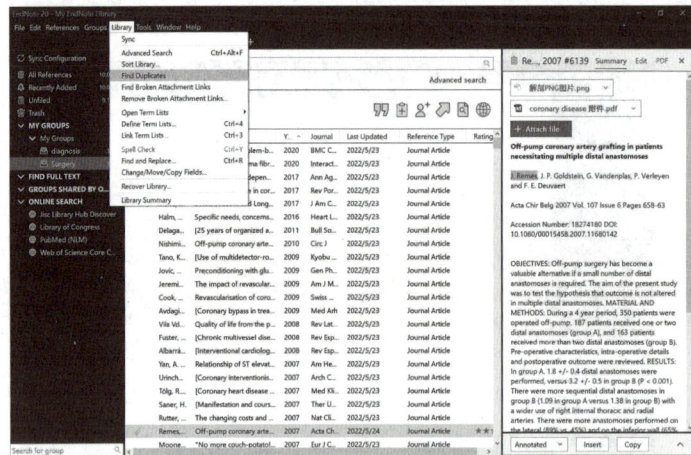

图 10－17　EndNote 组内文献查重

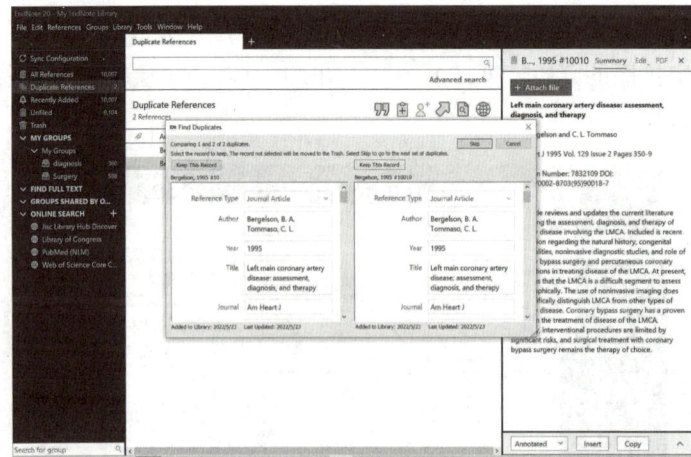

图 10－18　EndNote 组内文献留存

（7）分析　EndNote 可以对个人数据库中所有文献的作者、机构、关键词等字段进行统计分析，整体上了解所收集的题录信息。通过"Tools"菜单下的"Subject Bibliography"（图 10－19），可选择字段进行统计分析。例如对诊断组中的文献进行出版年分析，显示出每一年的发文数量（图10－20）。

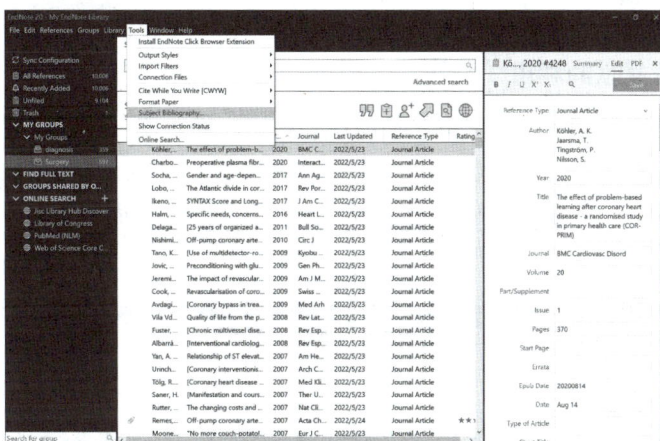

图10－19　EndNote组内文献的"Subject Bibliography"

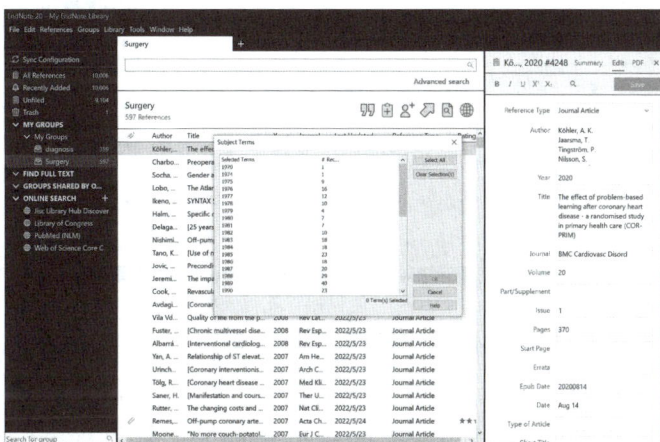

图10－20　EndNote组内文献按"出版年"进行年发文量分析

（8）导出题录　EN提供了题录导出功能，首先点击选择需要导出的组或组群，在"File"菜单选择"Export"，或者直接点击简要题录区上方快捷图标 🔗 来实现，根据需要选择不同的格式输出即可。

（9）同步在线　EndNote的在线版本EndNote Online，通过"Library"菜单下的"Sync"（图10－21），

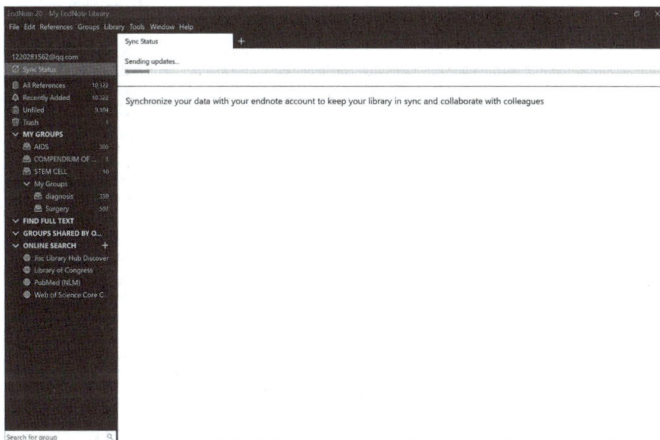

图10－21　EndNote的同步在线

可以将 EndNote 中存储的文献信息同步到在线版本 EndNote Online 上，可以在任何地方，任何时候使用保存的文献信息，与他人共享文献信息并开展合作。

（三） EndNote 参考文献的利用

文献管理软件不仅可以管理文献使之更容易阅读和利用之外，还可以在撰写论文时很方便地将阅读过的文献插入论文作为参考文献，并按照相关出版要求对参考文献进行自动格式化处理。

EN 安装后，在 Microsoft Word、WPS 文字等相关程序主界面会增加一个 EN 工具栏，点击该菜单将显示相应工具按钮（图 10 – 22）。

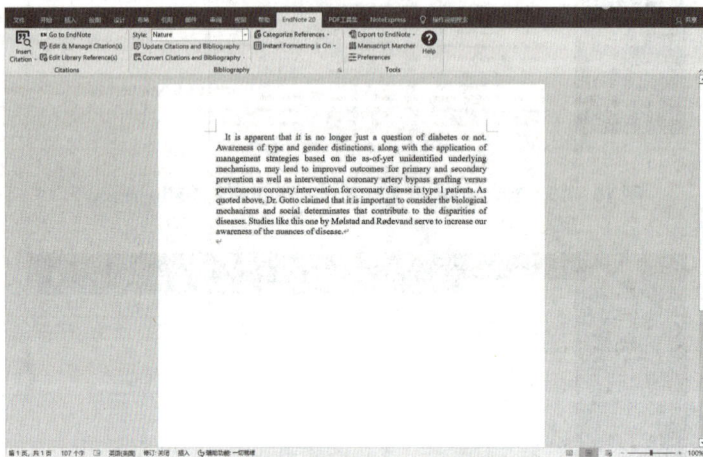

图 10 – 22　EndNote 在 Microsoft Word 的工具栏

利用 Microsoft Word 或 WPS 撰写学术论文时，可以一边写一边插入引文。首先将光标定位在论文中需要插入引文的位置，然后点击"Go to EndNote"按钮，从当前论文编辑界面跳转到 EN 界面，在 EN 找到需要插入的文献题录并点击选择（每次可选一篇或多篇），然后点击简要题录上方的快捷按钮 ⁹⁹ 插入引文，或者回到论文编辑界面，点击"Insert Citation"把在 EN 选中的引文插入到论文当前光标位置，依此完成插入全部引文（图 10 – 23）。

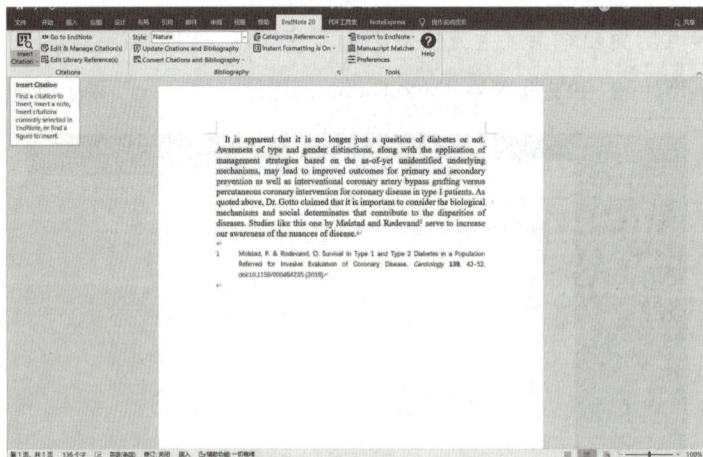

图 10 – 23　利用 EndNote 插入引文

引用文献格式转换：EndNote 提供了 6000 多种杂志的参考文献格式，可以使插入的参考文献自动转换为各种期刊所要求的规范格式。从 Word 的工具栏中进入"Go to EndNote"子菜单，选择"Tools"菜单下的 CWYW→"Format Bibliography"，点击"Browse"选择指定期刊参考文献输出格式，或者直接在 Word 的工具栏的 EN 工具栏的"Style"选择框直接进行选择，选择确定后 Word 文档中的参考文献就会按照设定的杂志参考文献格式要求自动重新编排。例如，参考文献格式按照指定的《Nature》杂志的参考文献格式要求输出（图 10 - 24）。

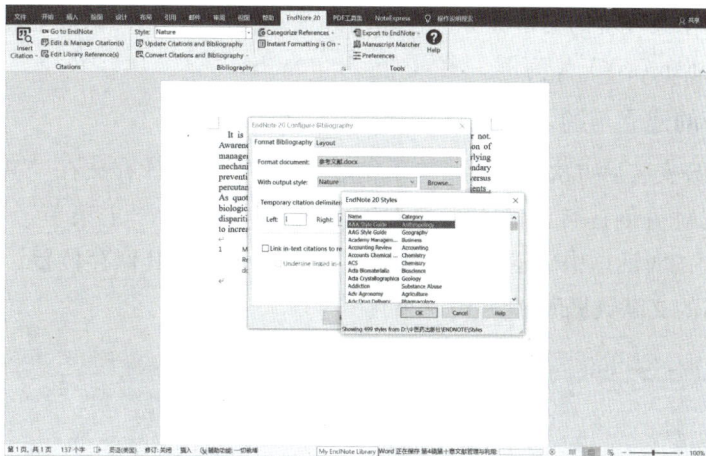

图 10 - 24　参考文献格式设置

点击"Update Citations and Bibliography"按钮，就可将论文文中引文和文末参考文献的格式（两者均带有域代码）全部自动转为选定的期刊格式。另外，点击"Convert Citations and Bibliography"按钮可去除论文中参考文献带有的域代码，使之成为投稿用的普通文本，但是在转换之前一定要记得保留带有域代码的副本，这样就可以很方便地将参考文献格式转为其他期刊的格式。在 Microsoft Word 或 WPS 文档中利用 EN 插入引文，可以对引文进行自动编号，当引文因编辑修改发生位置移动、顺序产生变化时，将自动重新编号，文中及文末的参考文献信息也将自动完成相应修改。

（四）投稿匹配

EndNote 不仅提供 6000 多种杂志的参考文献格式，还提供了投稿匹配功能，当你利用 EN 进行投稿文档操作后，文档将会显示在 EN 的左侧文献管理区，如需进行投稿匹配，通过"Groups"菜单下的"Manuscript macher"，便可进入 EN 的在线的匹配系统，只需将标题、摘要等内容按要求添加进去即可查找推荐的杂志。例如，选择《Nature》杂志的全文格式要求书写论文（图 10 - 25）。

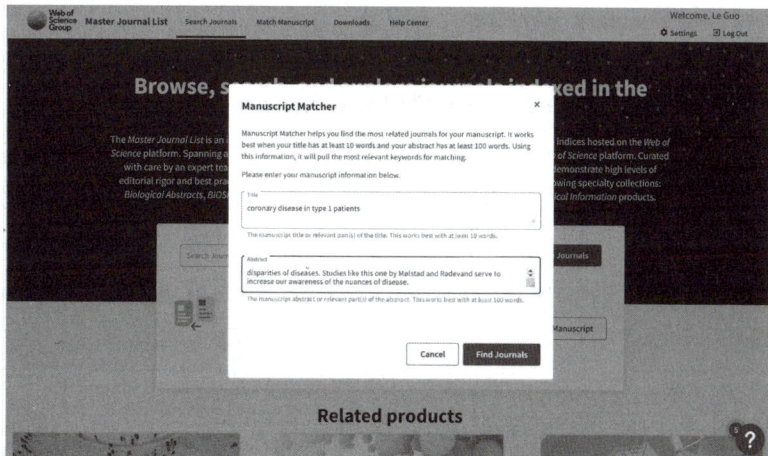

图 10 - 25　利用 EndNote 在线投稿匹配

二、NoteExpress

（一）NoteExpress 简介

NoteExpress（简称 NE）（网址 http：//www.inoteexpress.com/aegean/）是北京爱琴海软件公司开发的文献管理软件，因其中文环境的支持优势，在国内颇受欢迎。NE 是一款商业软件，分个人版和集团版。操作以个人版 NoteExpressV3.X 为例。

（二）文献数据库的建立与题录管理

1. 创建数据库　NE 安装后首次使用会带有示例数据库，该数据库存放在"我的文档"目录下，可供练习使用，正式使用时可创建自己的文献数据库。在 NE 主界面"主菜单"下"文件"菜单点击"新建数据库"，在弹出的对话框中确定数据库名称（如冠心病）及其保存位置，点击"保存"按钮后便构建了以冠心病命名的文献数据库（图 10 – 26）。

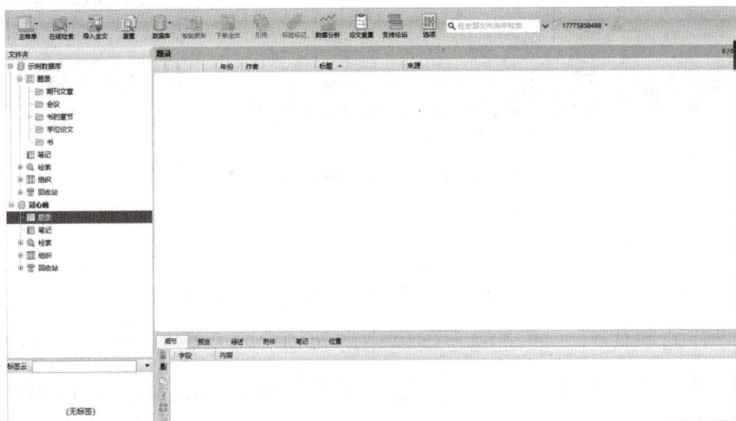

图 10 – 26　NoteExpress 创建"冠心病"数据库

NE 提供了非常方便的文件夹功能，可以将题录进行分类管理。一个文献数据库下可以有不同的文件夹，文件夹下面还可以建立子文件夹，类似于 Windows 的资源管理器。因此，可以将有关某一内容的文献题录可根据不同专题建立子文件夹，集中放在一个主文件夹下面，方便以后查阅和利用。根据需要可以非常方便地建立、删除和转移文件夹。

2. 题录导入　创建数据库后，需要将文献题录添加到数据库中。NE 提供了在线检索导入、内嵌浏览器检索导入、文件导入和手工录入 4 种题录导入方式。

在线检索导入和内嵌浏览器检索导入只需通过："主菜单"下的"检索"功能中选择相应的方式及所需数据库进行检索即可，然后选择检出记录直接保存到 NE（图 10 – 27）。

文件导入方式需要使用过滤器，NE 为不同的数据库提供了相应的过滤器，导入时选择正确的过滤器即可。例如，对于 CNKI 中国知网的检索结果，选择导出记录后，在"导出与分析"菜单下选择"NoteExpress"格式导出（图 10 – 28），然后在 NE"文件"菜单选择"导入题录"，在弹出的对话框中"题录来源"选择"来自文件"并找到保存的检索结果文件，"当前过滤器"选项选择"NoteExpress"即可导入（图 10 – 29）。

对于 PubMed 的检索结果，通过 Save 命令以"PubMed"格式保存下来，导入 NE 时在"当前过滤器"选项中选择"PubMed"过滤器即可导入。

文件导入 NE 还可以利用文献全文直接导入，PDF 格式、CAJ 和 KDH 格式均可。点击"文件"菜单中的"导入文件"命令或者工具栏的"导入全文"按钮，将弹出"要导入的文件"对话框（图 10 –

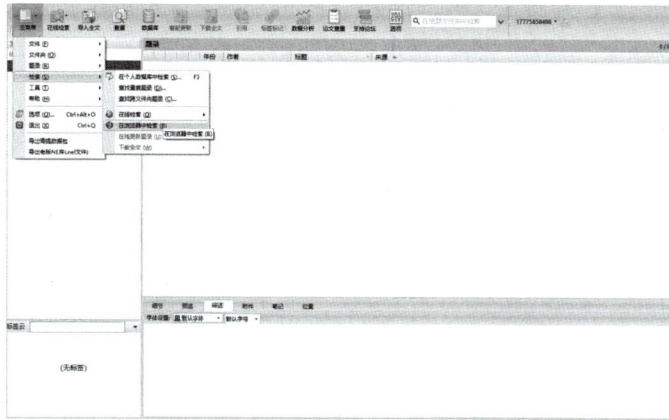

图 10 – 27　NoteExpress 在线检索导入和内嵌浏览器检索导入

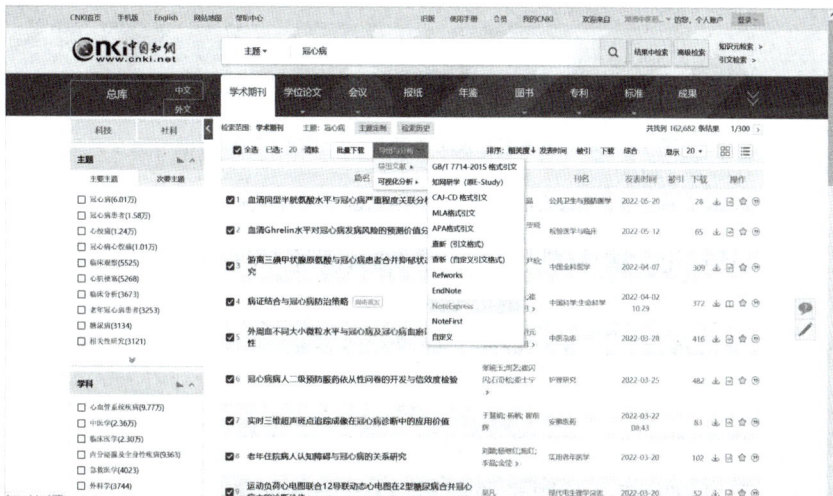

图 10 – 28　知网"NoteExpress"格式导出题录

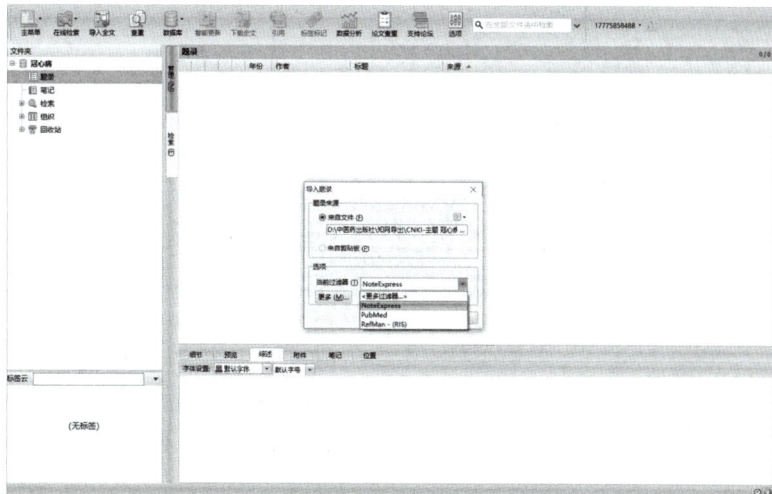

图 10 – 29　NoteExpress 导入知网题录

30），选择需要导入的全文文件或包含全文文件的文件夹（目录）、确定题录类型及导入位置，即可将所选全文导入数据库成为题录，并将全文文件保存为附件。如果导入的题录信息不完整，可以使用"检索"菜单中的"在线更新题录"功能，将题录更新为完整详细的题录。

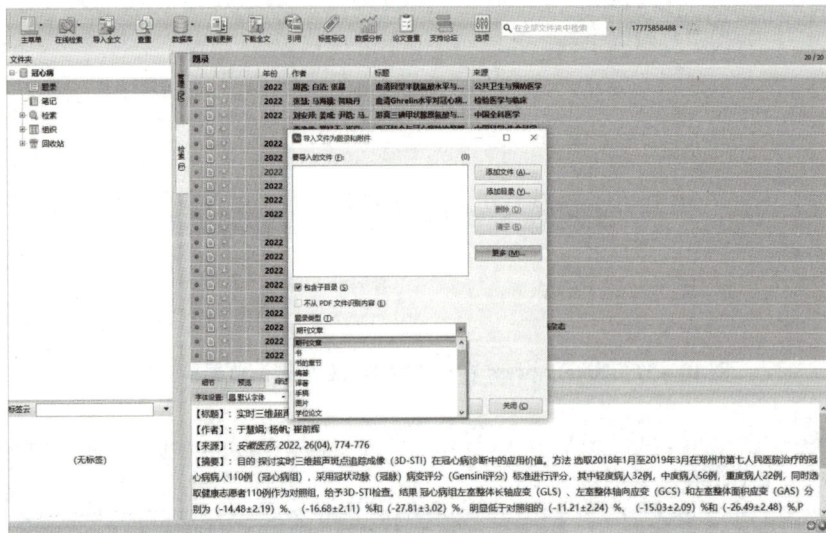

图 10 - 30　NoteExpress "要导入的文件" 对话框

3. 题录管理　通过上述方法导入文献题录，可以基本形成用户的个人数据库，但是还需要对题录进行各种管理，以便为科研或论文撰写提供服务。题录的管理包括了组织、修改、删除、复制、添加附件、笔记、查找、排序、分析等，这些操作可以分别通过"题录""组织""笔记""检索""工具""查重""数据分析"等菜单进行，也可以通过工具栏的命令按钮或者右键点击题录弹出的快捷菜单来进行。

NE 在题录简要信息栏下方设置了题录详细信息栏，对题录提供了"综述""笔记"和"附件"等功能。在"综述"项目下可以阅读文献题录的主要信息，包括标题、作者、来源、摘要、关键词等；通过"笔记"可以随时记录阅读文献时的思想火花和研究设想，这些信息与文献信息关联在一起，便于日后回顾复习和开展进一步的研究工作（图 10 - 31）。

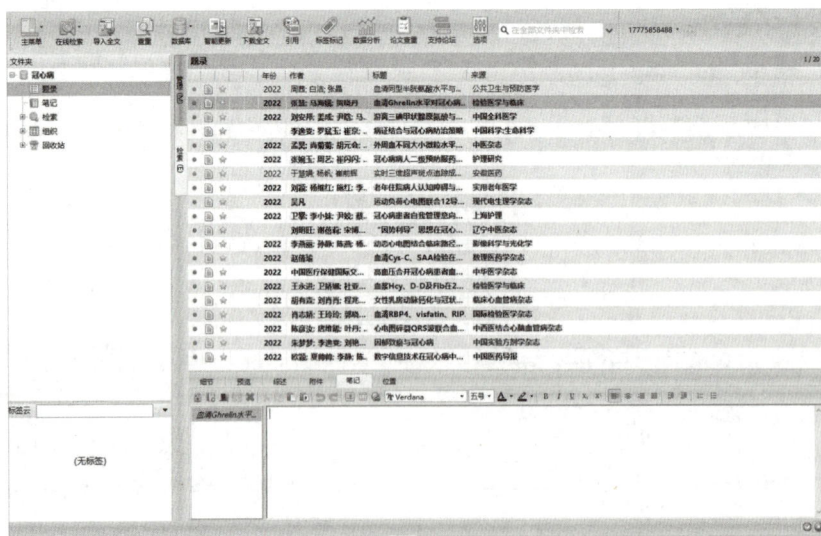

图 10 - 31　NoteExpress "题录详细信息栏" 的 "笔记" 区域

在 NE 中可以为文献题录添加附件，方便在需要的时候快速打开全文等相关资源。NE 支持任意格式的附件（每条题录也可以添加多个附件），可以是常见的 PDF、Word、CAJ 等文档或者多媒体文件，也可以是文件夹、网络链接、题录、笔记等（图 10 – 32）。并可在"题录详细信息"栏通过附件功能，快速打开附件（图 10 – 33）。如果需要对某一文件夹下的多条题录添加附件，可以使用"工具"菜单的"批量链接附件"命令。

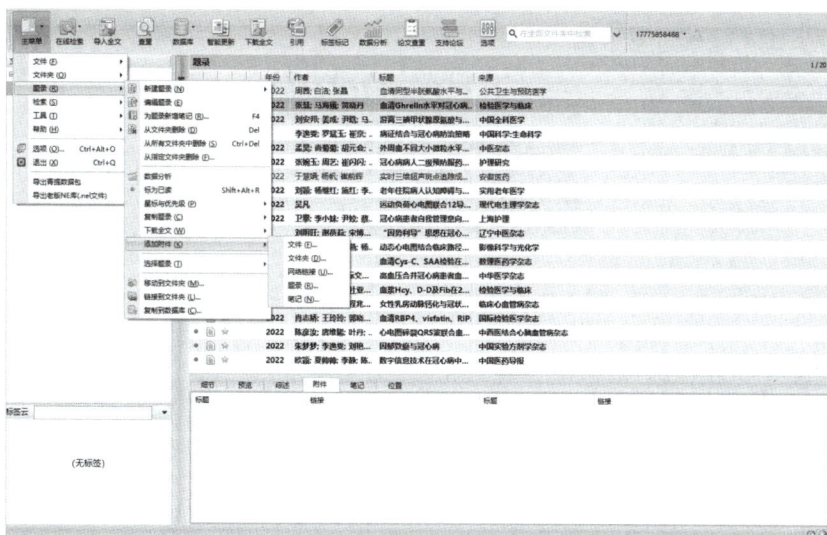

图 10 – 32　NoteExpress 添加附件功能

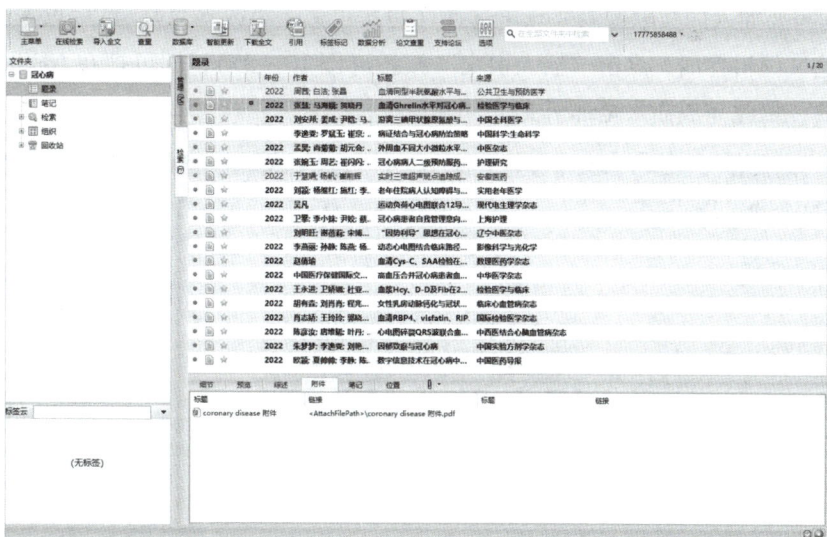

图 10 – 33　"题录详细信息栏"的"附件"区域显示附件

另外，对于文件、文件夹、题录、笔记 4 种不同类型的附件，在题录列表栏还分别有不同颜色的小方块标识，这样就可以非常方便地了解文献题录的相关附件信息（其中红色小方块表示附件为文件）。

（三）参考文献的利用

NE 内置了数量众多的国内外学术期刊和学位论文的参考文献，格式规范，通过 NE 插入引文，并选用所需参考文献格式进行格式化处理，可以快速自动地生成引文并对参考文献进行管理。利用 NE 撰写论文，可以使作者从手工编辑与管理引文的烦琐工作中解脱出来，而且可以根据需要随时调整针对不同出版物的参考文献格式。

安装 NE 后，在 Microsoft Word、WPS 文字等相关程序主界面会增加一个 NE 工具栏，点击该菜单将显示相应工具按钮（图 10-34）。

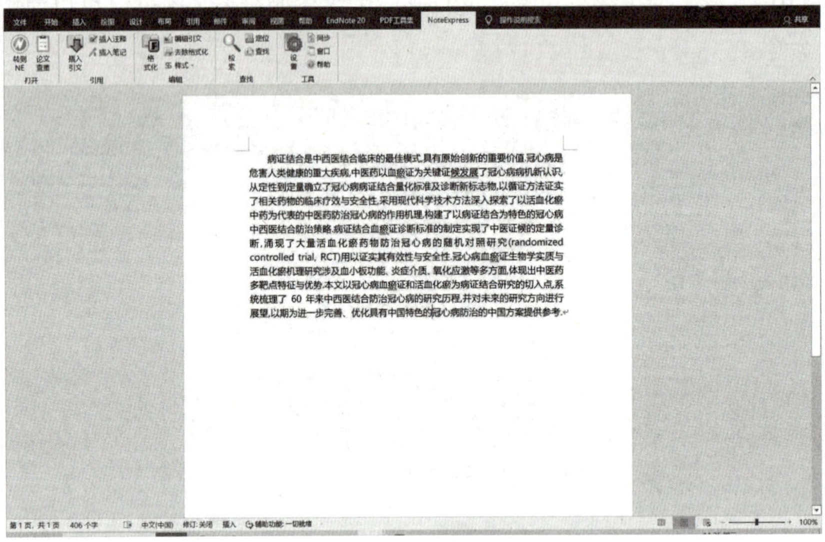

图 10-34　NoteExpress 在 Microsoft Word 的工具栏

利用 Microsoft Word 或 WPS 撰写学术论文时，可以利用 NE 工具栏边写作边插入参考文献。首先将光标定位在论文中需要插入引文的位置，然后点击"转到 NE"按钮，从当前论文编辑界面跳转到 NE 界面；在 NE 找到需要插入的文献题录并点击选择（每次可选一篇或多篇），然后点击工具栏的"引用"按钮，或者回到论文编辑界面，点击"插入引文"按钮（图 10-35），即可把在 NE 选中的引文插入到论文当前光标位置，依此完成插入全部引文。

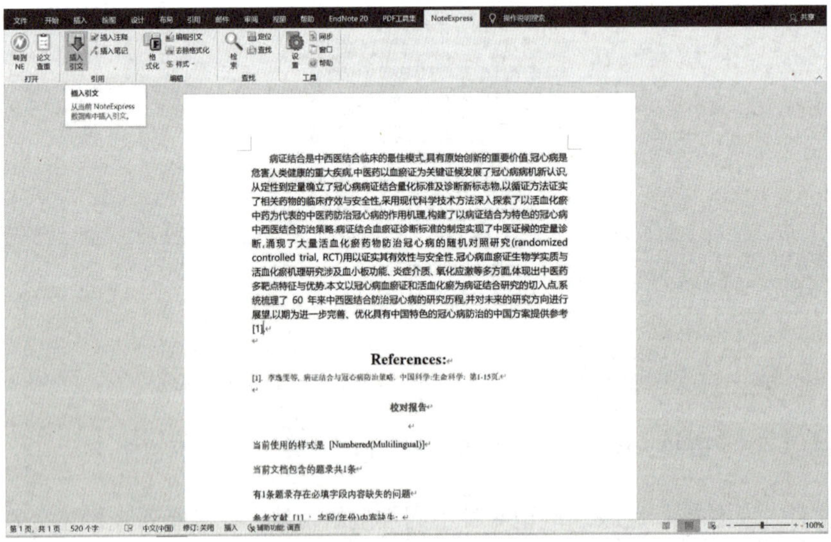

图 10-35　利用 NoteExpress 插入引文

在论文编辑界面点击"样式"→"选择其他样式"，在"请选择样式"对话框中找到需要的期刊或学位论文样式（图 10-36），然后点击"格式化"按钮，就可将论文的文中引文和文末参考文献格式（两者均带有域代码）全部自动转为选定的出版物格式。

另外，点击"去除格式化"按钮，在弹出的对话框中点击"清除域代码"按钮可清除论文文中引文和文末参考文献带有的域代码，使之成为普通文本以用于投稿，但是在清除前一定要保留带有域代码的副本，方便以后将参考文献转为其他期刊格式。

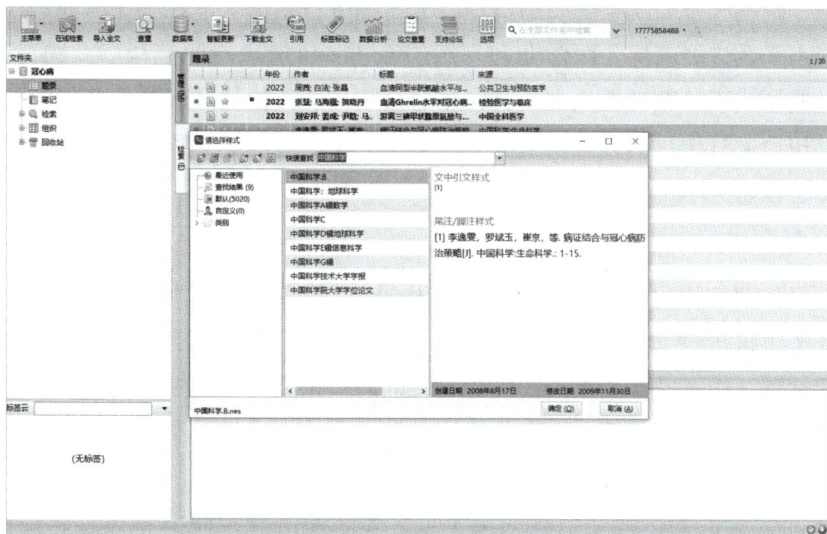

图 10 – 36　"请选择样式"对话框

与 EN 相同，在 Microsoft Word 或 WPS 文档中利用 NE 插入引文，可以自动对引文进行编号，当引文因编辑修改使其位置移动、顺序产生变化时，也将自动重新编号，文中及文末的参考文献信息也将自动完成相应修改。同时，EN 还提供智能更新、数据分析、论文查重等功能。

第二节　文献综合利用

文献检索的最终目标是为了利用信息。在掌握了各类数据库的检索技能以及如何获取和管理信息的基本过程之后，还需具备对信息的分析与综合应用能力。无论是论文写作、科研项目申报还是科技查新，均是基于文献检索获取的信息的分析、评价，有效利用来达到特定目的，这就是对文献的综合应用。

一、论文写作

（一）论文写作概述

论文是基于大量的文献调研的基础上的总结或创新，其中医学论文是医学科研成果的主要表现形式之一，它是将医学科学研究或临床实践中的新理论、新技术、新经验和新成果等进行书面总结而形成的学术性专业文章。医学论文写作是医学科学研究和临床医疗实践过程中的重要阶段，是医学科研的重要组成部分，撰写高质量的医学论文对推动医学事业的发展与进步有着非常重要的意义。

依据不同的分类标准，医学论文可有多种不同的分类方法。按照论文资料来源分类，可以分为原始论文和整理性论文两类。

1. 原始论文　来自作者的第一手资料，包括论著、著述、短篇报道（如病例病理、技术革新成果、经验交流）等，属于一次文献。其内容包括实验研究、临床研究、流行病研究或流行病学调查、回顾性研究、前瞻性研究、对照研究、病例报告、病例讨论，或在医学理论上有创新见解、新的科技成果，或是某种新理论、新技术应用于实际取得新进展的科学总结。原始论文注重研究材料与方法的说明、研究结果的揭示。

2. 综述性论文　内容主要来自已经发表的文献，即以间接资料为主，属于三次文献。注重对原始医学文献中的数据、资料和主要观点的归纳整理、分析提炼，使读者能在较短时间内了解某一学科领域或某一专题的发展水平及进展情况。医学期刊刊载的综述、讲座、专题笔谈、专题讨论等多属于此类，其中综述和述评是典型代表。整理性论文具有较强的系统性、评论性和较高的情报学价值。

此外，还可以按论文写作目的分为学术论文与学位论文；按医学学科及课题的性质分为基础医学论文、临床医学论文、预防医学论文等。

（二）论文格式

根据国际标准（ISO8 - 1977）及我国相关国家标准（GB/T 7713 - 1987、GB/T 7713.1 - 2006）的一般规定，国内外医学科研论文的格式基本相同，一般可分为前置部分、正文部分和后置部分三大部分。前置部分包括标题、作者及作者单位、摘要、关键词，正文部分包括引言、材料与方法、结果、讨论，后置部分包括致谢和参考文献等。但有关机构或学术团体也会根据实际情况制定具体要求，例如不同的期刊在某些细节上可能稍有区别，如参考文献的格式等。

1. 标题（Title）　论文的标题是信息的集中点，要求能准确反映文章内容，提供有价值的信息，因此论文标题要求准确、精炼、醒目，能够用最简明、最恰当的语词正确表现论文的中心内容。一般中文标题长度以不超过 20 个字为宜，最多不超过 30 个字，英文标题以 10 个实词以内为宜。标题太长就不鲜明简洁和引人注目，非长不可时考虑用加副标题的办法来解决。标题尽量不要使用标点符号，避免使用非熟悉的缩略词语、符号、代号和公式等。

2. 作者及其单位（Author and Affiliation）　在标题下按作者在研究中的作用、贡献大小以及所承担的责任依次排列，作者单位名称列于作者名称下方，同时可与邮政编码、作者邮箱、作者研究方向等其他信息于首页左下方以脚注形式注明。作者应是参与选题与设计或参与资料的分析和解释者，撰写或修改论文中关键性理论或其他主要内容者，能对编辑部的修改意见进行核修、在学术界进行答辩并最终同意该文发表者。仅参与获得资金或收集资料以及一般管理人员，不宜列为作者，对这些人员的贡献可列入致谢部分。

3. 摘要（Abstract）　摘要是论文主要内容的高度浓缩并能提供论文的关键信息。论文摘要应以提供文献内容梗概为目的，是论文内容不加注释和评论的简短陈述。国内高等级医学期刊通常都要求有中英文摘要，摘要可分根据论文的性质分为报道性摘要、指示性摘要、报道 - 指示性摘要三类。

报道性摘要一般采用的格式化摘要（Structured Abstract），包括目的（Objective）、方法（Methods）、结果（Results）、结论（Conclusion）四个要素，医学技术、方法上的创新探索多采用此类摘要。指示性摘要主要叙述撰写目的适用于医学理论探讨、医学专题论述、医学综述等多采用指示性摘要。摘要一般采用第三人称撰写，不用"本文""作者"等主语，不宜举例不用引文，不应用图表、公式、化学结构式等，字必须意义完整、简练，中文摘要字数以不超过 300 字为宜，英文摘要（abstract）一般不超过 250 个实词。

4. 关键词（Keywords）　关键词也称索引词，是从论文的标题、摘要和正文中提取出来，能够反映论文的主题内容，且具有通用性和实质意义的专业术语。医学论文关键词的选用应尽可能地用《医学主题词表》与《中国中医药学主题词表》中的术语，关键词不宜太多，一般一篇论文可列 3~8 个关键词，尽量不用缩略语，不用化学分子式、公式等。

5. 前言（Introduction）　前言是写在论文正文前面的一段短文，起提纲挈领作用，通常包括以下三方面的内容。①研究背景：查阅有关文献，简短交代课题研究的源起、研究现状，方便读者在最短的时间内了解到论文所涉及领域的最新信息；②存在问题：在研究背景的基础上，指出当前研究的空白点或争论的焦点、存在的问题或有待深入研究之处，有目的、有选择地列举与本研究相关的问题，为下文做好铺垫；③解决方法：扼要提示本研究的目的、范围、性质与方法，使读者理解本研究的意义与价值。引言的文字不可冗长，要言简意赅、开门见山，一般引言字数约占全文字数的 10%。

6. 正文　正文部分是论文的主体部分，详细描述论证过程，提出问题，展开讨论，罗列证据，分析论点，得出结论等。不同类型的论文根据其论证过程结构各有不同，目标是层次清楚、脉络清晰、周严缜密、逻辑完整地表达整个过程，以下为大家阐述医学技术、方法上的创新探索最常用的正文结构。

（1）材料与方法（Materials and Methods）　材料与方法是医学此类论文中阐述论点、引出结论的重要步骤，主要解决"用什么做和怎样做"的问题。其主要内容包括研究使用的对象和材料、研究手段和过程，目的是增强论文的真实性与可靠性，并便于他人重复此项研究。论文的结果是否可靠、结论是否可信，甚至论文能否发表，很大程度上取决于材料和方法。材料与方法应体现科研构思和实验设计的各项要求，要把研究对象、研究条件、研究方法和研究过程等内容说明清楚。

（2）结果（Results）　结果是医学此类论文的核心部分，将研究、观察、测定所得的原始资料和数据，经过审查核对、分析归纳和统计学处理后得出的结果，用文字、图表等形式具体、翔实、准确地表述出来。所有的结果，均要围绕研究主题，有逻辑、有层次地展开，并与在材料与方法中列出的内容相互对应。结果应当客观完整和可靠，一般在结果中不加入讨论内容，不做分析、评论、评价，文字和图表中量和单位必须注意采用国际标准，注意大小写区别。

（3）讨论（Discussion）　讨论主要是对实验观察结果或调查结果做出理论性分析。讨论是为了寻找事物之间的内在联系，讨论部分是以结果部分中的各项结果为基础和线索进行分析和推理，表达作者在结果部分所不能表达的推理性内容。讨论的内容应当从实验和观察结果出发，实事求是，切不可主观推测，超越数据所能达到的范围，文字表述要准确、严谨。

7. 结论（Conclusion）　结论是论文最后的总体结语，是对论文的研究内容及结果的高度概括和总结。内容包括研究解决的问题、新发现、基于前人的研究和见解做了哪些修正、补充、发展、证实或否定，并指出当前研究领域存在的主要问题，及提出的改进意见、建议和设想，结论应写得简明扼要、精练完整、逻辑严谨、观点鲜明。

8. 参考文献（References）　参考文献是在研究过程和论文撰写时所参考过的有关文献。参考文献是研究工作的基础，文献查阅的范围、数量和时间段，直接反映了研究工作的学术基础、水平、深度和论文本身的起点，因此参考文献也成为读者了解和考察作者研究工作的科学价值的依据。列出参考文献保证了学术严谨性，体现了科学的继承性，同时也是尊重前人的知识产权。论文中所用参考文献的引文要在文中用角码标注，并于文后列出相应文献的来源和出处，参考文献的排列顺序以其在论文中出现的先后为序。

对于参考文献著录的格式，国际上有参考文献的国际标准。我国在 1987 年发布了国家标准 GB/T 7714－1987《文后参考文献著录规则》，并于 2005 年和 2015 年先后做了修订，最新标准为 GB/T 7714－2015，名称也改为《信息与文献参考文献著录规则》，于 2015 年 12 月 1 日开始实施。具体书刊的参考文献著录格式，一般由各书刊依据国家标准做出自己的规定。

9. 致谢（Acknowledgement）　致谢是论文常见部分，但不是必要组成部分，致谢一般置于论文最后，是作者对帮助过自己完成研究论文的单位和个人表示谢意，包括对论文选题、构思或撰写给予过指导或建议，对考察或实验过程中做出某种贡献，比如给予过技术、信息、材料或经费帮助等。致谢必须告之被致谢人，并征得被致谢人的同意。致谢要求语言诚恳、恰当、简短。

二、科技查新

（一）科技查新的概述

科技查新工作是在我国科技体制改革进程中萌生、发展起来的新生事物，是科研管理部门为了科研立项和成果鉴定与奖励的严肃性、公正性、准确性和权威性所制定的一项管理程序。

我国科技查新工作始于 1985 年，随着《专利法》的实施，专利查新检索已成为国家发明奖评审的必要条件。2000 年 12 月国家科技部发布了《科技查新机构管理办法》和《科技查新规范》（国科发计字〔2000〕544 号），以便规范查新机构的行为，保证查新的公正性、准确性和独立性，维护查新有关各方的合法权益，并于 2001 年 1 月 1 日起施行，标志着我国科技查新工作走上了法制化、健康发展的道路，至此我国科技查新工作逐步走入规范化。2015 年 9 月国家质量监督检验检疫总局联合中国国家标准化管理委员会联合颁布的《科技查新技术规范》标志着科技查新工作逐渐步入标准化建设阶段。

作为科技查新的重要组成部分，我国医药卫生科技项目查新工作开始于 1985 年全国医药卫生科技工作会议之后，国家卫生部决定把部级招标项目交给中国医学科学院情报所进行科技查新预审，拉开了全国医药卫生专业科技查新的序幕。1989 年，原国家卫生部正式颁布了《卫生部卫生科技项目查新咨询工作规定》，指出查新咨询工作是科研管理工作的重要组成部分，规定申请医药卫生科技项目的立题、成果鉴定、奖励以及有关医药卫生科技活动的评价等，均需要有查新单位出具的查新报告。1992 年卫生部出台"医药卫生科技项目查新工作规定"，1996 年 11 月 5 日颁发《卫生部医药卫生科技项目查新咨询工作暂行规定实施细则》，医药卫生科技项目查新咨询工作被逐步纳入科技管理程序。

据不完全统计，国内目前具有查新资质的机构已超过 300 家，其中包含一级查新咨询机构、二级查新咨询机构和教育部科技查新工作站。2003 年，设立了第一批"教育部部级科技查新工作站"。随后，教育部在全国各类高校批准设立的"教育部部级科技查新工作站"共七批 102 所，其中包括南方医科大学、北京中医药大学等 9 所医学类院校。科技查新工作已成为整个科技管理中一个必不可少的环节。

1. 科技查新的相关定义　科技部颁布的《科技查新规范》中，对查新做了规范的定义："查新是科技查新的简称，是指查新机构根据查新委托人提供的需要查证其新颖性的科学技术内容，按照本规范操作，并做出结论（查新报告）。"

查新机构是指具有查新业务资质，根据查新委托人提供需要查证其新颖性的科学技术内容，按照科技查新规范操作，有偿提供科技查新服务的信息咨询机构。

2. 科技查新的性质　《科技查新规范》将科技查新界定为对"新颖性"做出结论。

科技查新是文献检索和情报调研相结合的情报研究工作，是在文献检索的工作基础上，以检索结果为依据，通过综合分析，将查新项目的查新点与检出相关文献的主要内容进行对比，并写出有依据、有对比、有分析、有结论的查新报告。判断查新项目是否具有新颖性是科技查新的目标，查新报告的核心内容也是对查新项目新颖性进行客观判断，且查新结论具有鉴证性，在性质上与传统的不做综合分析及对比研究的文献检索不同，也有别于专家评审基于专家知识和经验的主观评价。

查新新颖性的判断原则：相同排斥原则，下位概念否定上位概念原则，单独对比原则，突破传统原则。

3. 查新的基本原则　《科技查新规范》第二部分规定：查新委托人处理查新委托事务、查新机构从事查新活动以及查新咨询专家提供查新咨询服务过程中，应当遵循以下基本原则：自愿原则，依法查新原则，独立、客观、公正原则。

4. 查新的对象　查新的范围广泛，几乎贯穿于整个科研过程中，不仅如此，一些项目的引进等也需要进行查新。总体来说，查新的对象主要有以下六种。

（1）科研项目开题立项。在立项之前，通过查清所申请课题在国内外是否已有人研究过，从而判断该课题是否具备新颖性，最后确定该课题是否具有开题立项的价值。

（2）各级成果鉴定、验收、评估、转化及转让。

（3）申报国家级或省（部）级科学技术奖励。

（4）新产品开发计划、新技术引进等的项目论证。

（5）专利申请查新。

（6）国家及地方有关规定要求查新的。

5. 查新的作用　查新工作在科学研究开发、科研管理和国民经济建设中发挥着十分重要的工作，具体表现在以下几个方面。

（1）为科研立项提供客观依据　在科研课题立项时，通过查新可以了解国内外有关科学技术的发展水平和研究开发方向，全面、准确地掌握国内外的有关科研情报信息。对所选课题的论点、研究开发目标、技术内容、技术水平等方面的新颖性做出客观的判断，正确评价所选项目是否在国内外属首创或领先，避免科研项目的简单重复。同时查新也为主管科研立题的专家提供客观的文献信息依据，能真实地反映这些科研项目在国内外的研究现状和进展情况，从而将有限的科研经费进行有效的配置，这样可防止低水平重复研究开发而造成人力、财力、物力的浪费和损失，也对评审决策中的主观因素起到监督作用。

（2）为科技成果的鉴定、评估、验收、转化、奖励等提供客观依据　科技查新可以为科技成果的鉴定、评估、验收、转化、奖励等提供客观的文献信息依据，帮助评审专家客观公正的评价科技成果，从而保证鉴定、评估、验收、转化、奖励等的客观性、公正性、权威性和科学性。

（3）科技查新可以对知识产权进行保护　在专利申请前进行科技查新，可以避免在技术创新立项前由于缺乏专利文献检索和分析论证，造成无效的重复劳动。同时知识产权管理部门通过科技查新为专利申请提供客观的文献信息依据，避免申请重复和技术冲突。

（4）为研究开发提供可靠丰富的信息和向导　查新机构具有丰富的信息资源和完善的计算机检索系统，有专职的检索人员，能提供多方面的服务，既可以使科研人员全面、准确地了解有关信息，能在一定程度上反映国内外的研究热点，又可以大量节省查阅文献的时间，满足科研工作的信息需求。例如药品研发立项、报批之前，相关管理部门需要研发机构提供查新报告，以此了解国内外是否有同类药品已经研究开发，其研究进程如何，是否通过认证，以及已经上市的国家、区域的分布情况，作为立项或审批的重要参考依据。

（二）科技查新工作程序

科技查新工作由若干个环节组成，每个环节都关系到查新质量。我国科技查新程序根据相应的规范和实施办法，一般可按以下几个环节执行。

1. 查新委托　查新委托人在处理查新委托事务时首先自我判断待查新项目是否属于查新范围。根据待查新项目的专业、科学技术特点、查新需求，自主选择查新机构，填写《科技查新委托单》，向查新机构提交所必需的科学技术资料和有关材料。

向查新机构提交所必需的材料包括：①查新项目的科学技术资料，如科研立项申请书、成果鉴定申报书等；②已积累的国内外同类科学技术和相关科学技术的背景材料、技术性能指标数据、课题组发表的论文复印件等；③查新机构认为查新所必需的其他资料。

2. 委托受理及订立合同　查新机构在接到查新委托人提交的资料后，应根据科技查新规范的有关规定，判断查新项目是否属于查新范围，审查查新委托人提交的资料，初步判断其提出的查新要求能否实现。若接受查新委托，查新机构应当与查新委托人签订查新合同，确定接受查新委托。

根据《科技查新机构管理办法》和《科技查新规范》的有关规定，查新合同的内容包括：查新项目名称；查新合同双方的基本情况；查新目的；查新点；查新要求；查新项目的科学技术要点；参考文献；名称和术语的解释；合同履行的期限、地点和方式；保密责任；查新费用及其支付方式等。

3. 文献检索　查新员根据查新委托人提出的查新点与查新要求，对项目的查新点逐条制定科学严谨的且具有良好操作性的检索策略。根据检索目的、学科范围和客观条件，以计算机检索为主、手工检索为辅的方式，确定检索工具，分析检索概念，根据所选检索途径确定检索词，形成检索式，获取检索结果后全面评价检索和调整检索结果，力求做到查新对查全率和查准率的要求。

检索工具包括：中文数据库有中国知网、万方数据知识服务平台、维普中文科技期刊数据库、国家科技图书文献中心、中国科技论文在线等，与医学相关的有中国生物医学文献数据库、中华医学会数字化期刊、中国化学信息网等，外文数据库有 Web of Science、EI、Proquest Dialog、NTIS、PQDT、Inspec 等，与医学相关的有 MEDLINE、EMBASE、BIOSIS Previews、Scifinder@ 等。

4. 撰写查新报告　查新报告是查新机构用书面形式就查新事务及其结论向查新委托人所做的正式陈述。查新报告的基本要求如下。

（1）查新报告应当采用科学技术部规定的格式；内容符合查新合同的要求。

（2）查新报告应当采用描述性写法，使用规范化术语，文字、符号、计量单位应当符合国家现行标准和规范要求；应当包含足够的信息，使得查新报告的使用者能够正确理解。

（3）"文献检索范围及检索策略"应当列出查新员对查新项目进行分析后所确定的计算机检索系统、数据库、文档、年限、检索式等。

（4）"查新结论"是查新报告的核心部分，应对查新点的新颖性作出判断，应以客观事实和文献为依据，完全符合实际，不包含任何个人偏见。查新结论一般由三部分构成：①简述国内外文献报道情况。②对比分析：应按查新点逐条进行对比分析，必要时可列表对比。③新颖性结论：根据查新点在作对比分析后直接写出。

5. 审核查新报告　查新员撰写好查新报告后，应交查新机构审核人对查新程序、课题检索、查新结论进行全方位的审查审核，由报告人和审核人在查新报告上签字确认，加盖查新专用章。

6. 提交查新报告并归档　完成查新报告后，查新机构按查新合同规定的时间、方式和份数向查新委托人提交查新报告及其附件。而后查新人员按照查新档案管理的要求，及时将查新项目的资料、查新委托书、查新合同、查新报告等资料存档。

三、科研项目申报书的撰写

（一）科研项目申报概述

1. 科研项目申报的概念　科研项目，即开展科学技术研究的一系列独特的、复杂的并相互关联的活动，这些活动有着一个明确的目标或目的，必须在特定的时间、预算内，依据规范完成。科研项目申报是指申报者根据科研项目申报渠道发布的科研项目指南或通知，撰写和提交项目的申请书的过程。科研项目申报成功与否，关键是选题，选题的新颖性、独特性、前瞻性、可行性等都决定着整个科研活动的科学意义和研究价值。

2. 科研项目的种类　科研项目包括国家各级政府成立基金支撑的纵向科研项目、来自于其他政府部门、企事业单位、公司、团体或个人委托的横向科研合作开发项目和学院自筹科研项目。纵向科研项目按照项目立项批准单位级别不同，可分为国家级、省部级与市厅级科研项目，例如科技部、国家自然科学基金委员会、全国哲学社会科学工作办公室、教育部、各省科技厅、各省哲学社会科学工作办公室、各省教育厅等政府科研主管部门批准立项的各类科学研究项目。横向合作科研项目按照项目合作方来自国内外的不同，可分为"国际合作项目"与"国内合作项目"。基于联合国教科文组织在科技活动中"研究与发展"的定义中将科研项目分为三大类：基础研究项目、应用研究项目和试验发展项目。

（二）科研项目申报流程

科技项目申报一般性流程如下。

1. 查询不同项目的立项管理部门发布的申报指南。

2. 科研选题，填写申请书。根据申报指南的科研范围的要求进行科研选题调研，确定研究内容及目标，进行申请书的撰写，同时准备相关证明材料（技术、资金、资质等）。申请书是专家评议、计划部门审批的主要依据，因此申请书的填写非常重要，申请书填写的内容也是申请者知识和理论水平及其研究能力的体现。

3. 个人或团队所在单位审查确认、报送项目。

4. 科研项目立项管理部门，组织专家论证审定。

5. 项目审批后下达立项与任务通知书。

6. 立项管理部门与承担单位签订项目合同，划拨课题经费。

7. 监督检查及项目验收。

（三）科研项目申报书的撰写

申请人上报的科研项目申请表是评审专家进行项目评审的重要参考资料，申请人需注意各项科研课题的申请标准和要求，明确科研选题，并填写申报书。科研人员规范地填写申报书，是科研项目申报能否立项的关键因素。

尽管项目的资助来源不同，但申报书的结构基本类似，一般由以下四方面信息构成：一般信息；申报书正文（研究意义和立论依据、研究内容、研究目的、拟解决的问题、实施方案及可行性分析、项目的特色与创新之处、研究计划及预期研究结果等）；研究基础；经费申请。下面以医学科研项目的申报为例，介绍科研项目申请书撰写的一般格式。

1. 一般信息　一般信息主要包括填写申请者、项目组成员基本信息，依托单位、合作单位信息，通信地址和项目基本信息等。

项目基本信息主要包括项目名称、摘要、关键词。项目名称应简明、精炼，高度概括所研究课题的内容，重点体现研究领域或研究对象、研究的具体内容、研究所拟用的方法，凸显创新点及独特之处，一般题目应控制在 20~25 个字。摘要是对申报课题核心内容的具体概述。摘要主要包括研究内容、研究方法、预期结果、研究意义等，要求准确清晰，逻辑严密，言简意赅；摘要字数一般在 400 字以内。关键词的设置一般不超过 5 个，抓取课题最有代表性的专业词语。

2. 申报书正文

（1）研究意义与立项依据　项目的研究意义与立项依据，是报告正文中最为关键的一部分，需要阐述项目的研究意义、国内外研究现状及分析，附上主要参考文献。通过此部分反映课题符合相关领域的研究热点与重点，符合社会发展的需求。例如：医学基础研究主要根据目前医学研究发展趋势或研究热点、重点来阐述科学意义；医学应用研究则在此基础上结合经济和社会发展中迫切需要解决的关键科技问题来阐述其应用价值及研究意义。

此部分的撰写类似综述的撰写格式，内容上基本由 3 部分构成。首先，简述课题研究的意义。第二，通过国内外文献资料的调研，阐明国内外已有的相关的研究结果、动态变化及研究进展，是项目提出的重要依据。第三，提出目前的研究尚有哪些不足或者在临床或实验中发现了哪些新问题、新方法、新技术需要进一步研究，并提出见解及看法，体现课题研究的必要性和可行性。

篇幅控制在 2 页左右，附上的参考文献中，对国内外关键性的研究均应体现，除经典文献的引用，应以近 5 年的文献为主，一般引用文献数目以 15～20 篇即可，引用方式及格式需符合撰写科技论文的文献格式要求。

（2）研究内容、研究目标和拟解决的关键问题

1）研究内容　研究内容是为实现研究目标，从不同的角度、范围、水平，依据不同的参照指标，将课题分解成几个研究部分，例如从诊断、从预后或从临床应用、从理论基础等角度，分别阐述，要具体、全面、表达不易过泛。研究内容应与实施方案和预期研究结果呼应。

2）研究目标　研究目标是根据具体的研究内容，设定的项目完成之后所达到的目的和能解决的科学问题。研究目标可包括：最终目标，是指整个课题研究完成后将达到的目标；阶段目标，是将研习每一阶段拟达到的目标。阶段目标要围绕最终目标来制订。

3）拟解决的关键问题　是指依据研究内容及研究目标，提出具体的科学问题的研究难点、重点问题或者涉及的关键技术或研究手段。一般选择医学理论、实验技术或临床方法上的关键点。这部分条目不宜过多，一般是 1～2 条即可。

（3）实施方案及可行性分析

1）实施方案　是对研究内容、研究方法、实验手段、数据采集和统计方法和技术路线的综合性描述。完整的研究方案必须结合研究内容来制定，围绕前面提出的研究内容，逐条具体写出完成各项研究内容的主要研究方法和研究步骤，要求设计思路科学、清晰，方法先进，研究指标特异，技术路线可行、实施措施具体、明确。此部分内容中的重点信息及过程可通过清晰的工作流程图或技术路线图展示，对熟知的医学技术、方法、理论不需详论，重点详细叙述改进或创新性的研究方法或手段。

2）可行性分析　可行性是指在现有条件下，完成研究内容和实现研究目标的可能性，可行性分析可以从以下几方面进行简要概述：①在理论、方法、技术上，立题及关键技术、检验假说的方法等是可行的。②申请者、课题组成员的工作基础、科研能力、专业素质方面及团队的合理分配等角度。若有合作者，介绍合作者的专业能力及相关资源。③研究条件，如已具备良好的相关实验室（如国家重点医学类实验室或临床、医学类教研单位部门开放实验室）、必要的仪器设备、关键试剂、软硬件资源、经费情况等。

（4）项目的特色与创新之处　科学研究的核心是创新，是否有创新性是衡量项目质量的重要标准。所谓特色与创新之处，即是项目与国内外同类研究在医学思想、理论、方法、技术、设计、路线、成果、应用方面的特色和独创之处，也是项目的亮点或优势，可是原始创新，也可跟踪创新。创新点一般为 2～4 个，此部分不宜提"首次…""填补…空白"，描述时不要过泛。

（5）研究计划及预期研究结果

1）研究计划　研究计划是根据项目实施方案对研究内容进行分期研究工作进度布置，用于掌握项目进度及阶段性考核，申请人要按照项目的实际情况制订可行的研究总进度和年度计划进度。根据研究内容及实施方案概括性写出，分每个年度撰写，每年一般以三个月或半年为一个工作单元，一个年度列 2～3 项研究内容即可，整个研究周期须涵盖全部研究内容。一般可以分为准备阶段、实施阶段、资料分析阶段和总结撰写阶段。研究计划应具体、明确、可行，语言宜简练。

2）预期研究结果　预期研究结果是指研究目标的最终体现或者成果的呈现形式，不同类型的课题预期研究结果也不同，一般为研究论文、专著、专利、标准，也可以是具体的新技术方法、新工艺、材料、器械、仪器设备、产品、临床治疗方案、新药材、药品等。医学人才培养也应作为预期研究结果的重要内容。预期结果应与研究内容、研究目标相呼应，客观、实际地进行预测。

3. 研究基础　这部分内容包括以下 3 个方面。

（1）与本项目有关的研究工作积累和已取得的研究成绩，例如前期的临床基础、预实验等或是已

公开发表的相关学术论文、著作、专利及获奖情况等。

（2）已具备的实验条件，尚缺少的实验条件和拟解决的途径，例如国家重点医学类实验室或临床、医学类教研单位部门开放实验室的情况介绍。

（3）申请者和项目组成员的专业、学历的简历，已发表的与本项目有关的论文论著，已获得的学术奖励情况及在本项目中承担的任务等。

（4）其他　其他的协作条件、相关资源，及从其他渠道得到的经费支持。

4. 经费申请　科研经费申请要根据课题研究任务的需要，按照经费开支范围规定，科学、合理、真实的配置，应明确经费的开支科目、各项支出金额、计算的根据及理由、经费总额，开支的科目主要包括科研业务费、仪器设备费、实验材料费、协作费、项目实施费等。

5. 其他内容　在项目申请书的最后，如有附件清单，按要求附上项目其他相关内容，例如申请者的承诺、专家推荐意见，以及申请者单位和合作单位审查意见等。

以上便是撰写申报书的核心内容及撰写要求，正确填写好每一项内容，力求完整、精练，重点突出。为科研立项提供最完整最优秀的依据。

目标检测

答案解析

1. 利用 EN 建立以"糖尿病（diabetes）"命名的自建库，并利用其在线检索功能，检索 PubMed 数据库中有关糖尿病（diabetes）的文献，将最新的 10 条文献题录导入 EN 自建库"糖尿病（diabetes）"中，并将上述题录转入相应的组。

2. 利用相关数据库下载"糖尿病（diabetes）"相关的 PDF 全文，将全文导入 EN 以建立相应题录。

3. 利用 NE 的在线检索功能，在 CNKI 数据库中检索自己感兴趣的文献，选择 10 篇文献题录保存到 NE。

4. 在 CNKI 数据库中检索自己感兴趣的文献，选择其中 5 条记录按 NE 格式导出保存，然后在 NE 中以文件导入到相应的文件夹中。

5. 在 MS Word 或 WPS 文档中，利用 EN 或 NE 从上述练习中建立的中英文文献题录分别选择 3 条作为引文插入，然后选择本专业的某一中文刊物的参考文献格式要求作为样式，对参考文献进行自动格式化处理。

6. 医学论文的正文部分包括哪些内容？撰写各部分内容时主要应注意哪些问题？

7. 简述科技查新的性质及工作程序。

8. 简述科研项目的类型及申报书的基本结构。

（郭　乐）

书网融合……

本章小结　　　　题库